抑郁
新视界

主 编　苑 杰　程淑英

副主编　杨世昌　付华斌　栗克清　王大力

编 者（以姓氏笔画为序）

于晓宇　华北理工大学
王 蓓　南京中医药大学
王大力　华北理工大学附属医院
王佳丽　南通大学
付华斌　中国人民解放军白求恩国际
　　　　和平医院二五六临床部
刘建新　北京安定医院
刘阁玲　唐山工人医院
刘彩谊　中国青少年心理化教育中心
许允帅　济宁医学院
许华山　蚌埠医学院
孙宏伟　潍坊医学院
严保平　河北省第六人民医院
杜玉凤　承德医学院
李功迎　济宁医学院

李荐中　南京中医药大学
李晓敏　承德医学院
杨世昌　新乡医学院第二临床学院
邹 莹　杭州市第七人民医院
张 江　华北理工大学附属医院
苑 杰　华北理工大学
胡 建　哈尔滨医科大学附属第一医院
姜长青　北京安定医院
栗克清　河北省第六人民医院
陶 明　杭州市第七人民医院
陶 然　中国青少年心理化教育中心
程淑英　华北理工大学
谭云龙　北京回龙观医院
戴家隽　南通大学

人民卫生出版社

U0226098

图书在版编目（CIP）数据

抑郁新视界 / 苑杰，程淑英主编. -- 北京：人民
卫生出版社，2018
ISBN 978-7-117-26428-0

Ⅰ. ①抑… Ⅱ. ①苑… ②程… Ⅲ. ①抑郁症－防治
Ⅳ. ①R749.4

中国版本图书馆 CIP 数据核字（2018）第 078282 号

人卫智网	www.ipmph.com	医学教育、学术、考试、健康，
		购书智慧智能综合服务平台
人卫官网	www.pmph.com	人卫官方资讯发布平台

抑郁新视界

主　　编：苑　杰　程淑英
出版发行：人民卫生出版社（中继线 010-59780011）
地　　址：北京市朝阳区潘家园南里 19 号
邮　　编：100021
E - mail：pmph @ pmph.com
购书热线：010-59787592　010-59787584　010-65264830
印　　刷：三河市尚艺印装有限公司
经　　销：新华书店
开　　本：710×1000　1/16　　印张：16
字　　数：270 千字
版　　次：2018 年 5 月第 1 版　2018 年 5 月第 1 版第 1 次印刷
标准书号：ISBN 978-7-117-26428-0/R · 26429
定　　价：45.00 元

打击盗版举报电话：010-59787491　E-mail：WQ @ pmph.com
（凡属印装质量问题请与本社市场营销中心联系退换）

前言

抑郁症是一种严重危害人类健康的精神疾病，从古希腊医学家希波克拉底的四根说到我国的黄帝内经等医学著作当中均有对抑郁症发病原因、发病机制的探讨及论述，可以说，从古到今医学家们始终没有停止对抑郁症病因病机研究的脚步，这些研究成果被广泛地运用于临床医学的实践当中，为缓解抑郁症病人的痛苦做出了巨大的贡献。

进入 21 世纪以来，医学科学发展迅猛，研究手段、研究方法不断改进与创新，新一代医学家运用这些新方法，从生物 - 心理 - 社会角度对抑郁症发病原因与机制进行了更加深入且富有成效的研究与探索，取得了大量的研究成果，这些研究成果对普及抑郁症的知识、提高临床医生对该病的识别水平进而提高治疗效果都有着非常重要的作用。因此，亟待一部能反映这些研究成果的专著来将这些研究成果进行总结、归纳与概述。鉴于此，我们邀请相关专家进行了讨论、论证，确定了编写的方向与框架，组织全国临床医学、精神卫生、心理学等领域的知名专家，在大量参阅国内外文献的基础上结合自身的工作实践，从生物 - 心理 - 社会的角度对国内外学者诸多研究成果进行归纳总结，力图以一个新的视角来观察、解析抑郁这一严重危害人类的疾病。

本著作分为概论、抑郁症的生物学视角、抑郁症的社会心理学视角三个部分，第一篇为概论，从抑郁症的发生机制、影响因素，抑郁症的生物、心理、社会因素的交互作用及抑郁症治疗现状与展望进行了论述；第二篇为抑郁症的生物学视角，从抑郁症的脑形态学及电生理、抑郁症与生物化学、受体功能与抑郁症、抑郁症的内分泌异常、免疫机制等方面进行了广泛论述；第三篇为抑郁症的社会心理学视角，从早期家庭环境、社会环境因素与抑郁症的关系进行了论述，同时对抑郁症的心理学理论进行了论述。这部专著的问世将为临床医生及广大读者认识、治疗抑郁症提供一个全新的视角。

本著作适用于精神医学、相关临床及科研人员、研究生提高有关抑郁症的理论和实践水平，掌握国内外研究进展；也可以作为非精神科临床医生对抑郁症的发病原因与机制学习的工具书，指导临床实践；同时也为社会工作者提供了解抑郁症的窗口，普及抑郁症的相关知识，使患病者得到及时有效的治疗。

本教材在编写的过程中得到了各编者所在单位的大力支持与帮助，在此表示诚挚的谢意！同时感谢各位专家编者在百忙之中不辞辛劳撰写书稿，确保本书的顺利出版。尽管我们想努力做到最好，但由于时间仓促，力有不逮，本专著难免存在不足与局限，请读者不吝提出宝贵的意见和建议，我们将不胜感激！

苑　杰　程淑英
2017 年 10 月于唐山

目录

第一篇

概论

第一章

概　述

抑郁症（major depressive disorder，MDD）是一种严重危害人类身心健康的精神疾病。不但给病人本人带来巨大痛苦，同时也给家庭、社会造成沉重负担。目前世界 10 大疾病中，抑郁症名列第五位。世界卫生组织（WHO）预测，到 2020 年抑郁症将在疾病的总负担中排名第二；全球大约有 3.5 亿抑郁症病人；在中国，有超过 2600 万的人患有抑郁症，可见抑郁症已经成为严重的公共卫生问题。关于抑郁症的发病原因与发生机制的研究一直都受到广泛的关注，学者们对抑郁症从生物学、社会家庭及个性心理学等方面进行了广泛而深入的研究。研究结果显示，本病在发生发展过程中生物学因素起了主要的作用，心理社会因素即精神刺激可能起着诱发或促发（扳机）作用，而诸如神经递质和神经内分泌，可能在抑郁症的发病中起着十分重要的中介作用。同时，很多躯体疾病，尤其是中枢神经系统疾病，以及很多物质，包括成瘾物质、药物和有毒物质，也可以引起抑郁症。

祖国医学普遍认为抑郁症的发生，多因郁怒等七情所伤，导致肝失疏泄，脏腑阴阳气血失调。乔明琦等人认为郁怒是导致郁征的主要因素，对抑郁及其相关症状产生起重要作用。

第一节　抑郁症概述

抑郁（depression）与快乐、悲哀、恐惧、愤怒等一样是一种常见的情绪状态。就像人们遇到喜事会高兴、遇到难事会发愁一样，当遇到伤心难过的事情时感到闷闷不乐、心情压抑或沮丧，此时体验到的是抑郁情绪。几乎所有人都会在一生中的某个时刻因为一些生活事件及烦恼而感觉情绪低落，但是这种状态一般持续时间不长，也不会对生活造成太大影响。而抑郁症则是病理性情绪低落，同时伴有认知功能的损伤和社会功能的下降。在严重的情绪低落时，往往伴有兴趣下降和乐趣的丧失，失去对生活、对工作和对社会交往的热情。病理性抑郁情绪就像一副灰色的眼镜，透过这副眼镜看到的一切都染上了灰暗的色彩，甚至阳光都变得暗淡；看自己的过去是缺点和失败；看将来，困难重重没有希望，严重者出现自杀意念或行为。

一、抑郁症的概念

抑郁症是由各种原因引起的以显著而持久的心境低落为主要临床特征，且心境低落与其处境不相称，临床表现可以从闷闷不乐到悲痛欲绝，甚至发生木僵；部分病例有明显的焦虑和运动性激越；严重者可出现幻觉、妄想等精神病性症状。多数病例有反复发作的倾向，每次发作大多数可以缓解，部分可有残留症状或转为慢性。

抑郁症的临床表现主要包括核心症状、心理症状群和躯体症状群。核心症状主要表现为心境低落、兴趣缺乏及乐趣丧失；心理症状群主要表现为焦虑、自责自罪、精神病性症状、认知症状和自杀观念与行为；躯体症状群主要表现为睡眠紊乱、食欲紊乱、性功能减退、精力丧失、非特异性躯体症状等。

抑郁症主要临床类型：抑郁发作、恶劣心境、心因性抑郁、脑或躯体疾病伴发抑郁、精神活性物质或非成瘾物质所致精神障碍伴发抑郁、精神病后抑郁等。

二、古今中外对抑郁症的认识

（一）抑郁症概念的历史演变

公元前 400 年，医学之父希波克拉底（Hippocrates）认为，人的机体是由血液（blood）、黏液（phlegm）、黄胆汁（yellow bile）和黑胆汁（black bile）四种体液组成。这四种体液在人体内混以不同的比例，从而使人具有不同的气质类型：多血质、黏液质、胆汁质和抑郁质。疾病的发生是因为四种液体的不平衡引起，而体液的失调又是外界因素影响的结果。希波克拉底认为，黑胆汁与黏液混合形成抑郁质，两者过多淤积形成忧郁症（melancholia），这一概念一直被沿用。直到 12 世纪，犹太医生 Moses Maimonides 通过观察发现，忧郁症实际上是一种独立疾病，主要表现为情绪的低落。19 世纪中叶以后，由于科技的进步，各国学者对抑郁症的临床观察与科学研究逐渐展开。法国精神病学家 Jades Bail Larger（1854）描述了一些出现木僵状态的严重抑郁症病例；Jules Falter 描述了一组抑郁和躁狂交替发作的"循环型障碍"（circular disorder-lafolie circulaire）；德国精神病学家 Kraepelin（1896）用躁狂抑郁性精神病（manic-depressive insanity）来描述这类障碍，并于 1899 年，描述了绝经后妇女或男性成年晚期起病的忧郁症（involutional melancholyia），他认为是晚发性抑郁症。Bleuler（1951）采用情感性精神病这一术语，使其涵盖更广，适用性更强，并一直沿用至今。

（二）我国传统医学对抑郁症的认识

1. 古代中医观点 我国传统医学中，抑郁症属中医"郁证"范畴，在《内经》中已有对于抑郁症的描述。虽然未有专论，但在历代的古医学文献中都有记载。历代医家从不同角度论述其对"郁证"病因病机的认识。早在《灵枢·素问》中就有"悲哀愁忧则心动，心动则五脏六腑皆摇"之说；汉代医家张仲景在《金匮要略·百合狐惑阴阳毒脉证并治第三》中提到"意欲食，复不能食，常默默，欲卧不能卧，欲行不能行……，如有神灵者，身形如和"。《金匮要略·妇人杂病》篇提出了"脏躁"及"妇人咽中如有炙"等证，实质上都是郁证的主要临床表现，所载述的治法方药沿用至今。《丹溪心法·六郁》开始将本病作为一个独立病证论述，首创"六郁"之说，即气郁、血郁、痰郁、火郁、湿郁、食郁。其中以气郁为先，然后才有诸郁的形成。《景岳全书·郁证》指出，郁证"因病而郁"和"因郁而病"的不同，使本病的概念更加明确。

2. 现代中医观点 现代中医理论认为，抑郁症的主要发病因素是忧思、悲伤，其病位在肝、脾、心三脏，尤其与肝脏密切关联；病性为气血失调。有学者提出"七情所扰，病归于肝"的理论，其中七情损伤为发病之因、为标，气血阴阳失调为本，病机的关键在于肝气郁滞，气血失调。郭小青（2011）等认为抑郁症的基本病因是情志不遂，情志因素首先影响的是人体的气机，导致气的升降出入紊乱，进而影响或累及各脏，使脏腑功能失常；其病机的关键是气机郁滞，并由此导致了血瘀、血虚、痰浊等病态链的病性反应，而气郁在整个抑郁症的发病中占主导地位。王彦恒（2013）等认为，抑郁症的发病始于肝，因为肝主疏泄，和情志的关系非常密切，临床上很多病人因情志不随，而出现情绪低落或情绪不稳，继而痰浊、淤血内生，气血阴阳失调，病情复杂。病位初期以肝、心、脾为主，久而不愈可波及心肾，因此久病后期以心、脾、肾居多。

中医学对抑郁症的认识是一个逐步发展和不断完善的过程，古今对抑郁症的认识差异在于：古代文献涉及了精亏、气逆、肺和胃，而现代文献和临床研究观察到了内风和气郁，尤其是气郁，这可能与现代中医对情志性疾病多从郁论治密切相关，也说明了不同时代中医对抑郁症的认识呈现多样性。

三、现代医学对抑郁症的认识

抑郁症是由各种原因引起的以抑郁情绪为主要症状的一组心境障碍（mood disorder）或情感性障碍（affective disorder）。医学上的抑郁至少有三种不同的含义：①是一种心境，一种情绪，一种情感状态；②是抑郁症的一个症状；③是抑郁症本身。

世界精神病学家 Gerald Klerman（1978）认为，人生中总会有一段时间生活在抑郁之中。抑郁心境是一种忧伤、痛苦、悲哀或沮丧的情绪体验，这种体验的发生与许多其他类型的精神障碍、躯体疾病和外部社会环境因素密切相关，但是抑郁体验并不等于抑郁症。抑郁症是一组症状群，是由与潜在的生物学异常有关的症状和体征组成，只有抑郁心境发展到一定严重程度，具备这组综合征的基本特征，并且持续存在一定时间，伴有社会功能严重受损，才能考虑抑郁症的诊断。

广义的抑郁症还包括各种躯体疾病伴发的抑郁症，如所有住院病人中抑郁症的发生率为 22%～33%，33%～42% 癌症病人伴发抑郁症，脑卒中后的前 2 周抑郁症的发生率为 47%，由此可见抑郁症的影响是非常广泛的。

四、抑郁症的跨文化特征

在发展中国家，大多数抑郁症病人有较多的躯体症状。在我国很多混合有躯体症状和心理症状的病人大多就诊于综合医院的临床各科，经过反复医学检查及治疗无效后，辗转到精神科进行细致的评估，80% 以上的病人被诊断为重度抑郁（Kleinman，1986）。Kim（1999）注意到，朝鲜病人较中国病人有更显著的情绪低落和负罪感，而中国病人则有更多的躯体症状。总之，不同民族、不同文化背景下的人，情感表达的方式和社会对人们情感的赞许与支持的程度不同，抑郁症状的表现也会存在差异。一个不允许表达负性情绪文化背景下长大的人，在抑郁发作时可能会表现出更多的躯体症状。

第二节　抑郁症的流行病学

抑郁症的流行病学研究国内外已有大量报道，由于诊断概念及分类上的认识未能完全统一，特别是早期的研究未将单相抑郁和双相抑郁分开，使不同调查的抑郁症患病率和发病率数据相差甚远，地区之间所报道的数据大相径庭。国内在 20 世纪 80 年代前后关于抑郁症的流行病学资料所涉及的对象多数为传统意义上的"内源性抑郁症"，也有部分为心境恶劣的资料，而国外的有关抑郁症流行病学资料所涉及的范围较广，因此，国内外相关资料差距很大。

一、发病率与患病率

（一）国外资料

世界各地调查所得抑郁症患病率相差较大，WHO 推测中国大陆地区的抑郁症患病率可能在 7% ~ 8% 之间。Blamd.RC 研究结果显示，抑郁症的终生患病率为 5.2% ~ 16.2%，双相情感障碍的终生患病率为 0.4% ~ 1.1%。加拿大国家人口健康调查署收集自 1994 年纵向数据结果显示，35 岁以下女性抑郁症的发生率为每年 6.2%，65 岁以上男性抑郁症发生率每年为 0.26%。美国国立卫生研究所在流行病学责任区（epidemiologic catchment area，ECA）调查显示，抑郁症的终生患病率为 4.9%；恶劣心境为 3.3%（Regier，1988）；1994 年的另一项调查显示，抑郁症的终生患病率为 17.1%，恶劣心境为 6%，其中男性为 12.7%，女性为 21.3%（Kessler，1998）。2012 年的流行病学调查结果显示，抑郁症的时点患病率为 8.3%，终生患病率 19.2%。苑杰（2014）带领其团队对国外抑郁文献的荟萃分析发现：德国、波兰、保加利亚，欧洲西、中、东南三个国家 2103 名大学生抑郁患病比率分别为：波兰 34%，保加利亚 39%，德国 23%。

WHO（1993）的一项以 15 个城市为中心的全球性合作研究，调查综合医院就诊者中的心理障碍，发现患抑郁症和恶劣心境者达 12.5%。在 10 个国家和地区（包括美国、加拿大、黎巴嫩、韩国、中国台湾等）对 38 000 个体的社区调查发现，各国抑郁症的终生患病率相差悬殊，中国台湾仅为 1.5%，而黎巴嫩高达 19.0%；年发病率在中国台湾为 0.8%，美国新泽西则为 5.8%（Myra，1996）。

1999 年，欧洲 6 国（比利时、法国、德国、荷兰、西班牙和英国）采用 ICD-10 诊断标准进行社区抑郁症研究，在社区近 80 000 人群总样本中共检出 13 359 名成人存在抑郁症（时点患病率 17%），这一数据与美国国立卫生研究所的研究结果（1994）较接近。可以推断，抑郁症的时点患病率为 12% ~ 17%，终生患病率约为 20%。

世界精神卫生调查委员会（World Mental Health Survey Consortium，

WMH）2004 年报道了 14 个国家的 15 项调查结果，各国心境障碍的年患病率在 0.8%～9.6% 之间，其中美国最高，尼日利亚最低；我国北京、上海分别为 2.5% 和 1.7%。

综上所述，不同国家和地区抑郁症的患病率差异较大，可能与采用的工具、群体等不同有关。但总体来说其患病率偏高是不争的事实。

（二）国内资料

迄今为止，我国尚无专门针对抑郁症的全国流行病学研究资料。但近 5 年来不同地区关于抑郁症的流行病学调查报道明显增加。1982 年，我国参照 ICD-9 及 DSM-Ⅲ 制定统一标准，在全国选取 12 个地区开展精神障碍的流行病学调查，结果显示，我国情感性精神障碍的时点患病率为 0.37‰，终生患病率为 0.076‰。1993 年选取在 1982 年调查的 12 地区中的 7 个地区使用相同的调查方法和诊断标准进行了第二次调查，结果显示，情感性精神障碍的时点患病率为 0.52‰，终生患病率为 0.83‰。1982 年和 1993 年两次调查结果均显示，情感性精神障碍患病率低于国外报道水平。分析其中原因，可能与社会文化环境、地域分布、种族差异、诊断标准、流行病学调查方法等诸多因素有关。

在全国两次精神疾病流行病学调查之后，全国各地区的精神病学家对当地的抑郁症进行了广泛的调查研究。

2001 年浙江省在 WHO 的协作下，对省内 14 个框架地区的 15 000 人进行的筛查发现，人群时点患病率重症抑郁为 4.25%，心境恶劣为 1.58%。2001 年成都地区 55 周岁及以上人群中抑郁症总患病率为 2.62%，其中男性 1.6%，女性 3.54%；2003 年江西省抑郁症总患病率为 1.15%。

北京安定医院的马辛（2003）等采用 WHO 推荐的复合性国际诊断交谈检查核心本 1.0 版（composite international diagnostic interview 1.0，CIDI 1.0），以 ICD-10 中抑郁症的诊断标准为依据，对北京市 15 岁以上的人群进行抑郁症的流行病学研究。结果发现，抑郁症的终生患病率为 6.87%，抑郁症的时点患病率为 3.31%（年患病率为 4.12%）。

北京地区（2003）不同等级综合医院流行病学调查结果显示，重性抑郁症（包括原发性抑郁症和继发性抑郁症）的现患率分别为：一级医院 5.58% 和 15.03%；二级医院 4.45% 和 9.98%；三级医院 3.17% 和 5.07%；住院病人分别为 5.05% 和 7.04%；门诊病人分别为 2.53% 和 3.09%。

费立鹏（2009）等对中国 4 个省 6 万余名受试者的一项大型调查分析显

示，抑郁症的现患率为 6.1%。

丁丽君（2013）等人以厦门市 18 岁及以上的常住人口为调查对象，采用多阶段分层整群随机抽样方法对 10 764 人进行调查发现，抑郁症现患率（最近 1 个月）和终生患病率分别为 1.62% 和 3.30%。其中，女性、年龄大于 55 岁、农村、分居或离婚患抑郁症的风险更高。

冯正直（2013）等人采用流调中心抑郁自评量表（center for epidemiological studies depression scale，CES-D），整群抽取陆、海、空、武警军人 1.14 万人进行问卷调查，结果显示，中国军人抑郁情绪的发生率为 18.1%（其中轻度抑郁为 8.6%，中度抑郁为 4.4%，重度抑郁为 5.1%）。

二、复发率

抑郁症是一种复发性疾病，大多数病人的病程呈现出反复发作、间歇性缓解的特点。虽然经过系统正规的治疗，但是仍有超过 40% 的病人并未获得持久性缓解（Goldberg，1995）。国内学者潘桂花（1998）的研究结果显示：抑郁症的年复发率为 40.56%，与 Lavori 的结论相似。而国外的其他一些报道的年发生率为 22%。复旦大学附属中山医院心理医学科主任季建林教授认为，90% 的病人在抑郁首次发作以后会有第二次、第三次复发，约 75%～85% 的病人五年内会复发。还有报道认为，抑郁症病人 1 年内复发率约为 33%，5 年内复发率为 70%。每 1 次复发后，再复发的风险呈现出进行性增加趋势；经历过 2 次复发的病人的再复发率为 80%，而有过 3 次复发的病人的复发率高达 90%。

总之，尽管不同国家和地区学者报道的复发率不同，但都强烈提示，抑郁症是一种具有高复发倾向的精神疾病，因此在治疗的时候应提高病人的治疗依从性，以减少复发。

三、自杀率

我国 1982 年流行病学调查显示，我国平均自杀率为 0.85/ 万；1993 年复查时年平均自杀率 2.22/ 万；1995—1999 年平均自杀率为 23/10 万，国内每年有 28.7 万人死于自杀；张杰等（2011）报道，最近几年我国的自杀率呈明显下降趋势，如 2004—2008 年，自杀率由 10.83/10 万下降至 6.60/10 万。自杀者中患有精神障碍的占 38%，以抑郁症病人最为常见。重性抑郁症病人自杀意念的发生率为 42.8%，自杀未遂的发生率为 9.6%。

胡少华（2005）报道，抑郁症病人的自杀、自伤，甚至杀害亲人的危险性增高，2/3 的抑郁症病人曾有自杀想法和行为，15%～25% 抑郁症病人最终自杀成功；自杀死亡者中 90%～93% 在死前至少符合 1 种或多种精神障碍诊断，其中主要是抑郁症，占全部自杀人群的 50%～70%。

韩国的自杀增加率是世界第一。在韩国，十大死亡原因中自杀从 2001 年第八位急剧上升到 2007 年的第四位。据 2007 年统计，自杀死亡率为 10 万 /240 万。自杀倾向中抑郁症病人的自杀倾向是正常人的 20 倍，是患其他精神疾病病人的 4 倍，目前认为抑郁症是试图自杀的主要原因。

四、性别与年龄

抑郁症的发病率存在明显的性别差异，表现为女性更容易罹患抑郁症。Mohammad 等报道成年抑郁症病人中女性是男性的两倍，女性抑郁症的患病率为 14.34%，而男性仅为 7.34%。Kessler 报道女性抑郁症有 25% 的终生患病率，而男性则为 12%。但也有抑郁症的患病率男多于女的报道。有研究显示，12 岁以后女性的抑郁症患病率高于男性。这可能与调查方法、人口样本、种族文化以及诊断标准不同有关。发病的高峰年龄为 25～44 岁，平均40 岁。但不同的国家和地区研究结果不尽一致。

加拿大（2000）一项研究显示，抑郁症起病高峰为青少年（12～24 岁），患病率 1.4%～9.1%；大于 65 岁的人群患病率约 1.3%～1.8%。Garta（2003）等随机抽取 1040 人对反复发作短暂抑郁患病率进行调查统计，各年龄段中 24 岁以下病人患病率为 13.8%，女性患病率为 9.0%，显著高于男性的 5.8%。Bello 等（2005）对墨西哥抑郁症的调查显示，抑郁症患病率为 4.6%，病人年龄以 30～50 岁为主，且女性患病率（5.8%）显著高于男性（2.5%）。

张郭莺（2010）等人对成都地区 5194 名 6～16 岁儿童少年进行抑郁症的流行病学研究，结果显示，儿童少年抑郁症总患病率为 1.2%，其中符合重性抑郁症诊断标准的为 0.63%，符合未特定抑郁症标准的为 0.57%。汪春花（2007）等人对某重点中学的 6307 名学生进行抑郁症的流行病学调查的结果显示，重点中学抑郁症的患病率是 2.92%。苑杰（2016）等在文献综述中报道了旧金山州立大学历时 18 个月对不孕不育病人的随访，结果显示，在未能成功受孕的 174 例女性病人和 144 例男性伴侣中，39.1% 的女性和15.3% 的男性符合重度抑郁症的诊断，同时发现在不孕不育症治疗期间，既往重度抑郁病史是不孕不育症的最佳预测因子。瑞典的一项横断面研究发现，接受体外受精的妇女抑郁症风险增加，女性仍没有孩子增加抑郁和焦虑风险。

五、抑郁症的疾病负担

抑郁症作为主要的公共卫生问题，造成的疾病负担是严重的和多层次的。抑郁症对患病个体和家庭带来严重影响的同时，通过生产力的损失和卫生资源的占用给社会经济带来沉重的负担。

（一）经济负担

WHO、世界银行和哈佛大学（1993）联合进行了关于"全球疾病负担"（the global burden of disease，GBD）的研究。发现 1990 年全球疾病负担的前 5 位排序为：下呼吸道感染、围产期疾病、腹泻、AIDS、抑郁症；而在 15～44 岁年龄组的前 10 位疾病中，有 5 项为神经精神疾病（抑郁症、自杀与自伤、双相障碍、精神分裂症和酒 / 药物依赖）。全球的神经精神疾病负担中抑郁症、自杀分别为 17.3%、15.9%，高居榜首。WHO 研究预测，到 2020 年抑郁症将成为继冠心病后的第二大疾病负担源。WHO 还认为，从 1990—2020 年中国的神经精神疾病负担将从 14.2% 增至 15.50%，加上自杀与自伤，将从 18.1% 升至 20.20%，占全部疾病负担的 1/5。

认识并减轻抑郁症的社会经济负担组织（2004）报告，中国抑郁症病人每年的社会经济负担超过 600 亿元人民币，直接经济负担 140 亿元人民币，间接经济负担 480 亿元人民币。美国加州大学卫生经济学 HO 教授等研究发现，中国的抑郁症间接代价几乎是治疗成本的 2 倍。中国的抑郁症经济负担仅次于美国。在中国，看护者每年花费其年收入的 17%～25% 用于照顾抑郁症病人，并且大约每周有 17 个小时（每年有 60 天）无法工作。中国可归咎于抑郁症的自杀代价每年约为 50 亿元人民币，抑郁症的治疗代价约占中国卫生总费用的 3%。

在美国，抑郁症的经济总负担从 1990 年的 774 亿美元增加到 2000 年的 831 亿美元；在 2000 年的总的负担中，生产力损失占到了 62%（515 亿美元）。

King 及 Sorensen（1993）在英国所调查的结果显示，抑郁症所带来的间接损失高达 30 亿英镑，占总经济损失的 88%；而直接治疗的花费，如住院费、综合医院或专科医院的就诊费用及家庭看护费等，只是其中极少的一部分。英国抑郁症 2000 年的总经济花费为 90 亿英镑，其中直接花费为 3.7 亿英镑。

澳大利亚（1998）抑郁症所带来的经济负担为 18 亿美元，直接花费占 22%。Andin-Sobocki 等（2004）对欧洲多个国家抑郁症的经济负担进行研究，结果显示，整个欧洲抑郁症的年人均经济花费差异较大。其中，瑞士花费最高为 6622 欧元，爱沙尼亚的花费最低为 952 欧元。

翟金国（2011）等对我国山东省抑郁症病人的经济负担的研究中显示，抑郁症病人年人均总花费 18 673.86 元人民币，直接花费 6612.43 元人民币，间接花费为 1212.87 元人民币。城镇病人的年人均总经济花费、间接花费、误工花费显著高于农村病人。抑郁症病人和家庭成员的社会功能均受到严重影响，由于经济上的大量支出，使得病人及其家庭成为低收入人群（表1-1-1）。

表 1-1-1　主要精神障碍所致全球疾病负担的排位

	全球	高收入国家	中低收入国家
单相重症抑郁症	4	2	4
酒依赖	17	4	20
双相情感障碍	18	14	19
精神分裂症及相关障碍	22	12	24
强迫症	28	18	27
痴呆症	33	9	41
药物依赖	41	17	45
惊恐障碍	44	29	48

引自 *The World Health Report 1999: Making a Difference*，WHO，Geneva

（二）家庭负担

抑郁症除了造成严重的经济负担外，还会给病人家庭成员带来额外的负担，这些负担包括给予病人心理、生活的照顾，物质方面的支持，照料者因此误工、社交减少或患病及原有疾病加重，由于病人占用了更多的家庭的经济资源，照料者活动受限生活质量降低。

郑维瑾等认为，由于抑郁症直接照料者与病人朝夕相处，加上社会对精神障碍的误解和偏见，使直接照料者常常感到精神紧张、压力增大（2007），照料者也会产生"病耻感"和自卑，严重者出现自杀观念和行为，其生活质量、身心健康和社会功能受到严重影响。翟金国（2012）等人对抑郁症的家庭负担研究显示，抑郁症能够给家庭造成沉重的负担，对其家庭功能、家庭成员的生活质量和心理健康带来严重不良影响。

抑郁症不仅增加社会资源的消耗和生产力的损失。在个体层面，抑郁症影响病人的感官体验、认知评价、情绪体验、意志活动等心理功能，导致个体生存质量下降。同时还会给家庭成员、朋友和照料者带来精神上的痛苦、压力。可能造成家庭成员的冲突或导致婚姻问题，并且患病也会引起社会的歧视或隔离。由于这些影响都是潜在的、实质性的、无形的，称之为无形的负担。

WHO 的多中心合作研究显示，15 个不同国家或地区的内科医生对抑郁症的识别率平均为 55.6%，中国上海的识别率为 21%，远远低于国外水平。2003 年北京地区流行病学调查显示，抑郁症病人到精神病专科医院就诊量只占 5.8%，到综合医院就诊者占全部病例的 31.3%，综合医院的未识别率高达 88.8%。

提高对抑郁症的识别率，提供各种有效途径使他们得到及时正确的诊断和治疗，改善其预后，是降低直接与间接经济损失、家庭负担的重要举措。对抑郁症的治疗要有针对性，自始至终、全面改善或消除抑郁的核心症状恢复病人的社会功能（工作、学习、生活），最大限度地减少复发。全社会应争取不断改善抑郁症防治，提高病人的治愈率及改善病人的生活质量，降低疾病负担。

第三节 抑郁症的分类

有关抑郁症的临床现象学描述，从希波克拉底开始，至今已经持续了几十个世纪。随着医学科技的进步，对抑郁症的病因学探讨越来越深入以及人们对抑郁症的理论模型的重新构建，使得学者们对抑郁症的认识更加深刻，因此对抑郁症的分类也随之发生着历史的转变。抑郁症的分类标准因时代、学者、研究角度不同而有所不同，何为抑郁症的最佳分类方法目前仍尚无定论。

一、传统的分类方法

医学科学对疾病的诊断和分类是根据病因和病理生理学特征而作出的。抑郁症尚未有明确的病因和病理生理学的解释，目前的种类是根据临床和精神病理学来划分。按传统的二分法根据不同的观点主要分为以下几类，见表1-1-2。

表 1-1-2　传统二分法分类

观点	种类
病因种类	内源性 / 外源性，原发性 / 继发性
症状种类	精神病性 / 神经症性，激越性 / 迟滞性
病程种类	单相 / 双相
家族史	纯粹抑郁 / 抑郁谱系
年龄	更年期 / 老年期

1. 内源性抑郁症和外源性抑郁症　抑郁症最早被分为外源性（外因反应性）和内源性（内部自发性）两大类。外源性是指由环境因素或生活事件所导致的抑郁症；内源性抑郁症是指由"内部"因素（主要是生物学因素）引起的抑郁症，即由外部刺激因素所诱发。

2. 原发性抑郁症和继发性抑郁症　Robins 和 Guze（1970）以生物遗传学为基础对抑郁症提出了原发性与继发性的分类方法。这种分类方法避免了反应性或内源性、轻性和重性抑郁等概念之间的区别，对临床工作者具有实用价值。

原发性抑郁症（primary depression）：是指发病前无其他精神疾病及各临床各科疾病导致的抑郁症。只有在排除了其他精神疾病及各科疾病之后，才能确定为原发性抑郁症。

继发性抑郁症（secondary depression）：是指先有其他精神科疾病或临床各科疾病等原发疾病，在这些疾病的发生、发展过程中出现的抑郁状态（depression state）或抑郁症状群（depressive syndrome）。抑郁状态只是原发疾病整个症状的一部分。其病程和预后一般随原发性精神疾病或各科疾病的好转、痊愈而好转痊愈。

3. 精神病性抑郁和神经症性抑郁 精神病抑郁不仅有抑郁的症状，也有精神病性症状，如自责、自罪、自杀行为、被害妄想等。

神经症抑郁又称抑郁性神经症，是由社会心理因素引起的，往往与病人的个性特征有关；严重程度可起伏波动；常伴有焦虑、躯体不适和睡眠障碍。病人有治疗要求，但无明显的运动性抑制或幻觉、妄想，生活工作不受严重影响。

4. 单相抑郁和双相障碍 单相抑郁（unipolar depression）是指从无躁狂发作的单纯抑郁发作，不论是单次发作或多次复发者，次数不限。

双相障碍（bipolar disorder）是指既有躁狂发作又有抑郁发作的一类精神疾病。研究发现，躁狂发作前往往有轻微和短暂的抑郁发作，多数学者认为躁狂发作就是双相障碍，只有抑郁发作的才是单相障碍。有报道 37% 的双相障碍（抑郁发作）病人被误诊为单相抑郁，长期使用抗抑郁药治疗，从而诱发躁狂、快速循环发作，使发作频率增加。Ghaemi 等报道一组双相障碍，约 40% 的双相障碍被误诊为单相抑郁，这种情况在临床上较为多见。单独使用抗抑郁药物治疗双相障碍（抑郁发作）会增加躁狂发作的风险及增加转为快速循环型的可能，会使临床用药变得更为复杂。

5. 更年期和老年期抑郁症 更年期抑郁症是指抑郁首次发作于更年期，不是任何其他因素引起。老年期抑郁症是指首次发病于老年期（65 岁以上），以抑郁心境为基础，以焦虑症状为突出临床表现，有较多的躯体等不适主诉，病程长，预后差。

二、国内外关于抑郁症的分类

自 20 世纪 80 年代开始，作为现代精神疾病分类最有代表性的分类体系《国际疾病和分类》（international classification of diseases，ICD）和美国的《精神障碍的诊断统计手册》（diagnostic and statistical manual of mental disorders，DSM）以及《中国精神疾病分类和诊断标准》（classification and diagnostic criteria of mental disorders，CCMD），分别对精神疾病重新进行了更为合理的划分。由于目前对抑郁症的诊断仍缺乏确切的客观指标作为依据，这些分类仍以症状学指标为依据。尽管彼此间存在不少相互借鉴、求同存异之处，但从分类的具体内容来看，仍能反映出不同国家、不同学派对抑郁症分类问题上各自的学术观点。了解和掌握这些理论，对全面深入理解抑郁症的概念与临床分类大有裨益。

（一）国际疾病分类中关于抑郁症的分类

国际疾病分类第 10 版，简称 ICD-10。将抑郁症按症状出现的数量、类型和严重度分为重度、中度和轻度三个类型。

ICD-10 抑郁发作的诊断标准如下：

1. 一般标准 抑郁发作不包括发生于双相情感障碍中的抑郁状态，只包括首次发作或复发性抑郁症。

（1）抑郁发作须持续至少 2 周。

（2）在病人既往生活中，不存在足以符合轻躁狂或躁狂发作的标准。

（3）此种发作不是由于精神活性物质使用或任何器质性精神障碍所致。

2. 抑郁发作的核心症状

（1）抑郁心境，对个体来讲肯定异常，存在于一天中大多数时间里，且几乎每天如此，基本不受环境影响，持续至少 2 周。

（2）对平日感兴趣的活动丧失兴趣或愉快感。

（3）精力不足或过度疲劳。

3. 抑郁发作的附加症状

（1）自信心丧失和自卑。

（2）无理由的自责或过分和不适当的罪恶感。

（3）反复出现死或自杀想法，或任何一种自杀行为。

（4）主诉或有证据表明存在思维或注意能力降低，例如犹豫不决或踌躇。

（5）精神运动性活动改变，表现为激越或迟滞。

（6）任何类型的睡眠障碍。

（7）食欲改变（减少或增加），伴有相应的体重变化。

轻度抑郁发作：在符合一般标准的前提下，应具有核心症状中的至少两条，核心与附加症状共计至少四条。

中度抑郁发作：在符合一般标准的前提下，应具有核心症状中的至少两条，核心与附加症状共计至少六条。

重度抑郁发作分为不伴精神病性症状和伴有精神病性症状两型。在符合一般标准的前提下，其抑郁表现需具有全部三条核心症状，核心与附加症状共计八条。伴有精神病性症状者需存在：

1）妄想和幻觉，但不应有典型精神分裂症性的幻觉和妄想。常见的情况为带有抑郁、自罪、虚无、自我援引及被害内容的妄想。

2）抑郁性木僵。伴有精神病性症状者又分为与心境相协调的和与心境不协调的两类。与心境相协调的精神病性症状包括罪恶妄想、无价值妄想、躯体疾病或大祸临头（灾难）妄想、嘲弄性或谴责性的听幻觉；与心境不协调的精神病性症状包括被害或自我援引妄想，没有情感色彩的幻听。

（二）美国《诊断与统计手册：精神障碍》中关于抑郁症的分类

美国精神病学会（APA）从1952年起制订《诊断与统计手册：精神障碍》（diagnostic and statistical manual of mental disorders），后来称之为 DSM-I。精神医学发展迅速，过去的分类系统已不能适应需要，因此于2013年5月新修订的 DSM-5 出版发行。DSM-5 将抑郁症分为以下类型：

1. 破坏性情绪失调障碍。

2. 重度抑郁症，单次和反复发作。

3. 持久性抑郁症（心境）。

4. 经前苦恼障碍。

5. 物质/药物引起的抑郁障碍。

6. 由于其他医疗条件所致的抑郁障碍。

7. 其他特定的抑郁障碍。

8. 未特定的抑郁障碍。

（三）国内精神障碍分类系统

《中国精神疾病分类及诊断标准》于1978年出版了第一版，将各类精神疾病归并为十大类，并进一步划分了亚型与亚类。经过几次改版及多年的临床实践，结合国际发展潮流，于2001年4月出版了第三版（CCMD-3），CCMD-3 关于抑郁症的诊断标准如下：

抑郁发作以心境低落为主，与其处境不相称，可以从闷闷不乐到悲痛欲绝，甚至发生木僵。严重者可出现幻觉、妄想等精神病性症状。某些病例的焦虑与运动性激越很显著。

【症状标准】以心境低落为主，并至少有下列4项：

（1）兴趣丧失、无愉快感。

（2）精力减退或疲乏感。

（3）精神运动性迟滞或激越。

（4）自我评价过低、自责，或有内疚感。

（5）联想困难或自觉思考能力下降。

（6）反复出现想死的念头或有自杀、自伤行为。

（7）睡眠障碍，如失眠、早醒，或睡眠过多。

（8）食欲降低或体重明显减轻。

（9）性欲减退。

【严重标准】社会功能受损，给本人造成痛苦或不良后果。

【病程标准】

（1）符合症状标准和严重标准至少已持续2周。

（2）可存在某些分裂性症状，但不符合分裂症的诊断。若同时符合分裂症的症状标准，在分裂症状缓解后，满足抑郁发作标准至少2周。

【排除标准】排除器质性精神障碍，或精神活性物质和非成瘾物质所致抑郁。

【说明】本抑郁发作标准仅适用于单次发作的诊断。

三、抑郁症的其他类型

（一）心境恶劣障碍

心境恶劣的特征是慢性轻度抑郁心境持续2年或以上，偶有"正常"时间，但每次很少超过数周。除了心境低落以外，还有其他伴随症状。

（二）产后抑郁

产后的心境抑郁有三种类型。

1. 产后忧郁（postpartum blues）是一种常见的现象。在产后早期有1/3的母亲发生。这是短暂的现象，通常不需治疗。

2. 在产后1年里，多达10%的母亲发生轻至中度产后抑郁。

3. 产后精神病通常表现为混合的不典型的临床现象，抑郁和躁狂表现常见。

（三）隐匿性抑郁

是一组不典型的抑郁综合征，临床上常称之为抑郁等位症。抑郁情绪并不明显，且常被持续出现的多种躯体不适和自主神经功能紊乱症状，如头痛、头晕、心悸、胸闷、气短、四肢麻木等现象所掩盖。

（四）季节性情感障碍

这是一类与季节变化关系密切的特殊的抑郁症。一般在秋末冬初发病，没有明显的心理社会应激因素，表现心境持久地低落，情绪忧郁，常伴有疲乏无力、头疼、喜欢觅食碳水化合物、体重增加。在春夏季自然缓解，至少连续两年以上秋冬季反复发作即可诊断，强光照射治疗有效。多见于女性。

（苑　杰）

第二章

抑郁症的发生机制

抑郁症因致病因素复杂、发病机制不详,一直是脑神经科学、心理学及社会领域的一个难题和研究热点,近年来,国内外对抑郁症的研究方兴未艾,并在不同的领域对病因学及发病机制的研究上取得一些进展,本章从不同的角度对这些研究进行阐述。

第一节 传统医学模式视角下的抑郁症

医学模式(medical model)又称医学观,是人们考虑和研究医学问题时所遵循的总的原则和总的出发点,是人们从总体上认识健康和疾病以及相互转化的哲学观点,包括健康观、疾病观、诊断观、治疗观等,影响着某一时期整个医学工作的思维及行为方式,从而使医学带有一定的倾向性、习惯化了的风格和特征。传统医学模式对抑郁症的认识是伴随着精神医学的发展而逐步加深的。

一、传统医学模式背景下对抑郁症认识的发展

(一)古希腊和古罗马时期

古希腊伟大的医学家,"医学之父"Hippocrates将各种病态的精神兴奋归于一类,称为躁狂症,而将相反的情况称为忧郁症,这是精神病理现象最早的概括和分类。他还确认精神现象是人脑的产物,否认鬼神是疾病的原因,"由于脑的存在,我们可能发疯、胡言乱语,不论在深夜或黎明,都被忧郁和恐惧所笼罩"。他提出了体液病理学说,认为人体有土、木、水、火四元素,干、湿、冷、热四质,黄胆汁、黑胆汁、血液及黏液四种体液,并将人的气质按四种体液分为胆汁质、忧郁质、多血质和黏液质四个类型。他将抑郁症描述为一种"厌食、沮丧、失眠、烦躁和坐立不安",并首先使用了忧郁(melancholy)一词,认为是黑胆汁和痰影响到脑而引起的。

Soranus较早地记载了躁狂和抑郁的关系,他发现在一次发作中同时存在躁狂和抑郁,表现为愤怒、情感不稳、失眠,有时感到悲伤和自卑,有交

替发作的倾向。

Aulus Corenlius Celsus 对忧郁症的早期征象有所认识，"如果忧愁和惶恐伴随着失眠并且一直持续下去，忧郁症很可能会出现"。他主张采用各种积极的办法干预疾病的过程，如按摩、水疗、音乐、放血、催吐、峻泻、运动、旅行、延长睡眠时间等。

Aretaeus 观察到忧郁症是反复发作的疾病，他明确指出忧郁症是躁狂症的一个变异型，并认为忧郁症病人在病前容易出现情绪低落。

Galen 在自己对精神疾病的分类中也单独罗列出忧郁症，并尝试将药物用于治疗当中。

（二）中世纪时期

由于当时宗教神权占主导的流行观点认为，身体疾病可能是自然因素引起，而灵魂疾病则必然是罪恶和魔鬼所致。因此，治疗的方法常常是祈祷、符咒和严刑拷打，甚至活活烧死。但医学家们仍然冲破阻力，试图以较为科学客观的态度来研究精神疾病。

Alexander of Tralles 重视躯体在诊断中的意义，提出瘦长、深色头发的人易患忧郁症，将体型的特点与疾病相联系。

阿拉伯医学的代表 Rhazes 建议用下棋来治疗忧郁症病人。同时代的 Najab ud-din Unhammad 也在文献中记载了焦虑性抑郁状态。阿拉伯哲学家、医学家 Ibn Sina Avicenna 著《医经》一书，认为忧郁症并非魔鬼附身所致。

（三）近代的精神病学

18 世纪的西欧精神病学逐渐发展为理性主义和经验主义两条路线，并最终演变成功能学派和器质学派两个学派的对立，并持续到 20 世纪，影响了对抑郁症的研究发展。

现代精神病学的奠基人、法国的 Philippe Pinel 将精神病分为忧郁症、躁狂症、痴呆、白痴四类，并要求医师掌握病人的情感、注重追踪检查。他的学生 J.E.Esquiorl 根据大量临床资料，分析出心理因素（如失恋、经济困难等）是引起精神疾病的重要原因，并于 1805 年发表了精神因素是精神疾病病因的论文。

另一位精神病学家 Esquirol 将某些抑郁状态从其他病理状态中分离出来，称之为 Lypemanie，是抑郁症的近代概念的先驱。

J.P.Falret 于 1854 年发现躁狂抑郁性精神病病人具有循环性情绪异常，即情绪高涨和抑郁有交替出现的倾向，即疾病每次发作是可以恢复的，但总是不能治愈，他发现这种疾病具有强烈的遗传性，将其命名为"环性精神病（folie cirulaire）"。这一观点后来被 Kraepelin 所接受。

（四）现代的精神病学

德国精神病学家 Kahlbaum 于 1882 年首先提出躁狂和抑郁不是两个独立疾病，而是一种疾病的两个阶段，指出其主要特征是精神活动的完整性，同时将慢性抑郁命名为恶劣心境（dysthymia），将以心境高低波动为特征的障碍命名为环性精神障碍（cyclothymia）。

现代精神医学之父 Kraepelin 建立了他的精神病学分类系统，并总结在教科书中。他明确区分了两种精神病，即躁狂抑郁性精神病（现称心境障碍）与早发性痴呆（现称精神分裂症）。躁狂抑郁性精神病（manic-depressive insanity，MDI）作为一个独立的疾病，首次见于他的教科书第 6 版（1899）。他认为这是一种具有循环性病程的精神病，其临床特点是情绪高涨和低落的发作，有交替或重复的倾向，发作期间有表现正常的间歇期；每次发作一般均有自然恢复的趋势，但疾病是不能完全恢复的，虽然反复发作，却并不导致精神功能的削弱或痴呆；这种疾病具有强烈的遗传倾向。

德国的 Leonhard 于 1957 年根据情感相位特征提出单相与双相障碍的概念，既有躁狂又有抑郁发作称为双相障碍，反复出现躁狂或抑郁发作而无相反相位，称为单相障碍。

综上可见，精神病学领域对于抑郁症的研究由来已久，但囿于传统医学模式对疾病的观点，抑郁症的研究面临着方法与认知上的困境。

二、传统医学模式在抑郁症研究上的困境

传统的医学模式是在生物医学发展的基础上产生的，它以实验医学和病理学作为基础和支柱。即认为每种疾病都必须，并且也可以在器官、细胞和生物大分子上找到可测量的形态和化学变化，都可以确定出生物的或理化的特定原因，都应能找到相应的治疗手段。生物医学以分子生物学为带头学科，形成了一个有五十多个门类、数百个分支学科的庞大的学科体系。其坚实的生物科学基础、巨大的技术资源、对疾病机制的阐释、不断创新的治疗设计，推动了现代医学的发展。

因此，传统的生物医学模式认为精神疾患是大脑病理学的结果，将精神障碍视作躯体生理方面的问题，病因是遗传、生化、脑损伤，或生物易感性，或素质方面的原因。所以传统医学模式认为，对精神障碍的诊断要以有

规律地结合在一起的症状群为依据，并且认为住院、药物及其他医学治疗方法是最适当的。

而精神病学领域对抑郁症关注的早期，就认为抑郁症多由于心理刺激和社会原因而产生，通常很难检测到生物化学或神经生理的改变，许多病人的神经系统"功能"是完整的。不仅是抑郁症，对其他精神疾病的研究也发现了这一矛盾的存在。

1977年，在美国一次关于精神病学教学的会议上，出现了两派意见：一种观点认为，既然生物医学模式所构建的框架不能包容精神病学，那么势必将精神病学从医学的领域中独立出去，然后在行为科学的基础上，再建立一个新的学科；另一种观点则认为，精神病学理所当然地应归属于医学的范畴，因此，也自然地应该使之适合生物医学模式的框架。为了解决前述的矛盾，唯有将精神病学的学科范围，严格地限制于大脑功能紊乱而引起的行为异常，对那些不能发现功能和形态改变的案例，只好交给非医务人员去处理。在这场争论中，恩格尔认为矛盾是生物医学模式本身的缺陷造成的，"这些问题的关键在于现存的模式对医学而言，已不能满足要求，对精神病学更是如此。精神病学的危机，部分的或大部分的根本原因，是由于模式本身"。由此可见，生物医学模式的绝对统治地位开始动摇了。

（一）传统医学模式自身的困境

医学模式必须能解释全部医学现象，必须能全面地反映疾病的本质。它是由医学发展的水平决定的，是医学实践活动的归纳与总结，医学发展每进入一个新阶段，必然引起医学模式的转变。生物医学模式的转变的根本原因是由于自身的内在缺陷造成的。在生物医学模式的框架内，没有为疾病的社会、心理和行为原因留下位置。随着社会的发展，自然科学和医学的巨大进步，生物医学模式的局限性日益暴露。临床数据显示了疾病谱、死因顺位和病因的变化，也验证了心理、社会因素对疾病发生的影响。另一方面，哲学观点和思维方式的转变，成为医学模式转变的思想基础，揭示了人体内部的整体性和人体与自然环境、社会的统一。把医学放在这样一个广阔的背景和高度来考察，势必引起医学模式的转变。可以得出结论，生物-心理-社会的现代医学三维模式取代生物医学模式，是医学历史发展的必然趋势。

（二）传统医学模式对抑郁症机制的解释

在传统医学模式下，认为抑郁症的发病机制是由于遗传、生物化学因素、大脑及其损伤等因素导致。其中，生物医学模式所提出的脑损伤是争论最少也最明确的。一般认为脑损伤或其他生物躯体性损伤，可能不是所有精神病、神经症与人格障碍的直接原因；应激因素、个人内心矛盾冲突、适应不良性习惯都可能诱发精神疾患，但是这种情况只有具有易感或脆弱素质的人才会诱发患精神疾病。抑郁症病人有遗传、生化等因素时，可能比一般人对于生活中的应激压力更为敏感。生物医学模式认为除了可找到病人的直接精神刺激因素外，往往可发现脑损伤或其他神经系统缺陷情况，如找不到时，则需要去寻找病人在躯体与大脑方面潜在的素质因素。

因此，传统生物学医学模式对于抑郁症机制的研究，尽管有诸多收获，却仍然无法解释部分存在抑郁症但缺少遗传、生化指标改变的个案，且遗传、生化指标与抑郁症之间并不存在一一对应的因果关系。在传统医学模式的指导思想下，对于抑郁症的临床研究基本上忽略病人的心理社会因素，单纯地从遗传、生化因素的角度入手，追求技术与结果的新颖，完全脱离病人的心理社会生活背景。事实上，很难在完全控制病人的心理与社会因素的前提下，仅对生物学因素进行探索。因为病人的人格特质、经历的生活事件、对应激的不同应对方式、体验到的不同的情绪变化等，必然会实时地影响其生理与生化指标，最终干扰仅关注生物学因素的生物学模式的研究结果。

（三）传统医学模式对抑郁症治疗的局限

传统医学模式认为精神疾患是一种生物性疾病，因此在治疗时，需要住院、服药等，采用像治疗躯体疾病一样的医疗技术。因此曾采用过外科手术、休克治疗、水疗、维生素、二氧化碳吸入、人工发热、卧床休息、化学药物治疗等方法。其中许多方法现在看来有害无益，而精神药物治疗却看似很有前途。所以目前生物医学模式提供的主要治疗方法是化学（药物）治疗。现有的精神类药物能有效地减轻抑郁症状，虽不可能使疾病彻底"痊愈"，但对病人康复过程有很大帮助。

与抑郁症机制研究的难题相同，针对遗传与生物学因素的治疗方案，虽然可以有效地控制病人的症状，但病人一旦重新回归自己的生活，曾经引发抑郁症的旧有的环境因素、人格因素又会卷土重来，再一次诱发抑郁的发生。传统医学模式下的治疗方案，仅关注症状的消除与否，而忽略了诱发症状产生的心理与社会因素。

综上，生物医学模式下，将抑郁症以症状群为基础进行诊断，认为其产生的原因很可能是遗传、代谢、生化或其他躯体因素，采用住院、服药和其他医疗方式进行治疗，其目的是像治疗其他躯体疾病一样治疗精神疾病。不可否认的是，传统医学模式对抑郁症的诊断术语和药物治疗的巨大贡献，但同时，不得不面对的是，我们依然无法准确地解释抑郁症的发生机制，无法有效地治愈抑郁症，无法控制抑郁症的再次复发。

第二节　中医对抑郁症的认识和贡献

中国传统医学对抑郁症的认识有着悠久的历史，许多描述都能满足现代精神医学有关抑郁症的诊断标准，部分的干预措施和治疗方药至今仍为临床常用。先秦至汉代时期的医家对抑郁现象已有了一定的观察，但处于萌芽状态，与现代医学中的抑郁症尚存在很大区别；魏晋至金元时期的大部分医家主要把抑郁症归于"虚劳"病范畴，认为其病机以"五脏亏虚"为主，用药以益气助阳药居首位；明清时期的部分医家所描述的"忧郁"和"癫病"与抑郁症的临床特点符合，也与金元之前从"虚劳"认识抑郁症一脉相承，所提出的病机理论和治法方药对指导抑郁症治疗具有很高的价值。

一、中医对抑郁症状的描述

秦汉时期的《黄帝内经》一书中记载有大量的"悲""不乐""忧"等负性情绪，这些负性情绪与现代精神病学的心境低落是同义词。

汉代的张仲景在《金匮要略》"妇人脏躁"中提及了"喜悲伤欲哭，象如神灵所作，数欠伸"和"百合病"中提及了"意欲食复不能食，常默然，欲卧不能卧，欲行不能行，饮食或有美时，或有不用闻食臭时，如寒无寒，如热无热，口苦，小便赤，诸药不能治，得药则剧吐利，如有神灵者，身形如和，其脉微数"。这些症状与抑郁症的症状有一定相似之处，如"喜悲伤欲哭""不能食""常默然""不能卧""不能行"等。

晋代的葛洪在《肘后备急方》中载有"凡男女因积劳虚损，或大病后不复，常四体沉滞，骨肉疼酸，呼吸少气，行动喘惙，或小腹拘急，腰背强痛，心中虚悸，咽干唇燥，面体少色，或饮食无味，阴阳废弱，悲忧惨戚，多卧少起"。这些描述与抑郁症的临床表现存在诸多的相似之处。

隋朝的巢元方在《诸病源候论》"虚劳病诸候"中提出"五劳者，一曰志劳，二曰思劳，三曰心劳，四曰忧劳，五曰瘦劳"。按《说文解字》将"劳"释为"剧也"推测，"忧劳"所指的可能就是抑郁心境。而"瘦劳"在孙思邈的《千金翼方》中亦作"疲劳"，现代有学者疑"瘦"为"瘐"，指失志忧郁疾患。"瘦劳"的这些解释，均与《国际疾病分类法》（第10版）（ICD-10）中规定的抑郁症典型症状"精力减退"或"抑郁心境"有关。《诸病源候论》还在"哭注候"形象地描述了抑郁心境的临床表现："人有因哭泣悲伤，情性感动，腑脏致虚，凶邪之气因入腹内，使人四肢沉重。其后若自哭及闻哭声，怅然不能自禁持，悲感不已，故谓之哭注"。《太平惠民和剂局方》中"菟丝子丸"条下记载："肾气虚损，五劳七伤，少腹拘急，四肢酸疼，面色黧黑，唇口干燥，目暗耳鸣，心忪气短，夜梦惊恐，精神困倦，喜怒无常，悲忧不乐，饮食无味，举动乏力，心腹胀满，脚膝痿缓，小便滑数，房室不举"。这些表现也完全满足抑郁症诊断的症状要求。

在大量临床实践的基础上，明清时期的部分医家认识到了以情志抑悒忧郁为主要表现的"情志之郁"，并明确提出了"怒郁""思郁""忧郁"病的病因病机和治法方药。其中张景岳等描述的"忧郁"病与西方提出的"melancholia"含义相同。如张氏在《景岳全书·郁证》中论曰："又若忧郁病者则全属大虚，本无邪实，此于戚戚悠悠，精气但有消索，神志不振，心脾日以耗伤，凡此之辈，皆阳消证也，尚何邪实？"进一步深化了对抑郁症的症状与病机的认识。

二、中医对抑郁病因的观点

中医学在心身合一的整体观指导下，强调对疾病进行审证求因、辨证施治。对病因的分析，或外因于风寒暑湿燥火和疠气，或内因于七情、饮食、劳逸内伤、痰饮、瘀血等病理产物积聚，或是如虫兽、金刃所伤、跌打损伤、医药之过、先天因素等内外因。其病机是气机失调、气化失常而致的阴阳失调、邪盛正衰。

（一）中医对抑郁病因的认识

以《黄帝内经》为代表，中医对抑郁情绪的病因认识主要有三个方面。

第一，体质原因。如《灵枢·阴阳二十五人》提出："木形之人，比于上角，似于苍帝，其为人苍色，小头长面，大肩背，直身，小手足，有才，好劳心，少力多忧，劳于事，能春夏不能秋冬，秋冬感而病生"。不仅提出"木形"体质是抑郁情绪的人格基础，还提出秋冬季是疾病的高发季节，与现代认为抑郁症具有人格基础、好发于秋冬季（尤其是季节性情感障碍）的认识一致。

第二，脏腑功能失调。如《素问·本神》提出："心气虚则悲"；《素问·宣明五气篇》云:"精气并于心则喜,并于肺则悲,并于肝则忧,并于脾则畏,并于肾则恐,是谓五并,虚而相并者也"。提出了脏腑亏虚是抑郁情绪发生的内源性因素,与现代内源性抑郁症的病因认识具有一定相似之处。

第三,他病影响。如《灵枢·厥病》谓:"风痹淫砾,病不可已者,足如履冰,时如入汤中,股胫淫砾,烦心头痛,时呕时悗,眩已汗出,久则目眩,悲以喜恐,短气,不乐,不出三年死也"。不仅提出了抑郁情绪可伴发于"风痹"病,还提出了"不出三年死"的观点。提示其他疾病可伴发抑郁,伴发抑郁者预示着预后不良,与现代有关继发性抑郁的研究结果一致。该书还认识到抑郁情绪的危害。如《灵枢·口问》云:"悲哀愁忧则心动,心动则五脏六腑皆摇"。与现代认为抑郁症可造成中枢神经系统、内分泌系统、免疫系统功能异常的认识一致。

(二)中医对抑郁病机的认识

从历代名著《千金要方》《外台秘要》《圣济总录》《太平圣惠方》《三因极一病证方论》看,当时的许多医家认识到抑郁情绪与中医"虚劳病"有关。例如,在《圣济总录》肝脏门、心脏门、脾脏门、肺脏门、肾脏门中,有关抑郁情绪的描述内容见于肝虚、心虚、肾虚、肺虚中,并把抑郁情绪的病机归于肝气虚、心气虚、肺虚寒、肾劳虚冷等;在该书的虚劳门中,有关抑郁情绪的内容见于肝劳、心劳、脾劳、肾劳、虚劳少气、虚劳惊悸、虚劳脱营、筋极、肉极、精极中,并提出了"五脏气不足,发毛落,悲伤喜忘"的病机观。可以看出,抑郁症的中医认识水平在魏晋至金时期得到了很大提高,但尚未提出专门的疾病名称,部分医家主要把抑郁症归于"虚劳"病范畴,认为其机以"五脏亏虚"为主,用药以益气助阳药居首位。

顾锡在《银海指南》中云:"或因衣食之累,或因利害之牵,日攒眉而致郁者。志意乘违,神情消索,心脾渐至耗伤,气血日消,饮食日少,肌肉日消"。这些认识与抑郁症的"精神状态下降、缺乏勇气和动力以及倾向于灰暗思维"等临床特点相符,也与金元之前从"虚劳"认识抑郁症一脉相承。顾锡提出的"忧郁"病外源性病因(社会心理因素),补充了先秦时期提出的内源性病因,与抑郁症的病理机制相符合。

三、中医对抑郁症的治疗与研究贡献

中医对疾病的治疗讲究辨证论治,因此,对于临床上出现的抑郁症多是从辨证入手，明确证型，确定治则，补虚泻实，因人因证而异，十分具有灵活性。除了常规的中药与针灸疗法，中医对抑郁的治疗还具有特色的中医心理疗法：如《黄帝内经》根据"五行相胜"理论提出了"情志相胜"的治疗方法，为后世运用心理学方法治疗抑郁奠定了基础；中医特有的运动疗法、饮食疗法、娱乐疗法都有不同程度调节情志的功效，对缓解抑郁症有所裨益。

不同于传统医学模式对抑郁的观点，中医学不仅在病因病机上关注个体的心理社会因素（如人格体质），更是在治疗上重视心理社会因素的作用，这与现代医学三维模式对抑郁症的观点有异曲同工之处。

第三节 现代医学三维模式下的抑郁

现代医学模式是生物 - 心理 - 社会三维医学模式，它恢复了心理社会因素在医学研究系统中应有的位置，同时也更加准确地肯定了生物因素的含义和生物医学的价值，力图从生物 - 心理 - 社会全方位探求影响人类健康与疾病的因果关系。

迄今为止，关于抑郁症的病因仍不清楚，但大量资料提示其发病与遗传因素、生物化学因素和社会心理因素显著相关。

一、抑郁的遗传、生物化学因素

（一）遗传因素

家系调查和双生子、寄养子的研究提示，遗传因素在心境障碍病因学中占有重要地位。有研究证明，双向障碍是精神疾病中遗传度最高的少数几种疾病之一，仅次于孤独症。家系调查的研究数据表明，中、重度心境障碍在人群中的患病率为 1% ~ 2%，而心境障碍先证者亲属患病的概率高出一般人群约 10 ~ 30 倍，血缘关系越近，患病概率越高，一级亲属患病率远高于其他亲属，并有早发遗传现象，即发病年龄逐代提早、疾病严重性逐代增加。遗传倾向调查发现，双相障碍的遗传度高达 80%，重症抑郁的遗传度也达到 40%。

双相障碍的双生子研究显示，同卵双生子的同病一致率（33% ~ 90%）高于异卵双生子（10% ~ 25%）。

寄养子研究，即把抑郁症病人的生物学子女在出生后不久便寄养到无血缘关系的健康家庭中，观察子女的发病情况，因此，可以基本排除血亲对子女生长发育所带来的环境影响。同时又可以研究基因 - 环境的交互影响。研究发现，患病父母的亲生子女即使寄养到基本正常的家庭环境中，仍具有较高的抑郁症发生率。而患病父母寄养到别处的亲生子女其抑郁症的发生率与未寄养的子女接近，显示环境因素在其中所起的作用不如遗传因素直接和重要。此类调查同样显示抑郁症具有明显的遗传倾向。

抑郁症的遗传方式尚不确定，多数人认为是多基因遗传病，是遗传易感性和环境因素共同作用的结果。

（二）生物化学因素

以往分子遗传学、神经生物化学及精神药理学等大量研究发现，生物胺与心境障碍的关系较为密切。神经内分泌、神经免疫和大脑发育与结构等方面紊乱与心境障碍发病之间也有明显的关联性，但孰因孰果尚不明确，有待进一步验证。

有关抑郁症的生化研究目前有胆碱能假说、氨基酸与神经肽假说、第二信使失衡假说、神经可塑性与神经营养失衡假说、神经类固醇假说等。

近年来的大量研究资料也证实，心境障碍与某些内分泌改变有关，涉及下丘脑 - 垂体 - 肾上腺（HPA）轴、下丘脑 - 垂体 - 甲状腺（HPT）轴、下丘脑 - 垂体 - 生长素（HPGH）轴。

新近研究表明，抑郁症病人的神经可塑性可能遭到了破坏。尸检研究发现，抑郁症病人海马、胼胝体膝下区、眶回、背侧前额叶和杏仁核等部位的皮质容量及神经元、胶质细胞数量减少；皮质一些区域神经元，如带状皮质前部神经元体积缩小约 23%。而抗抑郁治疗可促进神经发生，长期的抗抑郁治疗可增加齿状回颗粒细胞的神经发生。抗抑郁药作用机制的研究发现，磷酸肌醇 - 蛋白激酶 C 通路、Wnt 信号通路和神经营养因子下游信号传导通路都与抑郁症的发病关系密切。

此外神经电生理研究成果显示：抑郁症病人睡眠脑电图表现为总睡眠时间减少，觉醒次数增多，快速动眼睡眠（REM）潜伏期缩短。抑郁程度越严重，REM 潜伏期越短，且可预测治疗反应。约有 30% 的心境障碍病人存在脑电图（EEG）异常，抑郁发作时多倾向于低 α 频率。也有发现抑郁症病人左右脑半球平均整合振幅与抑郁严重程度呈负相关，且 EEG 异常有侧化现象，70% 在右侧。抑郁发作时，脑诱发电位（BEP）波幅较小，并与抑郁的严重程度相关。视觉诱发电位（VEP）潜伏期较短，多见于单相抑郁；在药物治疗前，右侧 VEP 大于左侧；体感诱发电位（SEP）波幅恢复较慢，潜伏期恢复较快；伴随负变化（CNV）波幅较低，负性电位延长。此外神经影像学研究也支持了抑郁症病人在神经系统上的特异性变化。

这些研究为临床治疗抑郁症药物研发、疗效评估提供了实验的依据。

二、抑郁的心理因素

研究认为，某些人格特征以及心理创伤是抑郁症的主要心理致病因素，表现为个体内在的因素。

（一）心理动力学模式

早在 1917 年 Frued 在《悲伤和抑郁》一书中就提出抑郁的心理动力学模式基本的典型假设。他发现精神病性抑郁与悲伤相似，也可继发于"客体丧失"，包括对实际的客体或某种"抽象"客体的丧失；当同时喜爱和憎恶某一事物时，对事物的矛盾关系易发展成抑郁症。后来的学者如 Jacobson 认为自尊的丧失在抑郁发作中占首要地位。如婴儿与父母分离时会对父母产生敌对情绪，若能建立信心，相信母亲会回来安抚自己，婴儿的自尊就不会受损，若不能建立信心，儿童会停留在这一发展阶段（通常是口欲期，也可发生在其他时期），成年后更易产生抑郁。

（二）行为学模式

Seligman 通过对动物进行"习得性无助"实验研究，推演出抑郁症的行为学模式。个体首先觉察到有某种自己极其厌恶的结局就要发生，同时也觉察到这些事件将不受自己控制。由于个体具有一种适应不良的归因模式，如将负性事件归因于内在的、顽固的、普遍的原因，而将正性事件归因于外在的、不稳定的、特殊的原因，因此，个体对事件的厌恶越肯定，预计到不能控制的程度越大，动机和认知的缺陷也就越严重；不能控制事件对个体的重要性越大，对情感和自尊的损害也就越严重，即抑郁症状越严重。

（三）认知模式

Beck 提出抑郁症的认知模型，认为抑郁症持续发展的心理学机制有三：抑郁源性结构（潜在的信念）、负性自主思维和推理过程系统性逻辑错误。负性认知（如"我失败了"）通过信念加工过程的偏差得以维持并形成恶性循环，在循环中抑郁情绪的加重导致更明显的负性思维（如"我在所有方面都是失败者"），后者进一步加剧情感和行为障碍的严重程度。我国学者许华山（2013）等对产后抑郁病人的认知模式的研究显示，产后抑郁症病人负性自动思维出现的频率高，存在较多的错误认知体验；姜长青（2013）等对抑郁症病人的非理性信念进行研究也得到相似结果，即抑郁症病人与正常人相比存在明显的非理性信念。这些不正确的认知和信念，容易增加个体的烦恼产生压抑感，进而影响情绪状态，导致抑郁情绪的发生。

（四）人格与人格障碍

虽然有证据表明，人格可以影响抑郁症的病程，但没有发现特殊人格与抑郁发作间有特殊的关系。由于疾病期间的人格测定的信、效度不高，而疾病康复后的人格测定包括了疾病对人格的影响，所以相关研究只能借助于实施难度较高的长期前瞻性研究。当前的易感模式认为某种人格特征容易发生抑郁症，如 Kraepelin 提出环性人格者（具有反复持久心境波动者）更易于患躁狂抑郁症。

三、抑郁的社会因素

从抑郁症发病的危险因素来看，涉及性别、年龄、种族、婚姻、人格特征和社会、经济状况及文化程度。一般认为女性抑郁症的患病率约为男性的两倍；单相抑郁的平均发病年龄为 26 岁；虽然种族间无明显差异，但美国抑郁发作的时点患病率白种人较黑种人高；缺乏亲密人际关系、离异或单身者患抑郁症较多，婚姻不和谐者抑郁症的患病率较对照组高 25 倍；具有较明显的焦虑、强迫、冲动等特质的个体易发生抑郁；低社会阶层患重症抑郁的危险率是高社会阶层者的两倍，郊区比城镇更多见抑郁。具体的社会性因素包括：

（一）人际关系问题

研究发现，当排除年龄和性别因素后，抑郁症患病率在保持婚姻者最低，离婚或分居者最高，后者是前者的 3 倍。类似的，亲友关系，特别是相互依靠的关系能够防止个体的抑郁症复发，目前的假说认为亲友关系是通过改善个体在自尊方面的不良认知来防止抑郁的发作。其他资料也显示，缺乏社会支持直接与轻度的抑郁发作有关。所以，很可能是因为婚姻、亲友或其他人际关系给个体提供了情感表达的机会，有助于个体亲密感的获得，从而提高自尊，减少抑郁的可能性。

（二）应激性生活事件

当人们经历一些可能危及生命的生活事件后 6 个月内，抑郁症发病危险系数增加 6 倍，表明生活事件在抑郁症发生中起促发作用。负性生活事件，如丧偶、离婚、婚姻不和谐、失业、严重躯体疾病、家庭成员患重病或突然病故，均可导致抑郁症的发生，且研究发现，丧偶是与抑郁症关系最密切的应激源。此外，经济状况差、社会阶层低下者也易患本病，女性应对应激事件的能力低于男性，更易患本病。

长期的不良处境，如家庭关系破裂、失业、贫困、慢性躯体疾病持续2年以上，也与抑郁发生有关。如同时存在其他严重的不良生活事件，可引起叠加致病作用。

四、抑郁发病机制的综合观

现代医学模式强调抑郁症发病的遗传学、生物学、心理社会因素，更关注三者之间的相互影响作用。目前的研究认为，抑郁症的发病很可能是环境和基因的交互作用的结果。

应激等不良生活事件会影响抑郁症的发病，但并不是所有经历不良生活事件的人都会患抑郁症，因此有人提出"素质-应激"假说。最新的研究结果显示，体内基因"版本"不同（即基因多态性），可以部分解释为什么抑郁症发病风险会因人而异。5-羟色胺转运体基因（负责调节5-羟色胺水平）启动子的两个等位基因有长短之分，在不同人体内会分别以3种方式组合：2个长等位基因组成纯合子、2个短等位基因组成纯合子或长短等位基因各一组成杂合子。美国、英国和新西兰科学家研究发现，在经历应激等不良生活事件之后，携带短等位基因的人更容易患抑郁症，而携带两个长等位基因纯合子的人对抑郁症具有更强的抵抗能力。他们对847名生活在新西兰的成年人进行了跟踪调查，记录调查对象在5年内遭遇的就业、经济、住房、健康和感情等各种生活事件。结果发现，在面临4种以上生活事件的调查对象中，携带1个短等位基因的人有33%患抑郁症，携带2个短等位基因的人发病率为43%，而携带2个长等位基因的人仅有17%患病。随后又有研究重复了他们的结果。这一研究预示着，应该还会发现其他与抑郁症相关的基因。抑郁症很可能是环境与遗传因素交互作用的产物，个体对环境应激的敏感性取决于其基因结构。

（李荐中　王蓓）

第三章

抑郁症的影响因素

抑郁症发病的危险因素很多，不但与生物学因素如性别、年龄、生物化学、内分泌异常等相关，同时也与人格特质、负性生活事件、环境因素、人际交往等社会心理因素密切相关。在临床上既可以看到同一个家族当中有好几个抑郁症病人，同时也可以看到在经历了一些严重生活事件或心理创伤的人在没有遗传因素的影响下也发生了抑郁症。虽然抑郁症的发病机制仍不太清楚，但现在研究普遍认为，负性生活事件造成的精神压力扣动了大脑中业已存在的"抑郁扳机"，从而引发了一系列情绪、睡眠、饮食、认知的功能障碍和紊乱。

第一节　易感素质

在精神病学界，Meehl 提出精神分裂症的发生主要是病人本身的精神病素质与环境因素（应激）相互作用的结果。精神病素质主要被理解为基因遗传等生物学因素。抑郁症是一种和遗传因素密切相关的疾病，国际上倾向于认为它是一种复杂性遗传病，不是单基因疾病，导致它发病的基因可能数量很多，每个基因都起作用，不能用单一基因来解释。如果父母有一方有抑郁症，子女得抑郁症的机会可能比正常人群高很多。

一、遗传因素

（一）抑郁症的群体遗传学研究

如前所述，家族遗传因素是抑郁症发病强有力的危险因素。

有研究者认为，存在抑郁症的父母或有此种病人的家庭会对其子女造成不利的环境影响，进而导致精神障碍发生率的升高。也就是说，单单进行家系或双生子调查尚不足以完全确认遗传因素的作用。寄养子研究发现，患病父母的亲生子女即使寄养到基本正常的家庭环境中，仍具有较高的抑郁症发生率。而患病父母寄养到别处的亲生子女其抑郁症的发生率与未寄养的子女接近，显示环境因素在其中所起的作用不如遗传因素来得直接和重要。

（二）抑郁症的分子遗传学研究

遗传、基因学研究从 20 世纪 80 年代兴起以来，遗传学理论和研究手段的不断进步，给精神疾病遗传学研究带来了新的思路和方法。抑郁症是一类具有遗传效应的精神疾病，除了在对抑郁症的群体遗传学中得到论证外，在抑郁症的分子遗传学的研究中同样得到了佐证。近年来，一些关于抑郁症的有价值的研究在小范围内取得了一定的共识，如 5-HT，COMT，5-羟色胺转运体蛋白（5-HTT），$ApoE$ 基因被认为是抑郁症的热点候选基因。鞘磷脂相关基因异常表达，导致形成髓鞘的少突胶质细胞功能障碍，可以解释抑郁症的心境不稳的原因。Weissman 等报告，发病年龄早、伴有焦虑或继发酒精中毒的抑郁症病人的亲属中发生抑郁症的风险增加。有研究发现，抑郁症病人中 5-HT2A 受体基因 T102C 多态性等位基因 A_2 频率占多数。Massat I 等（2004）在一项欧洲多中心的遗传联合研究中发现 COMT Val/ Val 基因型参与早发抑郁症的发病机制。还有研究发现 $ApoE_4$ 是有认知缺损或有精神病性症状的老年抑郁症的危险因子，$ApoE_2$ 则是抑郁症的保护因子，它可使抑郁症的发病年龄推迟。两者均表明抑郁症具有明显的家族聚集性。Sullivan 等对 5 项家系研究的荟萃分析结果发现，抑郁症先证者与抑郁症一级亲属之间具有显著的相关性，为抑郁症的家族聚集性特征提供了一致显著的证据。同时，抑郁症与多种抗抑郁药作用靶点（如受体、转运体或酶）相关的变异基因具有相关性，如 5-HTT 基因（SLC6A4）、5-HT 受体基因、色氨酸羟化酶（TPH）基因、单胺氧化酶 A（MAO-A）基因、多巴胺羟化酶（DPH）基因、细胞色素 P450 酶系多态性等。

二、性别因素

在世界范围内，一般认为女性的抑郁症患病率是男性的两倍。对于这一现象，人们从各个角度去解释它，有的就从心理学角度解释，认为女性更加敏感，受外界环境的影响，她们更容易引起情绪反应；有的从女性的社会支持、宣泄的渠道与男性不同加以解释；有的从遗传易感性加以解释，遗传因素提高了女性患抑郁症概率的 50%；有的从生物学易感性加以解释，认为女性的雌激素、孕激素以及其他性激素在女性初潮、月经周期、妊娠、围产期（产前、产中、产后）、围绝经期（更年期）都会发生剧烈变化，这种变化间接导致神经递质代谢异常，最终导致抑郁症。

（一）性别差异的流行病学研究

从青春早期开始，抑郁症的性别差异就开始出现了，女性更容易变得抑郁，而且这种趋势会一直持续到成年。全美调查表明，女性从 13 岁开始抑郁情绪和症状都有了显著的增加，而这时男性的情况却没有显著的变化。一个长达十年的研究发现，从 13 岁起，更多的女性患上抑郁症，而男性的比例却依然保持平稳。15～18 岁，男性和女性患上抑郁症的可能性都呈快速上升的趋势（从 3% 上升到 17%），但女性的幅度更大（女性从 4% 上升到 23%，男性从 1% 上升到 11%）。尽管性别差异首次出现在 13 岁，但到 15 岁这种差异才显著。对抑郁情绪的研究也发现，在青春期，抑郁情绪在青少年中比较普遍，特别是这一阶段的女性。抑郁情绪的可能性在女性中占 25%～40%，而男性只有 20%～35%。13～14 岁前，男女在抑郁情绪上没有出现性别差异。这些差异开始在 13～14 岁，而显著的性别差异则出现在 17～18 岁，女性比男性在抑郁情绪上的表现要显著很多。

总的来说，研究者对以下三个有关抑郁症性别差异出现的研究结果达成了共识：第一，从 13 岁起，女性比男性容易患抑郁症；第二，对抑郁症的描述性统计发现，在青春期女性患病率的上升趋势比男性更快；第三，这种性别差异出现的模式只特异地发生在抑郁症，未见于其他心理疾病。

（二）性别差异的理论模型

对抑郁症性别差异做出解释的分别是三模型学说（three models theory）和认知易感性 - 应激交互作用学说（cognitive vulnerability-transactional stress theory）。另外，也有人从外部因素、内部因素和综合因素去分析探讨抑郁症出现性别差异的可能原因。

1. 三模型学说 三模型学说是 Suasan 等人在 1994 年提出来的，这个学说主要由三个对抑郁症性别差异出现原因的可能解释模型构成。

模型一认为，在青春前期，导致抑郁症的诱因并没有性别差异，但到了青春期，这些诱因在女性身上更为普遍。所以抑郁症的性别差异是由于青春早期导致抑郁症的诱因出现了性别差异引起的。这些有性别差异的诱因主要有两个：外部的负性事件和人格因素。强奸和其他形式的虐待以及女性遇到这样的负性的外部事件的可能性的增加，很可能直接导致了青春期早期抑郁症的性别差异的出现。青春期的女性开始适应她们的性别角色，变得更女性化。而这种性别角色要求她们扮演的是一种弱者的角色，这令她们变得不自信，对于自己的能力的评价比较低，在遇到不好的事情时也就更容易责怪自己。而男性的性别角色则正好相反。所以即使遇到了同等的负性外部事件，由于自身的人格因素，女性依然要比男性容易患抑郁症。正是由于这些可能引起抑郁的诱因的性别差异，导致了抑郁症这种特殊的性别差异的出现。

模型二认为，男女患抑郁症的诱因可能不同。女性患抑郁症的诱因在青春期的早期可能更普遍一些。不同的因素（例如人际交往和运动方面的失败）在儿童时期导致抑郁症的效果是相同的，从青春期开始，这些因素开始增加；从而导致了更多的抑郁症。其中，影响女性的因素增加得更多，所以女性的抑郁比例上升得更快。女性在遇到人际交往的冲突时更容易变得抑郁，而男性在遇到运动方面的失败才容易变得抑郁。随着年龄的增长，人际交往的冲突增加，导致女性更容易抑郁；但运动方面的失败在青春期的早期却没有变得更普遍，或者增加得不如人际交往方面的冲突那么多，男性抑郁的比例就没有增加，或者增加得不如女性那么快。另外，根据性别分化理论（gender intensification theory），青少年对在青春期出现的男性化和女性化的性别角色的适应，会使女性把自己的自尊更多地建立在与他人的关系上，并以他人的评价作为标准去衡量自己的行为，因此变得不独立和不自信；男性的情况则相反。如果男性发现朋友对自己的态度突然变得很冷淡，他们可能会认为这是对方的问题（比如朋友的心情不好）；但女性却可能更倾向于认为这是自己的问题（比如自己可能做了一些引起对方反感的事）。这种男女与外部世界交互作用的方式的不同，就会导致在抑郁症患病率上的性别差异。

模型三认为，女性的确比男性具有更多可以导致她们抑郁的特质，但只有当这些特质和某些在青春期早期出现的外部刺激共同作用时，才令女性出现了更高的抑郁症比例。有些人格和行为的性别差异在青春期前就出现了，它们与青春期早期出现的各种外部刺激交互作用使得女性比男性更倾向于抑郁。这里说的抑郁的特质包括对更广泛的外部刺激的关注和沉思性的应对方式（ruminative coping）。女性比男性容易对广泛的外部刺激产生关注，而且关注的程度也远远超过男性。一个对703例10～16岁的青少年的调查发现，在14个可能导致抑郁症的外部刺激（比如亲密关系和成就）里，除了在"运动方面做得好"这一方面以外，女性对这些外部刺激的关注远远超过男性对这些刺激的关注。另外，在青春期前，女性就比男性更少借助外部力量解决冲突，更多地使用沉思性的应对方式，在人际交往中更少表现出暴力和统治的倾向。到了青春期，这些人格特质上的性别差异就会和某些外部刺激相结合，使女性的抑郁比例更高。这些刺激里面，可能有的是会使男女都变得抑郁的刺激（比如学业困难），但女性会更容易产生抑郁的倾向，因为她们更不知道该怎样应付这些情况。比如，在青春期的早期，可能所有的青少年都会遇到社交方面的困难，由此产生应激。当这些情况和那种非建设性应付方式交互作用时，就会出现女性的抑郁症比男性更普遍的情况。这些她们更难应付的社交困难，就更容易导致她们抑郁。还有，那些采取被动的、沉思性的应对方式的女性，在进入青春期后，面对挫折（即使只是面对潜在的威胁），由于性别因素使她们应对方式的选择变窄，就会引起她们患抑郁症的可能性增加。

在青春期早期出现的外部刺激包括由发育引起的变化和性侵犯等负性事件的增加。国外已有不少研究报告支持这方面的假设。对 6 ~ 12 年级（大约 12 ~ 18 岁）的青少年的纵向研究表明，那些更早发育的青少年表现出更高程度的抑郁和焦虑症状。那些借助外部力量解决冲突的青少年更少地表现出负性情绪。这个结果间接说明这种借助外部力量解决冲突的特质与青春期早期的抑郁经历交互作用会长期影响情绪。另外，女性缺乏这种借助外部力量解决冲突的特质和性侵犯事件交互作用，也容易引起抑郁。

2. 认知易感性 - 应激交互作用学说 Hankin 在 2001 年提出的认知易感性 - 应激交互作用学说，认为这种差异是由于两性的认知易感性和应激交互作用方式不同引起的。该学说的关键是一个叫因素链（causal chain）的结构模型。

因素链模型的第一步是负性的生活事件，即所遭遇的负性客观事件以及由此引起的负性和抑郁的情绪（包括那些已经受到控制的被认为不会再产生影响的负性和抑郁的情绪）。对抑郁症和其他形式的负性情绪的特异情感表达的研究发现，负性生活事件是一个诱发广泛负性情绪、与心理问题有关症状和极端行为的危险因素。对负性事件和抑郁症状增多的时间关系的研究发现，负性的事件往往跟随着一些由评价引起的无差异的负性情绪。广泛的负性情绪被定义为与抑郁症等心理疾病相关的一个普遍的核心因素，而且这种负性情绪和归因方式等容易导致抑郁的因素联系在一起。从统计上，女性比男性有更多的负性事件报告。比如说同伴关系、家庭关系。但男性则更多地选择由自身原因产生的独立的负向的学业事件。女性不但对和自己有关的负性事件（学业的失败）表现出抑郁，而且对和其他人有关的负性事件（家人生病）也表现出抑郁；而男性则只对和自己有关的负性事件有反应。这也为女性处理这些负性事件增加了难度——她们会面对更多这样的事件。另外，女性对人与人之间的友谊、冲突特别敏感，而这种冲突在青春期上升得尤其明显，这或许可以解释性别差异出现的部分原因。

负性生活事件引起负性情绪后，认知的易感性使这些情绪的影响扩大，这就是因素链的第二步。对青少年的研究表明，对刺激不适当的态度和负性的归因方式与抑郁症的联系比较紧密。与其他具体的问题相比，负性的归因方式和负性生活事件的交互作用更容易引起抑郁症状。有研究发现，大部分人在经历了一个负性的事件（比如考试失败）后，都会有一个即时的负性评价（抑郁情绪）。但只有负性归因方式的人才会在随后几天里不断恶化其抑郁情绪。女性遭遇更多人际的负性事件（如被同伴拒绝）产生了更多具有性别差异的负性情绪，于是她们感到更高程度的主观不幸（subjective distress），自我形象（self-images）也容易波动，对同伴的反应比较敏感，常采取回避的应付方式。

相关的研究表明，与此有关的认知易感性主要有三点：

第一，女性对负性事件的编码更详细，因此使这些负性事件对认知和情绪产生了更大的影响。对自传性记忆（autobiographical memory）的研究表明，女性（无论是儿童还是成年人）都能更多更快地回忆出童年时带有情绪的记忆。由此可见，女性对生活事件的编码比男性要更细致。她们更关注生活细节，对情绪事件的加工更深，对自己的情绪更为关注，受情绪影响也就更大。

第二，性别图式的影响。人们总是认为女性是弱者，应该等待别人帮助她们解决问题。从青春期开始，女性社会化越来越明显，她们也就不可避免地要受到这种刻板印象的影响，有意无意地扮演这种弱者的形象。当然，家庭对这种性别分化也有很重要的影响，比如母亲更多地向女儿倾诉负性情绪会影响女儿日后的情绪表达。还有研究发现，母亲对女儿的控制要比对儿子的控制强得多，这种社会角色的模式会让女性产生更多的负性自我评价，特别是对比男性，她们更多地倾向在失败时自己承担大部分的责任。

第三，对体形的不满。在 12～18 岁的青少年中，有多于 80% 的女性报告他们对自己的体形不满意，但只有 40% 的男性有类似的报告。女性更倾向表达对自己的体重不满意，即使她们的体重仍然在正常范围内。通常，她们的自尊比较低，抑郁的情绪却比较多。有研究结果表明，相比同时期的男性，处于青春期（13 岁左右）的女性对她们的体形过分不满，对外貌的不满与她们的抑郁情绪增加和自尊下降有关。这些也可能和社会性别图式有关系，人们看待女性都比较注重她们的外表，而看待男性则比较注重他们的事业是否成功等。这使得女性在遇到关于外表吸引的负性事件时，比男性更倾向对她们的自我价值做出负性判断。

最后，不当的应对方式导致负性生活事件的增多，这为因素链的第三步。大量的研究表明，沉思的应对方式（ruminative response style）可能是一个不当的压力处理方式。男性对于抑郁情绪多表现出一种敌意和生气的反应，女性则更多地表现为独自沉思。随着负性事件在青春期的增加，尤其对于女性来说，如果个体倾向于沉思、对事件做出负性归因、解释和推论就容易引起抑郁。这第三步并不是最后的一步，因为它又回到了因素链的第一步——负性生活事件。这样的恶性循环，导致了抑郁症患病可能性的增加。

总之，青春期的女性会更容易遭遇负性的生活事件，进而产生更多的负性情感。女性比男性有更多已经存在的易感性，比如人格特质上的神经质、环境威胁（性侵犯），都会造成女性经历更多的负性事件和有更多的易感性。而青春期女性一些认知方面的易感性（比如对负性事件负性的归因方式、认为自身的价值大部分体现在身体的吸引和对体形的不满意等，以及面对应激时的消极的应付方式）导致女性患抑郁症的可能性上升。

三、人格因素

一般来说，人格是具有不同素质基础的人，在不尽相同的社会环境中所形成的意识倾向性和比较稳定的个性心理特征的总和。人格与抑郁症之间有很复杂的相关性。从概念上讲，人格和抑郁症之间有四种关系模型，一是易感性模型，即个体的人格因素使他易罹患抑郁症；二是疾病形成模型，即个体的人格因素影响抑郁症的表现；三是并发症模型或"伤疤"模型，即抑郁症导致了个体的人格改变，个体的人格障碍是抑郁症的"伤疤"；四是光谱模型或连续体模型，即有一个潜在的过程导致了个体的抑郁症和人格问题的同时或相继发生。有研究表明，在个体的抑郁症和人格之间的关系中，上述的四种模型可单独存在但也可同时存在，即个体可能有一种或几种模型并存。

（一）高阶人格

按照艾森克（Eysenck，1978）的人格结构理论，维度比特质更为概括，范围更广，它属于型的水平；而特质水平被包括在型的水平内，例如外倾维度包括了冲动性、活动性、社会性、易激惹性等特质。维度水平是高阶人格（higher-order），而特质水平属于低阶人格（lower-order）。

1. 神经质 神经质（nervous temperament）是一个很重要的高阶人格维度。艾森克把神经质用于描述人格的一个维度并没有认为它与精神疾病有必然的联系，而是借用了这一术语来描述人格类型中情绪不稳定、易怒、焦虑、易激动、易变、冲动、乐观等一类特质的综合，它比较有概括性和普遍性。高神经质的人倾向于体验许多负性的情感状态。

研究表明，神经质与抑郁症有着密切的联系，许多对抑郁症病人追踪研究的结果也显示：抑郁症病人比控制组有更高的神经质得分，抑郁症的恢复与神经质得分逐渐降低相关，慢性或持续性的抑郁与神经质得分的持续上升很相关（光谱模型）；抑郁症期间的高神经质得分预示着预后较差。反应性抑郁症比内源性抑郁症病人有更高神经质得分（疾病形成模型）；而且发病前的测试表明，后来患抑郁症者比正常人有更高的神经质得分，即发病前较高的神经质得分预示着以后的抑郁症的发病（易感模型）。Taylor 和 Mclean 考察了抑郁症的预后与神经质之间的关系发现，无论采取什么治疗手段，高神经质得分者预后都很差。对抑郁症和神经质之间的关系的遗传学研究也为抑郁症和神经质的相关性提供了有利的依据：Kendler 等对 1733 对女性双胞胎（全国样本）进行纵向研究，让被试完成两次神经质评估，并面谈 2 次，间隔 14 个月。研究结果表明：神经质对终身及一年后的抑郁症的发病是一个强有力的预测指标（易感效应）；在两次评估之间的抑郁发作增加了神经质的得分（"伤疤效应"）；在第二次评估时抑郁的发作会增加神经质的得分（光谱效应）；抑郁症与神经质之间的相关性有 70% 应归因于它们共享着遗传学上的危险因素，即两者是一个连续体模型（光谱效应），有 10% 的抑郁症会增加神经质的得分（"伤疤效应"）。

虽然，许多研究表明了抑郁症与神经质之间有密切的相关性，但研究中也存在着明显的不足：第一，在许多的研究中所用的对神经质这一人格维度的测量方法是一种陈述性的（state-dependent），它明显反映了现有的抑郁和焦虑症状，而不是长期稳定存在的人格；第二，神经质是一个较高阶的、概括性强的人格维度，还没有研究找到抑郁症和神经质所包含的特质之间有一一对应的关系，而这种一一对应的关系于临床医生及研究者来说是比较感兴趣的。

2. 外倾 外倾（extravert type）这一概念来自于瑞士精神病学家荣格的

著作，它是一个稳定的、可遗传的、具有较高概括性的人格因素，与内倾相对应，也是一个很重要的人格维度。外倾性与神经质有极为重要的关系。

有研究发现，处于恢复期的抑郁症病人外倾得分明显增加；也有研究表明，低外倾性与较差的抑郁症的预后相关（疾病形成效应）。但对这种结果有一些矛盾的发现，Hirschfeld 等人用马兹雷人格调查表（Maudsley Personality Inventory，MPI）作为发病的评估工具进行研究，没有发现低外倾得分能预测以后的抑郁症的发病，但他们发现，抑郁症会导致病人的外倾得分下降。在 Kendler 等人的双胞胎研究中，没有发现外倾与抑郁症的发病有关，也没有发现抑郁状态或抑郁症会影响外倾的得分。对这些互相矛盾的研究结果，有人认为主要是神经质与外倾的关系很密切，不能割裂两者关系而单独研究外倾与抑郁症之间的关系，必须结合神经质、外倾及抑郁症三者来考察它们之间的关系。

（二）Cloninger 的三维人格模型

基于人格的生物社会学理论，Cloninger 提出了一个新的系统来描述和研究人格。他认为主要有三个独立的可遗传的高阶人格维度，它们反映了基本的刺激——反应特征。它们分别是逃避伤害（HA）、依赖报酬（RD）、寻求新奇感（NS），Cloninger 还制定了三维人格问卷（tridimensional personality questionnaire，TPQ）来测量它们。这一系统与传统的以因素分析为基础的人格系统的区别在于，它的人格变量是从人及动物的家庭、双胞胎、神经药理学、神经行为学、纵向发展等方面的研究的综合信息中推导出来的，在这个系统中人格维度被认为与内在的神经递质系统相连，HA 与五羟色胺系统、RD 与去甲肾上腺素系统、NS 与多巴胺系统功能相连。

抑郁症被研究证明与 TPQ 的得分有关，Joffe 的一个纵向研究发现，抑郁症病人 3 个月后症状缓解者 HA 得分明显降低，而未恢复者没有发生变化；NS 与 RD 得分在两组病人身上没有明显差异，而抑郁症假设的发病机制是和五羟色胺有关；并且抑郁症病人的 TPQ 明显高于正常人，HA 得分在抑郁症缓解后低于未缓解者，但它还是明显地高于正常人（"伤疤效应"）。对抑郁症和 TPQ 得分的关系的研究还发现，TPQ 与抑郁症的生物学指标存在一定的相关性，在重症抑郁症病人中高 RD 和 NS 得分预示了病人早晨较高水平的可的松浓度，这说明 TPQ 得分与抑郁症的症状存在着相关性。

（三）低阶的人格因素

以上两种模型中的三个人格维度与抑郁症的关系研究都表明，它们与抑郁症存在明显的相关性。但这些维度都是高阶的，它们都包含了许多的特质，它们本身很难确定与抑郁症的一一对应的关系，另外对这三个维度的测量也存在一些不足，这使得人们开始关注低阶的人格因素如依赖、自责、强迫、完美主义与抑郁症之间的关系。

1. 依赖 人们普遍认为，依赖（dependency）是抑郁症的一个易感因素。Hirchfeld 等认为人际依赖是一种需要和他人联系、相处，依赖他人的思维、信念、感觉和行为的情结。他因此而编制了人际依赖问卷（interpersonal dependence inventory, IDI）[包括三个分量表：情感上依赖他人（ERA）、缺少社会自信心（LSC）和固执己见（assertion of autonomy）]。研究表明，抑郁症在 IDI 测量上的效果是很明显的，抑郁病人在恢复后有明显的 ERA 和 LSC 得分下降，但它们的得分仍比正常人高（"伤疤效应"）。有人用 IDI 作的前瞻性研究发现，在抑郁症的高危人群中（亲属有抑郁症病人），依赖性的得分高能预测以后的抑郁症的发作（易感性效应）。但有研究发现人际依赖得分高并不只与抑郁症相连，还和焦虑障碍、社交恐惧症等有关，这些相关性没有显著的差异；也没有研究发现人际依赖会影响抑郁症的表现（疾病形成模型）。另外，有人还提出人际依赖与抑郁症是一种双向的关系，较高的人际依赖是抑郁症的易感因素之一，而抑郁症也会增加个体的人际依赖。

2. 依赖和自责 Enns 等（1997）认为，抑郁症的易感人格因素有 2 个，依赖和自责。通过与正常人作对照研究发现：①抑郁症病人比控制组有更多的依赖和自责；②在抑郁症期间，依赖和自责的水平受临床状态的影响；③在抑郁症恢复后短期内，相比于控制组仍有较高的依赖和自责得分，但 6 个月后趋于正常；④自责的得分与抑郁症的严重程度相关；⑤依赖和自责得分较高的抑郁症病人症状难以恢复。后来有人用抑郁症和惊恐障碍作比较，结果发现 2 组病人的依赖得分无差异，但抑郁症的自责得分明显高于后者。Beck 等认为，自责和依赖与抑郁症状的表达也有关，依赖得分高者主要表现为神经症性或反应性抑郁，而自责得分高者更倾向于内源性抑郁。

3. 完美主义 完美主义也被认为是抑郁症的易感因素之一。有学者认为，完美主义者的完美性标准增加了知觉到失败的频率和范围，这就容易引起抑郁症。Hewitt 和 Flett 把完美主义分为两个维度：朝向自我的完美主义和朝向别人的完美主义。他们通过与焦虑障碍及正常人作对照研究发现，完美主义与抑郁症之间有特定的联系。与另两组相比，抑郁症病人的自我朝向的完美主义得分很高，而他人朝向的完美主义在抑郁症及焦虑障碍组都高于正常人。他们认为，较高水平的自我完美主义可能特定于抑郁症，而他人朝向的完美主义与各种适应不良有关。Hewitt 和 Flett 还认为，自我朝向的完美主义和与成就感相关的紧张感结合可以预测抑郁症的严重程度。完美主义这一人格特质的测量是最近才开展的研究，它与抑郁症之间关系的研究文献不多，还需要进一步深入。

通过对抑郁症和人格因素之间关系的研究，人们发现：①两者有很复杂的交互作用；它们之间可能存在一种或四种关系；②神经质、依赖和自责与抑郁症的特点、过程及治疗反应有肯定的联系；③很少有人格测量在抑郁症发病之前的纵向研究，而这种研究方式能给抑郁症和人格因素之间的关系提供很好的证据；④在研究中用的大多数是自我报告的人格测量，这种测量虽然可以提供较好的重测信度，但很多时候这种自我报告很难区分是个体的人格因素还是抑郁心境，如果能结合面谈效果可能会更好些。

另外，对抑郁症病人的人格测量不可避免地受到现在或过去的抑郁症状及现在有困难的生活环境的影响，在测量中的人格因素和抑郁症状的重叠也是一个值得注意的问题，需要寻找一个很好的方法来把两者区分开来。在许多的文献中研究者都是考察一个或几个高阶的或低阶的人格因素对抑郁症的影响，但还没有同时考察几个高阶和低阶因素结合起来对抑郁症的影响，没有同时用它们来解释抑郁症的发病、特征及疾病过程。这些缺点都值得我们将来去改正并进一步深入研究。

4. 场的独立性和场的依存性　场独立性和场依存性理论是心理分化的理论。心理分化的程度取决于自我从非自我中分化出来的程度。场独立性强的个体，心理分化程度较高，反映出被试以下个性心理品质：自主意识较强，善于独处，喜欢独立思考，主要凭借自我来识别事物，知觉判断较少受周围环境的影响。场依存性个体的特征是易受周围环境影响，依赖性较强，喜欢寻求社会支持等。这种倾向性广泛存在于记忆、思维等认知活动中。研究结果表明：抑郁程度越重，场独立性越强，也就是说抑郁程度比较严重的个体，认知风格更为独立。但上述结论似乎与 EPQ 测试结果有一定的矛盾，究竟是与其独立性有关，还是与病人的自我中心、自卑、孤独等性格特征有关，是独立性，还是脱离社会实际，这是一个值得探索的问题。

有研究结果表明抑郁症有两种人格倾向：场依存性和独立性。这是与 EPD 各维度都不相同的独立的人格维度。有学者认为：镶嵌测验得分愈高，代表愈高的认知改组技能和愈低的社会交往技能，称之为非社会定向或自我、工作定向；测验得分愈低，代表着愈低的认知改组技能及越高的社会交往技能，称之为社会定向。也曾有心理学家提出抑郁症有两种个性倾向性，并把他们看作两种重要的抑郁人格倾向素质。一种是社会依赖性，这类人过分关注人际关系，需要他人的支持、理解和接纳；另一种是自律自责性，这些人节制多礼，防卫心理较强。也有人将抑郁症分为外向型抑郁和内向型抑郁，并认为前者强调人际作用的心理治疗，后者恰好相反。而场依存性与社会依赖性对应，场独立性与自律自责性对应。在抑郁症中，抑郁程度愈是严重，场独立性愈是强，社会交往技能愈是低。

知觉特征与人的认知活动有关。认知人格理论认为：人的个性特征是通过认知活动表现出来的。人格的不同是因为对信息加工的方式不同。人格变量受制于情境、认知和动机这些因素。在认知学派看来，抑郁性人格中有一种对信息歪曲的倾向。有人对这两个人格维度的归因模式进行了研究，结果是场独立性者更倾向于作自我归因定向，较少受社会因素的影响，场依存性者相反。

5. 中医"五态人格" 除日常测验出的人格外，祖国医学也有自己关于人格的测验即"五态人格测验"。"五态人格测验"主要描述 5 种人格的主要特征：

太阳：性格外向，情绪不稳定型，多急躁易怒、有进取心、主观固执，自信大胆，精力旺盛，喜争好斗。

少阳：性格外向，情绪稳定型，活泼好动，敏捷乐观，灵活善变，善于交际，性情多变，做事不易坚持。

太阴：性格内向，情绪不稳定型，胆小不喜欢冒险，过分敏感，沉默寡言，阴柔寡断，固执迟钝，保守，自私。

少阴：性格内向，情绪稳定型，态度温和、细心稳重，沉思、内敛，善辨是非、善于忍耐、有持久耐受能力。

阴阳和平：性格平和、情绪稳定型，自控能力较强，慢条斯理，宽宏大量，悠闲自在，具有较高的平衡能力。

太阴之人：面色阴沉晦暗，贪心、为富不仁，表面谦虚有礼，内心险恶，城府极深、喜怒不形于色，好得恶失，斤斤计较，奉行利己主义，行动上惯用后发制人的手段，心态欠佳，费尽心机，绞尽脑汁以达到自己的目的，说话做事往往违背意愿，压抑，忧心忡忡，焦躁不安，情绪紊乱，易导致营血浓浊，卫气滞涩，多发癖滞之病，发病较重易致人格变态。

少阴之人：表面清高，卓尔不群，实常为蝇头小利费尽心机，不能救人于危难之中，反惯于幸灾乐祸，甚至落井下石，对他人的荣誉和成功极度气愤，心怀嫉妒，毫无恩情，此类人体质多属于多阴少阳，六腑不调，性格怪异，情绪扰乱气血致血脱气败，痰浊郁滞，脉络不通，发病重。

太阳之人：处处喜欢显山露水，洋洋自得，言过其实，好高骛远，不能脚踏实地，作风莽撞，常意气用事，脾气暴躁，过于自信，即使遭到失败，也不后悔，总是将错误原因归于他人或环境，此类人体质属于多阳少阴，易扰清窍，多发脑卒中、猝死、昏厥等急症。

少阳之人：自尊心强，做事谨小慎微，善于对自己进行包装宣传，善交际，立则好仰，行则好摇，其两臂两肘则常出于背，不甘心默默无闻、埋头苦干，常牢骚满腹，懊恼颇多，类似Ａ型性格的人。

阴阳平和之人：生活平静淡泊，不计较个人名利，清心寡欲，无所畏惧，顺从事物发展的客观规律，心态平和宁静，不喜争吵，善于审时度势，为人谦虚，惯以理服人，具有极佳的治理才能，众人曰君子。

分析现行公认的抑郁症诊断标准中所规定的主要症状，其绝大部分属于中医的虚证范畴，以心、脾、肾三脏亏虚为主，兼有肝郁症状，其中又以肾虚最为常见。以七情所伤的郁怒、思虑、悲哀三情最易形成郁症。其与肝、心、脾、肺、肾五脏均有关系，其中发病主要因素与肝的关系尤为密切，其次是心、脾两脏。因此，本症初病往往属实，病变主要表现为气滞、或痰郁、或气滞而导致血瘀，故多属实证。经久不愈，由气及血，久郁伤脾，气血不足，心脾两虚或郁久化火，伤津耗气，脾肾阴亏等虚证表现，病变由实转虚，或虚实夹杂等不同表现的症候。而平素性情内向，抑郁寡欢，或肝气善郁或心虚胆怯者，每致肝气郁结。故情志内伤应是抑郁症的发病原因，脏气虚弱则为抑郁症发病的内在因素。

第二节 诱发因素

现代医学研究表明，精神疾病的发生是遗传因素与环境相互作用的结果，抑郁症也不例外，如果只具备了易感素质没有外部环境的刺激，抑郁症也不能发生。实际上除了上述两者相互作用外，一个人的个性特征也参与了疾病的发生过程，环境的各种应激性事件作为外部因素被个体感知，当个体经过认知评价后感觉事件重大且无力应对时抑郁便发生了。

一、社会阶层、经济状况及文化程度

（一）社会阶层

据西方国家调查显示，抑郁症的发生与社会阶层密切相关，低社会阶层比高阶层患抑郁症的危险高两倍，国内学者的研究也证实了这一结果。不良的社会环境对抑郁症的发生有重要影响。城市比农村抑郁症更多见。

（二）经济状况

如果按照经济水平划分人群，往往会发现经济水平比较低的人群，抑郁症的患病率较高。一般来说，经济困难的群体会遇到更多来自生存等各方面的压力，会遭受更多的负性生活事件和挫折，因而患抑郁症的概率大大增加。

（三）文化程度

抑郁症的发生与文化水平相关，有研究显示：文化教育程度比较低的人群抑郁症的患病率较高。虽然经常也有一些媒体在报道，或者有一些朋友询问，现在社会上的白领、大学生罹患抑郁症非常多，甚至某某高校每年出现多少因抑郁症跳楼自杀的学生，给公众的感觉好像是文化水平越高抑郁症发病率越高。实际上是文化水平越低，发病率越高。究其原因，文化程度低的人群有可能面对的社会压力、生存压力更大，受到更多应激因素的影响。

二、生活事件和应激

有研究发现，人们在经历可能危及生命的生活事件后的六个月内，抑郁症发病危险系数增加六倍，一般认为生活事件在抑郁症发病中起"扳机"作用，重大的负性生活事件，如丧偶、离婚、婚姻不和谐、失业等均可导致抑郁的发生。

（一）生活事件与抑郁的关系

有研究表明，抑郁症的发生与生活事件有密切关联，尤其是首发抑郁，发病前重大生活事件的发生率比复发抑郁更多。抑郁症发病前约92%有生活事件，表明生活事件在抑郁症发生中起重要作用，其中负性生活事件与随后发生的抑郁症明显相关，Frank等用比例性威胁事件法评估了抑郁症病人发病前6个月内生活事件的性质和严重程度，发现不仅威胁性的负性生活事件与抑郁症的发生有关，正性和中性事件也会缩短发病潜伏期；且生活事件

还影响其预后及复发。研究发现抑郁症病人一般经历较多的负性事件，这些
负性事件对病人的刺激均是沉重而强烈的，往往触及其内心深处，从而引发
了抑郁症的发生。

最近研究显示，抑郁症的发作可能与导致陷入困境和羞辱感的事件尤为
相关。相反，抑郁症的缓解通常与"新生"（fresh-start）生活事件（如建立
新的关系或开始接受某个教育课程）有关（Harris，2001）。遗传因素对特定
个体如何感知生活事件也有作用（Kendler 等，1999），某些个体可能更易于
选择有危险的环境，遭遇更多的生活事件导致抑郁症的发生。

通常，随着抑郁发作次数的增加，生活事件对抑郁发作的重要性逐渐降
低。这说明一旦罹患抑郁症，抑郁可在无任何重大环境因素影响的情况下发
作。首次抑郁发作时，如果个体有很明显的抑郁家族史，则发病不需要有重
大的环境应激。

有研究表明：紧张性的工作事件、长期的婚姻问题、躯体疾病（杜玉
凤，2004；孙宏伟，2008）和抑郁症发生有关。Abralnson 认为：自我成就
事件与易感人格因素互相作用，也可能会导致抑郁。对生活事件类型进行比
较发现，较多的来自工作学习中的问题更易导致抑郁症的发生。

另外，抑郁症病人的病情严重程度不仅取决于其症状的强度、发生的频
率、持续的时间和影响的范围，而且也取决于病人主观痛苦和社会功能的受
损程度。故而抑郁症病人抑郁严重程度与负性生活事件呈正相关，推测可能
的机制：①抑郁症病人病情越严重，有可能经历的负性生活事件就越多；
②经历的负性生活事件越多，抑郁症病人的病情越严重；③两者互为因果。
一般认为，大多数抑郁症病人因经历较多的生活事件，尤其是负性生活事
件，导致一过性或持续性高度精神紧张，从而诱发疾病或导致病情加重。

（二）社会支持与抑郁的关系

社会支持（social support）是一个人通过来自家庭成员、亲友、同事、
组织和社区的精神上和物质上的帮助所获得的能够减轻心理应激反应、缓解
精神紧张状态、提高社会适应能力的影响。

Heponiemi T 等进行了一项为期 14 年的纵向调查，目的是研究社会支持
和抑郁倾向的关联性，结果表明：感受到高水平的主观社会支持与 5 年内的
低抑郁倾向相关。Brown、Wade 等研究发现，抑郁症病人与较少的社会支
持和较多的人际关系问题有关，且发现显著的人际困难是抑郁症发作后慢化
的危险因素。其他的一些研究发现：抑郁症病人社会支持评定总分、客观支

持分、主观支持分、支持利用度各项因子得分均低于健康人群，提示社会支持低下可能导致抑郁症的发生。

国外有研究表明：社会支持对抑郁症的发病有缓冲作用，但这种作用仅在男性可以观察到，社会支持可以减少处于压力环境下中年男性的抑郁风险，得到社会支持不仅可以减少抑郁的发生，同时给别人支持也可以达到相应效果，因此，相互动态的社会支持与社区男性心理健康密切相关。

另外，抑郁症病人的严重程度与社会支持的相关结果表明，抑郁症病人的严重程度与主观支持和社会支持利用度呈负相关，即主观支持和社会支持利用度越低，病人的抑郁症状越重；增加病人对社会支持的主观感受和对支持的利用度，有利于抑郁症状的好转。推测可能的机制：①抑郁症病人的主观支持及社会支持利用度越少，抑郁症病人常常会感到无助、孤单，甚至觉得生存没有任何意义，越有可能导致抑郁症病人病情加重；②抑郁症病人病情越重，病人对未来生活丧失了信心，越有可能导致主观支持及对支持的利用度下降；③两者可能互为因果。因而在抑郁症的治疗过程中，应有意识地鼓励病人提高对社会支持的利用度，尽量调动他们的主观能动性，鼓励病人平时应多与家人、朋友沟通交流，积极参加各种集体活动，遇到困难或烦恼时积极向家人、朋友倾诉与求助，这样有助于提高社会支持利用度，有利于病人及时的情感表达，使社会支持系统的缓冲作用得到很好的发挥，促进病人的早日康复。

（三）婚姻状况与抑郁的关系

近年来越来越多的研究证实，婚姻质量与抑郁症的发生密切相关。婚姻状况的不满意是发生抑郁症的重要危险因素，离异、分居或丧偶的人较婚姻状况良好者更易罹患抑郁症。有研究发现，婚姻不和谐者抑郁症的患病率比对照组高 25 倍。如苑杰等（2016）对婚姻质量与抑郁症的危险因素进行研究发现，婚姻质量对女性抑郁具有显著的负向预测作用，即婚姻质量越差，女性抑郁越严重。

有一种观点认为，婚姻生活无论对男性还是女性的健康心理都具有保护作用，减少患抑郁症的概率；另一种观点认为，已婚女性患抑郁症的危险最高；第三种是折中的观点，认为好的婚姻有保护作用，而不好的婚姻则会加剧个人的适应困难，易患抑郁症。

有研究对年龄 >22 岁（法定结婚年龄）的抑郁病人婚姻状况进行比较，发现男性未婚抑郁的患病率高于女性未婚抑郁症的患病率，这一结果支持后两种观点。这种差异的存在有两种解释，其一认为，这种差异不是婚姻本身所致，而是与婚姻相关的种种义务、社会角色等使得已婚女性的抑郁症患病率增高；其二认为，有可能与婚姻使得女性陷入不利的地位有关。

（许华山）

第四章

抑郁症的生物、心理、社会因素的交互作用

　　以往很多研究都试图通过单个变量对抑郁症的病因及发病机制进行解释，但发现任何一种假说均不能完全解释抑郁症的病因机制及临床现象。近年来研究者开始转向通过综合性、发展的、交互作用模型来解释抑郁症的发生。其中交互模型强调个人（生物及心理）与环境的相互作用。其中的生物因素涉及基因、神经内分泌及炎症反应等，个性心理特点包括自我概念、消极的认知、焦虑性人格倾向，情绪不稳定，敏感，多疑等。社会环境因素包括生命早期经历和之后的应激事件。早期经历是指个体出生早年所经历的生活事件，内容非常广泛如丧失父母，与父母分离，儿童期疾病，家庭暴力，缺衣少食和没有住所缺乏关爱，甚至生理的、情感的或性虐待。儿童虐待是一个重要的社会问题，它是不分阶层、种族、信仰、年龄和教育水平的复杂的全球性现象，可发生在公共场所和私人场所，能导致严重的身体伤害甚至死亡。而且，它带来的精神损伤甚至从童年持续到成年。后期的应激事件如丧偶、离婚、失业、亲人病故等。

第一节　生物因素与社会环境之间的交互作用

　　目前抑郁症的生物因素与社会环境交互作用理论研究主要包括三方面：一是基因与环境的交互作用理论；二是神经内分泌系统和环境交互作用理论；三是炎性反应与环境交互作用理论。

一、基因与社会环境的交互作用

　　2003 年 Capsi 等首次报道 5- 羟色胺转运体启动子区域多态（serotonin-transporter-linked promoter region，5-HTTLPR）基因型与环境因素对成人抑郁症交互作用以来，抑郁症的基因 - 环境交互作用研究取得相当多的进展。研究发现，5-HTTLPR 短等位基因携带者遭遇到童年创伤的环境因素后更容易罹患抑郁症。除此以外还相继发现，较低的皮质氨络酸功能有可能是抑郁症中的一种亚型的表现，代表了遗传易感性；携有脑源性神经营养因子

（brain derived neurotrophic factor，BDNF）基因的 Met 多态性；多巴胺 II 型受体基因修饰作用等。研究的环境主要包括童年创伤和负性生活事件。现今认为抑郁症是由多基因及一系列外界负性事件交互作用的结果。

近期人们开始运用表观遗传学，从基因与环境的交互作用方面探索早期经历对个体的长期影响。表观遗传学是在 DNA 序列不变化，但基因表达上却发生了可遗传的变化，如 DNA 甲基化和染色质层次上的变化。甲基化是基因组 DNA 的一种主要表观遗传修饰形式，是调节基因组功能的重要手段。DNA 甲基化与基因沉默相关联，而去甲基化与基因表达活性增加相关联。研究表明，HPA 轴在个体应激反应中起重要作用，而早期环境会通过表观遗传修饰对个体的 HPA 轴产生影响，调控 HPA 轴系统重要基因的表达。研究还发现，组蛋白乙酰化参与调节 HPA 轴中重要基因的表达，表现在一些后期的环境因素可以逆转早期经历对个体应激的影响作用，如药物和食物等。向出生早期获得较少关爱的大鼠中枢内注射组蛋白脱乙酰酶抑制剂曲古抑菌素 A（trichostatin A，TSA）发现其应激反应下降。研究发现 TSA 抑制了组蛋白脱乙酰酶活力，从而促进这些大鼠海马中 *GR* 基因的转录，使 *GR* 基因表达增加，*GR* 基因的高甲基化状态被逆转。组蛋白乙酰化使染色体结构变松散，又有利于 *GR* 基因启动子发生去甲基化，使 *GR* 基因表达增加。可见 DNA 甲基化与组蛋白乙酰化两者可相互作用，共同调节 HPA 轴中重要基因的表达。

表观遗传与 DNA 的改变是不同的，许多表观遗传的改变是可逆的，这提示我们可以通过改变个体的后期环境来逆转早期经历对个体成年后行为的影响，为相关疾病的治疗和不良行为的改正提供了新的思路。也许随着人类表观基因组计划的实施完成，在早期经历影响个体成年后行为方面的研究可能出现一个质的跨越。

二、神经内分泌与环境的交互作用

童年期的负性生活事件可能导致下丘脑 - 垂体 - 肾上腺轴（HPA 轴）的功能障碍，参与了抑郁的发生。HPA 轴功能增强，刺激下丘脑释放促肾上腺皮质激素释放激素（CRH），激活 5-TH 神经递质的兴奋性，增加下丘脑肾上腺皮质释放因子（CRF）的释放等神经内分泌的改变对抑郁症的发病产生长期的影响。实验证明对豚鼠和灵长类动物母爱剥夺都存在内分泌系统被激活和消极行为反应。灵长类动物幼体对于依恋分离的直接反应就是喊叫，随后出现积极行为减少，消极反应增多；而豚鼠则以蜷缩姿势，持久紧闭双眼以及全身立毛等抑郁行为应对母婴分离的应激事件。研究发现大鼠试验幼年的创伤经历能改变 HPA 轴的反应性，这种改变可能是在表观遗传学的水平发生的，在幼年时母亲照料剥夺试验中，成年大鼠海马区的糖皮质激素受体发生表观遗传学的改变；该表观遗传学改变的过程甚至在宫内即可发生，并且该作用可以持续很长时间。在人类中，母子关系亲密，与母亲建立安全依恋关系的婴幼儿应激引起的 HPA 轴活动能得到有效缓冲，应激引起的皮质醇分泌相对减少，HPA 轴应激反应性较低；而被母亲冷淡疏忽关心不够的婴幼儿，在应激时皮质醇分泌较多，HPA 轴应激反应性较高。如果婴儿在生长发育的关键期得不到母爱，保育人员能为他提供细致周到的关怀，这些婴儿的 HPA 轴在应激时仍能得到有效缓冲。早期环境会通过表观遗传修饰对个体的 HPA 轴产生影响，调控 HPA 轴系统重要基因的表达。个体所经历的心理应激可以导致大脑的神经递质活性甚至其解剖结构发生改变，生命早期负性事件都会对大脑的结构和功能产生持续的影响。

有实验表明，长期或强烈身心应激（父母离异、丧偶、离异、丧失重要亲人、失业、意外等）严重影响着人类的身心健康，使机体出现抑郁症、学习和记忆障碍、应激性精神紊乱、痴呆、正常衰老过程加速、免疫力低下等多系统疾患，而这些疾患的严重程度无一不是与下丘脑 - 垂体 - 肾上腺轴持续亢进，血中糖皮质激素水平升高密切相关。下丘脑 - 垂体 - 肾上腺轴应激反应的高位调节中枢是海马。海马是边缘系统重要组成部分，参与了情绪、学习和记忆、行为、免疫等的调节，它的损伤在各种应激所致疾患中起到关键作用。海马对下丘脑 - 垂体 - 肾上腺轴调节是通过其高密度皮质类固醇激素受体完成的。脑内皮质类固醇激素受体可分为盐皮质激素受体和糖皮质激素受体。应激状态盐皮质激素受体 / 糖皮质激素受体平衡失调使神经元处于易损状态，研究表明重症抑郁病人左右侧海马较之正常人显著减小，且减小程度与抑郁持续时间呈正相关，这可能与高浓度皮质酮诱导单胺能神经元糖皮质激素受体下调，脑海马神经元减少有关，因为糖皮质激素有神经元毒性。研究证实，抑郁症病人普遍出现边缘系统 - 下丘脑 - 垂体 - 肾上腺轴及 5-羟色胺受体系统的功能紊乱，抑郁症病人的确存在脑脊液或血浆中 CRH 水平升高。相关研究表明下丘脑 - 垂体 - 性腺轴活性下降，可能与 HPA 轴高水平促肾上腺皮质激素释放激素（CRH）和皮质醇抑制性激素释放激素分泌有关。而下丘脑 - 垂体 - 甲状腺轴促甲状腺激素（TSH）对促甲状腺激素释放激素（TRH）的反应迟钝是重度抑郁症的生物学标志。

三、炎性反应与环境交互作用

近年来炎症反应在抑郁症发病机制中作用越来越受到研究者的关注。抑郁的社会信号转导理论假说（social signal transduction theory of depression）提出社会性危险的经历和免疫系统成分的上调参与了炎症反应，此反应的关键中间介质是促炎性反应因子，该物质引发进一步的变化，包括引发抑郁症状如悲伤的情绪，快感缺乏，疲劳，精神运动性迟滞和社会交往退缩。研究人员以小鼠为研究对象设计了如下实验：他们让若干只小鼠分别与一只体型巨大，凶狠的同类小鼠关在同一个笼子里，并且发生身体接触，每天大约10分钟的接触时间，持续10天后，他们发现其中一部分小鼠明显产生抑郁的症状：不想进食，对糖水无欲望，甚至无做爱的欲望。之后，研究者们神奇地发现这些产生抑郁症状的个体血清中IL-6（一类炎症反应因子）的浓度明显高于正常的个体。这项研究的主要贡献者，Georgia Hodes 博士认为正是这些炎症反应促成了小鼠抑郁的症状。在遇到急性生理威胁或伤害时，个体高度保守的生物应答反应对于生存来讲至关重要。然而，此反应也能被当今社会社交性、象征性或想象中的威胁激发，导致增强的促炎性反应的表达，这可能是促使抑郁发作和复发的关键现象。

在临床上发现患有慢性炎症性疾病的病人易患抑郁、而抑郁病人易患多种躯体疾病的现象，研究也显示促炎因子不仅能够影响精神状态并且可以诱发疾病，但在人体中到底是哪些蛋白在其中起着关键作用呢？研究人员发现抑郁症病人体内的白细胞介素 -6（IL-6）和肿瘤坏死因子（TNF）水平明显高于对照组，而 IL-Iβ、IL-2、IL-4、IL-8 或 IL-10 以及干扰素 -γ 水平未见显著差别。因为 IL-6 促进分泌球蛋白的 B 淋巴细胞分化与增殖。而 TNF 促进促炎因子和前列腺素的释放。在脑部这些物质抑制海马回神经新生、激活下丘脑 - 垂体 - 肾上腺轴进而促进皮质激素产生、间接增加 N- 甲基 -D- 天冬氨酸（N-methyl-D-aspartate）受体激动剂的生成，促进细胞凋亡。这些蛋白造成大脑弹性降低并导致过度的抑制反应，这些也正是抑郁症的特点，而且这种作用还导致海马回神经细胞进一步减少。这些细胞因子加重外周器官的炎症反应，如糖尿病和冠心病等。抑郁症的炎症假说不仅为我们理解抑郁症的躯体症状和精神症状之间的鸿沟架起了桥梁，也为提高临床一线抗抑郁药的疗效与抗抑郁药的研发提供了新的思路和分子靶点。

生命早期应激增加了终生患抑郁症及其他疾病的风险。发生在子宫内和儿童早期的事件会提高个体抑郁症、糖尿病、心血管疾病、骨质疏松症和代谢综合征等疾病的终身患病率。而且，一些早期应激（低的社会经济地位、物质依赖、被忽略）预示着后来身体中高强度的炎症反应，即便后来环境状态改善了，这种反应依然持续存在。因此，一种可能性是生命早期应激增加了终身患抑郁症和抑郁相关疾病的风险，部分是通过增加个体对应激的敏感性，反过来刺激促炎性细胞因子表型的增加。一些相互关联的机制可能参与了此过程。包括神经生物学因素，例如大脑边缘系统和皮质的结构与功能重构；生理过程，例如放大或延长的交感神经系统 SNS 或 HPA 轴反应性；免疫系统的活性，DNA 甲基化以及组蛋白修饰。一些社会和认知因素也参与其中，例如，早期生活应激能导致人际关系紧张，较差的社会心理应对策略，负性自动化思维风格，适应不良的信念和负性的社会期待将会持续到成人期，更增加了患抑郁症的风险。一些生活方式和环境因素将生命早期应激和终生抑郁症的风险联系起来。这些通路中有些是被炎性反应调控的，而有些则不是。正如有些学者总结的那样，生命早期应激往往与久坐习惯，不良的饮食，异常的睡眠规律和很少体检，环境应激事件例如嘈杂的环境，过度拥挤，高失业率，犯罪，化学品的暴露和污染有关联。所有这些因素都会影响生理反应程序和神经内分泌系统，这两者都会调控炎症反应。

第二节　个性心理与社会环境之间的交互作用

一、生命早期经验对个性形成的影响

埃里克森的人格发展阶段理论认为 1.5 岁之前，在婴儿的生理和心理需要完全依赖于外界时，如果母亲能给予及时满足，有利于儿童安全感的建立。母亲的敏感照顾行为与孩子的安全感高度相关。母亲越是积极关注孩子，对孩子发出的需求信号能够及时准确地做出反应，并能够以鼓励和关爱的态度与孩子密切地交流，孩子的人际信任感越强。反之，如果母亲对孩子的需求反应缺乏敏感性，孩子的安全感越差，不敢信任他人。依恋是指婴幼儿对某一特定抚养者的持久稳定的情感联结，这种情感联结又能影响其心理社会功能的发展。依恋理论认为母爱剥夺（各种原因导致孩子与妈妈分离）和依恋关系的破裂是抑郁的易感因素。在反应冷漠和情感缺失的环境下成长

的儿童，通常具有抗拒、绝望和拒绝依恋等心理特点。母亲总不能满足儿童的欲望，会使儿童出现非安全型依恋，认为自己是没有价值的，不被他人所爱的、别人是危险的或不可依赖的。这些因素都可能是儿童后来罹患抑郁的危险因素。

父母教养方式是家庭环境中的一个重要因素。随着孩子的成长父母需要不断调整亲子互动模式。如对 1.5 岁至 3、4 岁的孩子进入第一逆反期，父母不再是及时满足孩子的要求，而是适当满足。研究表明，相比溺爱型、专制型、忽略型（如留守儿童）而言，父母民主权威式教养方式更有利于孩子的身心健康成长。父母的温暖鼓励有利于青少年自我效能感的建立，容易与别人形成亲密的依恋关系，而父母过多的惩罚干涉使得孩子感到被贬低和否认，一些合理的需求得不到适当的满足，容易产生低自尊和低自我效能感，内心深处害怕遭到拒绝而避免与他人发生联系，形成高焦虑、高回避的依恋模式。当子女面临挫折情境时，如果父母能够理解接纳孩子，给予情感沟通温暖，有助于他们处理消极情绪困扰。反之，若父母采取不正确的养育方式，不能有效帮助孩子缓解痛苦，负性情绪越积越多，最终导致抑郁。

父母婚姻质量越高，家庭成员之间相互支持度会更高，父母更以平和积极的心态对待孩子，从而促进与孩子建立安全型依恋关系。同时，父母之间如何处理彼此分歧，也为孩子示范了如何通过讨论商量等方式解决问题。反之，父母婚姻质量越低，如分居、离婚、吵架、家庭暴力、冷战、冷漠等将会对孩子产生极其消极的影响。父母经常发生冲突不仅会忽略了孩子生理和心理上的需要，而且孩子无法从父母的关系中建立安全感。他们还会对冲突变得敏感并有反应。他们或是过度被卷入父母的冲突，直接控制或想扭转父母的情感状态，或是回避，视若与己无关。这不但会破坏父母与子女之间正常的互动关系，还会使孩子面临冲突情景时无法有效调节自己的行为和情绪，表现出畏缩、痛苦等消极情绪反应，长期处于消极情绪中可能导致青少年抑郁、社交行为退缩。

贝克认为生命早期应激事件如丧失父母，与父母分离，儿童期疾病，家庭暴力和缺衣少食，没有住所缺乏关爱等早期创伤性体验提供了形成消极自我概念的基础，这些消极自我概念可能潜伏起来，在以后的生活中能被类似早期经历的特殊情景（青少年人际压力、重大丧失、恋爱不顺或失恋、与人吵架、遭父母打骂等）激活。因此，这些早期经验使自我认知图式发展为消极的模式，使这种个体打上抑郁素质的烙印。在抑郁症病人中，有很多的功能失调（适应不良性）图式的存在，这种功能失调性认知图式在遭遇到不愉快的生活事件时容易形成消极的自动性思维，使得抑郁症状得以保持、加强或恶化（如无助感、淡漠、自杀观念和内疚），抑郁症状又导致消极性思维增多，两者之间形成恶性循环，导致抑郁的严重程度呈螺旋式上升。

二、个性心理与应激交互作用

生命早期的家庭环境因素和创伤事件除影响到个体自我概念和自尊，从而影响到个体的认知思维模式外，还影响到了个体的应对方式和社会支持度。

应激相关的研究发现，个体如何处理应激和困难比应激本身对情绪的作用还要重要，因此，应对方式是影响抑郁症的一个很重要的因素。其中逃避应对方式与抑郁症有着紧密的关联，它直接或间接与抑郁症的发病有关。遭遇应激事件，若个体采用接纳现实，积极面对问题，改变认知，主动寻求帮助等应对策略会使压力事件相对容易解决；反之，若采用幻想、逃避、自责等消极应对方式，负性事件得不到有效解决反倒越积越多。

社会支持是指个体通过其家庭成员、亲友、领导同事、工作单位和社区、社会获得的精神上或物质上帮助，该帮助有助于减轻心理应激反应、缓解精神紧张状态、提高社会适应能力。研究表明，社会支持可能是抑郁症的长期保护因子。个体良好的社会支持系统可以使个体更容易获得自尊和自我效能感，增强应对能力，主观上降低对压力事件危险性的夸大评估。

贝克等在20世纪80年代早期发现认知因素与应激因素是以一种交互作用的方式对抑郁症的发生、发展起作用，即单一的认知因素或应激因素并不能导致抑郁症的产生。他同时发现，不是所有的消极生活事件都会导致抑郁症的产生。他认为，引起抑郁症状发作的应激因素主要涉及两个领域：人际关系和自我成就。这两种社会刺激因素和自主性思维相互作用能够预测抑郁症的发生。为此他提出：特定于人际关系和自我成就领域的社会应激必须和相同领域的抑郁性认知因素相互作用，才能预测抑郁症的发生。

近年来，研究者认为抑郁和应激的关系并不仅限于应激对抑郁的单向影响上，两者可能存在双向的复杂相互关系，进而对抑郁和应激的双向关系进行系统研究，并提出抑郁的应激激发模型。该模型认为，拥有抑郁易感素质的个体不仅被动地对遭遇的生活事件做出反应，而个体自身心理特征也可能影响负性生活事件的发生。即抑郁的易感者和正常个体相比，有可能经历更多的负性生活事件，并且这些事件可能受到其心理特征（比如消极认知、性格特质、依恋方式等）和行为模式的影响。

有研究结果发现内向型人格，神经质人格，生活事件，消极应对方式和较少采用积极应对方式与抑郁症发病有关。交互作用分析结果显示社会、心理因素之间存在一定交互作用。精神质人格与内向型人格、神经质人格、消极应对方式、较少采取积极应对方式及低社会支持之间存在协同交互作用，会增加抑郁症的发病风险；内向型人格与神经质人格、消极应对方式、较少采取积极应对方式、低社会支持和生活事件之间存在协同交互作用；生活事件与消极应对方式、较少采用积极应对方式及低社会支持之间可能存在协同交互作用；低社会支持与消极应对方式、较少采用积极应对方式之间可能存在协同交互作用。

第三节　生物、心理、社会环境的交互作用

抑郁症的发病原因从横断面上来讲是生物 - 心理 - 社会因素间的交互作用，但从纵向发展角度来看则是个体心理遗传与环境之间的交互作用。个体人格是由气质和性格组成，气质类型与神经类型密切相关，受父母神经类型遗传的影响。婴儿的气质类型与父母养育方式之间的拟合决定了他们之间依恋关系，进而影响到个体如何看待自己、他人和世界，总之影响到个体心理发展。性格是指表现人对现实的态度和在相应的行为方式中的比较稳定的、具有核心意义的个性心理特征，它是一种与社会相关最密切的人格特征，在性格中包含有许多社会道德含义。性格表现了人们对现实和周围世界的态度，并表现在他的行为举止中。性格主要体现在对自己、对别人、对事物的态度和所采取的言行上。基因作为遗传物质载体，携带了个体生物和心理易感性的信息。因此越来越多研究集中在个体发展过程中基因与环境的交互作用上。

基因与环境交互作用的研究虽然开展得如火如荼，但此类研究同样也存在一些问题。首先是研究结论不一致。例如对于 Capsi 等首次报道 5-HTTLPR 基因型与环境因素对成人抑郁症交互作用的研究结果，曾有研究发现：生活应激事件与抑郁发生显著相关，5-HTTLPR 基因型与抑郁发生无相关性，在抑郁发生中 5-HTTLPR 与应激生活事件无交互作用，且无性别差异。这可能是由于不同研究中所选择的环境因素及测评方法不同又或者掺杂了性别偏差

的因素等。因此有学者提议今后抑郁症发病机制的研究中应注意对环境因素变量的质量控制（内涵、类别选择和测量方法），以减少研究之间的异质性。其次，目前多数研究停留在分析单一基因或某一个或几个多态性位点与环境因素交互作用与疾病关系的研究上，还应该考虑到基因 - 基因，基因 - 环境的复杂交互作用。还需要加入其他研究技术手段，如动物学实验和神经科学研究。

抑郁症可能是一组病因和发病机制不同的异质性疾病，所以无法用一种病因和发病机制来解释。随着多方面多途径多层次的研究必将进一步揭示抑郁症的病理生理机制，从而为抑郁症的治疗和干预策略提供理论依据。

（陶 然 刘彩谊）

第五章

抑郁症治疗现状与展望

抑郁症由遗传和环境因素共同引起，其机制可能是中枢神经系统的某些神经递质含量降低及其受体功能下降。近年来还发现抑郁症病人存在下丘脑 - 垂体 - 肾上腺轴负反馈失调、谷氨酸传导障碍、神经免疫异常等。目前对抗抑郁药物研究主要集中在阐明生物学改变机制方面，这些研究成果也很大程度地促进了新药的研发。除了药物治疗，心理治疗及其他非药物治疗，如电抽搐疗法、经颅磁刺激治疗、脑深部电刺激等治疗方法广泛应用于临床，在下面的章节中将进行分述。

第一节　抗抑郁药

传统的抗抑郁药主要有 2 类：分别是三环类抗抑郁药和单胺氧化酶抑制剂，这些药物尽管有着比较好的治疗作用，但其严重的不良反应导致病人的耐受性降低，服药的依从性降低。20 世纪 80 年代末，研制开发出了数类新型抗抑郁药，并被广泛应用于临床，为抑郁的治疗提供了更多的方法及选择。而且抗抑郁药的应用范围不断扩大，还可用于焦虑症、强迫症、恐怖症、惊恐发作等的治疗，成为临床最为常用的一类精神药物。这些抗抑郁药物的临床疗效肯定，但其可能会增加新发心脑血管疾病的风险（苑杰，2016）。部分难治性抑郁症病人采用联合治疗也比较常见（栗克清，2014），提醒我们在给病人进行抗抑郁药物治疗时一定要做到个体化用药，权衡用药的利弊，尤其对于有心脑血管疾病的病人，选择用药时更要慎重。现将临床应用的及待开发的几类抗抑郁药物分述如下。

一、三环类抗抑郁药

三环类抗抑郁药（tricyclic antidepressants，TCAs）的药理机制主要是通过阻断胺泵、减少突触前膜对生物胺的回收，特别是减少去甲肾上腺素（NE）和 5-HT 的再吸收，使突触后受体部位有效神经递质的浓度增高，起到抗抑郁作用。常用药物有丙米嗪、多塞平、氯米帕明等。近期研究证明，

TCAs 也能通过激活兴奋性突触改变神经细胞的可塑性从而达到抗抑郁的作用。

TCAs 在 20 世纪 60 年代研制成功,并广泛地应用于临床。对各类以抑郁症为主的精神疾患均有良好的疗效,治疗重度抑郁时的有效率约达 70%,所以在此后的 30 多年间在抗抑郁药中占了主导地位。但是 TCAs 的不良反应同样突出,常见的有口干、便秘、瞳孔扩大、视物模糊、排尿困难和直立性低血压等;此外,有心脏毒性作用,原有心脏疾病的病人用药后可能产生严重的传导阻滞或心律失常;而且 TCAs 的治疗剂量范围狭窄,在临床上急性中毒颇为常见。TCAs 虽然在抑郁症治疗方面有了重大突破并卓有成效,但因为其不良反应突出,病人的接受度、耐受性均差,目前已经作为二线药物选用。

二、单胺氧化酶抑制剂

有实验证实,单胺氧化酶抑制剂(monoamine oxidase inhibitor,MAOI)可逆转利血平引起的淡漠,使脑内单胺含量升高,推测其中枢兴奋和抗抑郁作用是因为大脑单胺氧化酶受抑制,单胺降解减少及突触间隙单胺类受体含量升高的缘故。这类药物包括异丙肼、异卡波肼、苯乙肼、反苯环丙胺,目前对此类药物研究很少,主要是因为其严重的不良反应,所以临床上逐渐停用该类药物。但有研究报道 MAOI 如经皮肤吸收不会引起很大副作用,小剂量应用不会引起厌食等。此类新开发药物,如 TV327,在抑郁症的模型上已证明能够降低强迫游泳实验的不动时间。新一代 MAOI 吗氯贝胺(moclobemide),是可逆性选择性单胺氧化酶 A 的抑制剂,适用于各类抑郁症,包括非典型抑郁、恶劣心境和老年抑郁,无抗胆碱能和心脏传导抑制作用。

1958 年,MAOI 作为一类有效的抗抑郁药在全世界的范围内被接受。但是这类药物同时阻断了酪胺的代谢,可导致高血压,甚至高血压危象,故用药期间需严格控制饮食;此外可引起肝实质损害导致死亡,危险性大,使这类药物的临床应用受到很大限制,逐步被 TCAs 取代。常见的不良反应有头疼、头晕、恶心、口干、便秘、失眠,少数病人血压降低。

三、选择性 5- 羟色胺再摄取抑制剂

选择性 5- 羟色胺再摄取抑制剂(selective serotonin reuptake inhibitor,SSRIs)的药理机制主要是通过选择性抑制中枢神经元突触前膜 5-HT 泵对

5-HT 的再摄取，从而增加突触间隙 5-HT 的浓度，增强 5-HT 系统功能，起到抗抑郁作用。

以外周血小板的 5-HT 摄取泵受抑制程度作为中枢 5-HT 再摄取泵受抑制程度的替代标志，治疗剂量的 SSRIs 可使 70%～80% 的血小板 5-HT 摄取泵受到抑制。SSRIs 几乎不影响其他神经受体功能，因此 SSRIs 的作用位点相对"单一"，这与其安全性高，不良反应少密切相关。5-HT 为重要的神经递质，参与多种生理功能及病理状态的调节，如睡眠、摄食、体温、情感调节等。

研究发现，抑郁症病人 5-HT 水平的降低能影响情感水平，SSRIs 主要是通过提升 5-HT 水平来达到抗抑郁作用的。SSRIs 在临床上发挥药效往往需要几周的时间，而 5-HT 水平在运用这类药物的时候就会出现提高，这种延迟作用暗示这类抗抑郁药可引起复杂下游调控机制改变，如基因调控改变、神经回路改变，信号通路改变等。

目前在临床上应用的 SSRIs 共有 6 种，分别是氟西汀（fluoxetine）、舍曲林（sertraline）、帕罗西汀（paroxetine）、西酞普兰（citalopram）、氟伏沙明（fluvoxamine）和艾司西酞普兰（escitalopram）。从总体上来说，6 种 SSRIs 的疗效相近，这与它们作用机制相似有关。它们的剂量 - 效应曲线平坦，意味着剂量增加，效应的变化很小。当各自采用其有效治疗剂量时，对血浆 5-HT 浓度或血小板 5-HT 摄取泵浓度的作用相似。

在治疗抑郁症病人时，多数临床研究认为，SSRIs 的疗效与 TCAs 相当。也有个别临床研究显示 TCAs 比 SSRIs 更有效，但证明此观点的资料很有限。

SSRIs 的共同特征：

1. 剂量 - 效应曲线平坦，在常规治疗量可取得较满意的疗效，此时若继续增加剂量，疗效的增加并不与之成正比；相反，由于高剂量药物引起的不良反应酷似抑郁症，反使有效率降低，而且由于 SSRIs 起效需一定时间，初期即用高剂量会使病人因不良反应大、疗效差而中断治疗。研究结果表明，氟西汀及帕罗西汀通常最小有效剂量为 20mg/d，舍曲林及氟伏沙明为 50mg/d，西酞普兰为 20mg/d，艾司西酞普兰 10mg/d。

2. 在通常的有效剂量时，抗抑郁疗效相当。

3. 用维持量预防复发时疗效相似。1 年的随访发现，维持治疗时的复发率较安慰剂约低 30%。

4. 在通常最小有效剂量时，各种 SSRIs 对 70%～80% 血小板摄取泵产生抑制作用，反映出各种 SSRIs 在治疗量时可抑制中枢神经系统 60% ~ 80% 的 5-HT 摄取。

5. 和 TCAs 相比，不良反应少且较温和。

6. 对强迫症、焦虑症、慢性疼痛、神经性厌食等有一定疗效。

SSRIs 的治疗指数大，即使病人过量服用也不会出现严重的毒性反应：如心律失常、血压异常、癫痫发作、昏迷及呼吸抑制等。SSRIs 与其他药物的相互作用所致的危险性小，但与 MAOI 合用时可产生 5-HT 综合征。因此 MAOI 不能和 SSRIs 同时应用，两药的使用间隔时间至少为 2 周。SSRIs 的不良反应与其作用机制相关，即由抑制 5-HT 泵后产生的间接 5-HT 系统激动作用所致，此外也有因影响 NE 及多巴胺（DA）系统导致的不良反应。值得注意的是，SSRIs 产生的许多与剂量相关的不良反应可被误认为抑郁症，包括紧张不安、易激惹、焦虑、嗜睡、或日间疲劳感、厌食、疲惫、性功能障碍等，需引起临床医生的注意。

四、去甲肾上腺素再摄取抑制剂

去甲肾上腺素再摄取抑制剂（norepinephrine reuptake inhibitors，NRI）主要是通过抑制突触前膜对 NE 的再摄取，增加 NE 在中枢神经系统的含量而发挥抗抑郁作用。这类药物包括地昔帕明、马普替林和去甲替林。由于这类药物存在抗胆碱能的作用，临床应用较局限，故此研究主要集中在选择性比较高的药物，如瑞波西汀（reboxetine）。瑞波西汀与 TCAs 不同，它对肾上腺素 α_1 受体、组胺 H_1 受体、胆碱 M 受体无亲和力，从而避免了因对这些受体的作用而引起的不良反应。它与 SSRIs 的相似之处是对神经递质的再摄取的抑制具有较强的选择性。虽然有关该药的临床资料有限，但已有临床研究表明，瑞波西汀治疗抑郁症的疗效相当于 TCAs 或 SSRIs。值得一提的是，瑞波西汀有利于提高病人社会功能及治疗的临床痊愈率。

瑞波西汀对重度抑郁、用其他抗抑郁药治疗无效的病人疗效较好，而且瑞波西汀可被作为 SSRIs 治疗困难病例时的辅助药物。瑞波西汀的半衰期约为 12 小时，常用剂量为 4 ~ 8mg/d。

五、去甲肾上腺素和多巴胺再摄取抑制剂

去甲肾上腺素和多巴胺再摄取抑制剂（norepinephrine and dopamine reuptake inhibitors，NDRI）的作用机制主要是抑制去甲肾上腺素的再摄取，

但也有一些多巴胺样活性，代表药物为安非他酮（bupropion）。现有的临床研究显示，安非他酮的抗抑郁作用与 TCAs 及 SSRIs 相当。而且该药较少引起病人体重增加及性功能障碍。另外，安非他酮还被作为一种有效的戒烟药。常见的不良反应为食欲缺乏、口干、多汗、耳鸣、震颤、激越、失眠等。需注意该药可诱发癫痫。

六、5- 羟色胺及去甲肾上腺素再摄取抑制剂

5- 羟色胺及去甲肾上腺素再摄取抑制剂（serotonin and norepinephrine reuptake inhibitors，SNRI）的作用机制主要是既抑制 5-HT 的再摄取又抑制 NE 的再摄取，具有双重作用。与 TCAs 的不同在于，SNRI 除了对 5-HT 及 NE 的再摄取的抑制作用外，对肾上腺素 α_1、胆碱能及组胺受体几乎无亲和力。所以 SNRI 具有选择性作用。

SNRI 的代表药物为文拉法辛（venlafaxine），其代谢产物 O- 去甲 - 文拉法辛（ODV）也具有药理活性。文拉法辛的剂量 - 效应曲线较陡，也就是说，在较高剂量时其疗效明显增加。较低剂量时药物对 5-HT 的再摄取抑制作用明显，较高剂量时对 5-HT 及 NE 的再摄取作用均较强，对 DA 的再摄取也有轻微的作用，使抗抑郁疗效也可能增加。当治疗剂量达 225mg/d 时，其抗抑郁作用可能比 SSRIs 好。该药的起效时间较快，治疗抑郁伴发的焦虑效果良好。

文拉法辛的常见不良反应为恶心、头痛、嗜睡、口干、头晕、失眠、便秘、出汗、食欲缺乏等。缓释制剂的不良反应少于常释制剂。文拉法辛治疗后可能会出现躁狂症或轻躁狂。由于文拉法辛兼有 SSRIs 及 TCAs、MAOI 的优点，故该药的优势在于：①剂量 - 效应曲线较陡，当剂量较高时疗效可能会增加；②抗抑郁作用起效快；③具有抗焦虑作用；④治疗住院的严重抑郁症疗效好；⑤对 CYP2D6 酶的作用小；⑥可能获得更高的临床痊愈率。它的不足之处在于高剂量时可引起血压升高。在使用时需逐渐增加剂量，不如 SSRIs 方便。

SNRI 类新药还包括米那普仑（milnacipran）和度洛西汀（duloxetine）。度洛西汀主要提高 5-HT 和 NE 两种神经递质在调控情感和对疼痛敏感程度方面的作用，提高机体对疼痛的耐受力。目前发现度洛西汀不仅可以治疗抑郁症，还可用于治疗压力性尿失禁与糖尿病周围神经病性疼痛。对于抑郁症伴发慢性疼痛也有一定的疗效。常见不良反应为恶心、口干、失眠、头晕、

便秘、食欲缺乏、乏力及嗜睡等。

七、去甲肾上腺素能和特异性 5- 羟色胺拮抗剂

去甲肾上腺素能和特异性 5- 羟色胺拮抗剂（norepinephrine and specific serotonin antagonists，NaSSA），主要作用机制为拮抗突触前肾上腺素 α_2 自身受体及突触前肾上腺素 α_2 异质受体而增加 NE 及 5-HT 水平，加强 NE 能及 5-HT 能的神经功能，同时特异性阻滞 5-HT$_{2A}$、5-HT$_{2C}$ 及 5-HT$_3$ 受体，对组胺 H$_1$ 受体也有一定程度的拮抗作用。代表药物为米氮平（mirtazapine），米氮平对外周肾上腺素 α_1 受体有中等程度的拮抗作用。已有多项临床研究比较米氮平与 TCAs、SSRIs 等的疗效，总体来说，米氮平的抗抑郁作用与 TCAs 及 SSRIs 相当。

在一项比较米氮平（15~60mg/d）及西酞普兰（20~60mg/d）的研究中，两种药物均显示了良好的抗抑郁作用及抗焦虑作用，而米氮平的起效时间更快，对睡眠障碍的改善更明显。在观察米氮平与阿米替林长期治疗（20周）的临床研究中，米氮平组的复发率显著低于阿米替林组。陶明（2004）应用米氮平治疗抑郁症的随访研究中发现，与氯米帕明相比米氮平在起效时间、不良反应、处方依从、治疗态度、脱落情况等方面均具有显著的优势。除此以外，米氮平还用于治疗惊恐障碍、广泛性焦虑症及其他焦虑障碍。米氮平常用剂量为 15~45mg/d，常见的不良反应为嗜睡、头晕、食欲增加和（或）体重增加、口干、血清 ALT 升高等。

NaSSA 可能是一类很有潜力的抗抑郁药，尚需进一步积累临床资料。

八、5-HT$_{2A}$ 拮抗剂和 5- 羟色胺再摄取抑制剂

5-HT$_{2A}$ 拮抗剂和 5- 羟色胺再摄取抑制剂（serotonin-2A antagonists and serotonin reuptake inhibitors，SARI）是一种 5-HT 增强剂，作用机制较为独特，主要通过对 5-HT$_2$ 受体拮抗作用和对 5-HT 再摄取的抑制作用，最终促进 5-HT$_{1A}$ 受体调控的神经递质传递。SARI 与其他类型的抗抑郁药的不同之处在于该类药物主要为 5-HT$_{2A}$ 拮抗剂，同时对 5-HT 再摄取有重要的抑制作用（尽管其抑制作用并非很强）。

SARI 的代表药物为萘法唑酮（nefazodone）及曲唑酮（trazodone）。萘法唑酮对单相抑郁及双相抑郁均有效，疗效与 TCAs 及 SSRIs 相当，在改善抑郁核心症状方面的作用与丙米嗪相当。另外，该药也适用于抑郁症的维

持治疗及老年期抑郁症。与其他抗抑郁药相比，其优势包括：①剂量 - 效应曲线较陡；②不良反应少而轻；③抗焦虑作用起效快；④不会引起血压升高；⑤较少引起性功能障碍。其不足之处在于该药需 1 日 2 次用药，对 CYP3A3 /4 的抑制作用明显，引起药物相互作用的可能性大。常见的不良反应为恶心、便秘、嗜睡、头晕、口干、视物模糊、直立性低血压等。起始剂量为 200mg/d，治疗剂量为 300 ~ 600mg/d。

曲唑酮是一种相对选择性 5-HT 再摄取抑制剂，对 NE 再摄取的抑制作用较弱。该药已应用于临床多年，其抗抑郁及镇静作用明显，同时具有抗焦虑作用，对性功能影响少（甚至能治疗男性勃起障碍）。

九、褪黑激素受体激动及选择性 5-HT$_{2C}$ 受体拮抗剂

褪黑激素受体激动及选择性 5-T$_{2C}$ 受体拮抗剂（melatonin agonist and selective serotonin-2C antagonist，MASSA）通过重新调整人体生物钟，发挥抗抑郁作用。

目前应用于临床的药物为阿戈美拉汀。阿戈美拉汀是褪黑激素受体 MT$_1$ 和 MT$_2$ 的激动药，也是 5-HT$_{2C}$ 受体的拮抗药；同时，也可以与 5-HT$_{1A}$ 及 5-HT$_{2B}$ 相结合，受体的主要结合部位位于海马、杏仁核及前额叶皮质。人体节律系统调节中枢位于视交叉上核，在此分布有褪黑激素受体 MT$_1$、MT$_2$ 及 5-HT 受体等。光刺激抑制褪黑激素的分泌，并抑制 MT$_1$ 和 MT$_2$ 受体，从而产生节律。阿戈美拉汀与褪黑激素受体 MT$_1$ 和 MT$_2$ 有近似的亲和力，抑制环腺苷酸（cAMP）合成，对视交叉上核的抑制具有浓度依赖性，因此有类似褪黑激素的作用。

研究显示，抑郁症的严重程度与节律紊乱程度呈显著的相关性，因此阿戈美拉汀可能通过对 MT$_1$ 和 MT$_2$ 受体的促进作用使得生物节律获得同步化，从而达到抗抑郁的效果。Quera Salva 等的开放性研究发现，阿戈美拉汀可显著改善重度抑郁病人的睡眠效率、延长入睡到觉醒的时间、增加慢波睡眠，并且不影响快速眼动的数量和密度。另有研究显示，阿戈美拉汀可改善睡眠障碍病人睡眠效率，增加慢波睡眠和 δ 波频率，并且不影响快速眼动睡眠的潜伏期和数量。Hale 等采用随机双盲对照的方法发现，与 SSRIs 的氟西汀相比，阿戈美拉汀具有较好的抗抑郁效果，并能有效地改善睡眠。治疗剂量为成年病人每日睡前服用 25mg/d，视效果添加剂量，2 周后若无明显效果可增加至 50mg。

十、其他类抗抑郁药

包括噻萘普汀及草药等。

噻萘普汀的作用机制不同于其他抗抑郁药，该药增加 5-HT 能神经突触前膜 5-HT 的再摄取，增加海马锥体细胞的放电，还可抑制由应激引起的 HPA 轴的激活。噻萘普汀已应用于临床多年，有多项临床研究表明它具有明确的抗抑郁作用。在与丙米嗪、氟西汀等的双盲对照研究中，噻萘普汀的疗效与这些药物相当，但噻萘普汀合用抗焦虑药的比例较低。

圣约翰草提取物为一种天然药物，其药理作用机制复杂，对中枢 5-HT 及 NE 均有作用。根据临床资料，圣约翰草提取物对轻中度抑郁确有良好疗效，同时能改善失眠及焦虑。由于该药为天然药物，不良反应相当轻，但在临床应用时需注意光敏反应。在欧洲及美国，该药作为非处方药（OTC），常用治疗剂量为 900mg/d。

十一、作用于新靶点的待开发抗抑郁药

（一）神经类固醇

神经类固醇是近年来抗抑郁药物研究中发现的一个新的靶点，主要的药物有异孕（甾）烷醇酮（allopregnanolone，ALLO）以及脱氢异雄（甾）酮（de-hydroepiandrosterone，DHEA）等。有研究指出，抑郁症与海马神经再生障碍有一定的关系，而此类药物拥有拟 GABA 胆碱能神经元的作用，可以对海马神经元细胞的中毒和凋亡起到逆转的作用，同时研究还指出，适当地对 ALLO 神经的反应性进行调整，可以使得 GABA 失调，所以 ALLO 对神经元有一定的保护作用。

（二）吲哚胺 2，3- 双加氧酶

最近有研究指出，吲哚胺 2，3- 双加氧酶（IDO）可能会导致某些慢性炎症引发抑郁症，IDO 降解色氨酸时可以产生在某种程度上对抑郁症起到促进作用的代谢产物。所以此药物也可能为今后抗抑郁症新药的开发提供新的思路。

（三）激素

现在激素类药物（如甲状腺激素、肾上腺皮质激素、性腺轴激素等）的抗抑郁效果也渐渐受到了大家的关注。有临床研究指出抑郁症的发生与这些激素水平的变化有一定的关系，因此，激素的研究中有可能会发现一些新的

抗抑郁药物。

（四）ω-3 多不饱和脂肪酸

有研究指出，经常食用鱼肉的人群不易患上抑郁症，而情感障碍病人的 ω-3 脂肪酸水平也明显较正常人要低，而与抗抑郁药物联合使用，ω-3 脂肪酸也能够很好地减轻病人的症状。所以 ω-3 脂肪酸可能有一定的抗抑郁症的效果，有一定的发展前景。

随着社会压力的增大，由于抑郁症引起的自杀人数呈增长趋势，医药系统对抑郁症治疗投入的资金越来越多，但是收效甚微，主要原因是对抑郁症的发病机制及生物学改变未完全阐明，抗抑郁药的作用也不尽人意，所以如果能对抑郁症引起机体的潜在改变做更深入的研究，将会促进抗抑郁药开发，从而降低抑郁症的高发病率和高死亡率。

第二节 抑郁的心理治疗

心理治疗是特定的专业人员通过采用各种不同的心理学方法和技术，影响就诊者思维、态度、情绪和行为，趋向健康的一种互动过程。对于抑郁症病人可采用的心理治疗种类较多，常用的主要有：支持性心理治疗、动力学心理治疗、认知治疗、行为治疗、人际心理治疗、婚姻和家庭治疗等。目前认为，对抑郁症病人的心理治疗可有下述效能：①减轻和缓解心理社会应激源的抑郁症状；②改善正在接受抗抑郁药治疗病人对服药的依从性；③矫正抑郁症继发的各种不良心理社会性后果，如婚姻不和睦、自卑绝望、退缩回避等；④最大限度地使病人达到心理社会功能和职业功能的康复；⑤协同抗抑郁药维持治疗，预防抑郁症的复发。

一、支持性心理治疗

支持性心理治疗又称一般性心理治疗，常用的技术为倾听、解释、指导、疏泄、保证、鼓励和支持等。支持性心理治疗每次需时约 15 ~ 50 分钟。国内多项研究也证实了药物合并支持性心理治疗对抑郁症，尤其是老年期抑郁、卒中后抑郁的疗效优于单一药物治疗。

二、精神动力学治疗

精神动力学心理治疗（psychodynamic psychotherapy）是在经典的弗洛

伊德精神分析治疗方式上逐步改良和发展起来的一类心理治疗方法，根据治疗时程可简单分为长程和短程两大类。目前推荐用于治疗抑郁症的精神动力学心理治疗主要为短程疗法。这类疗法的共同特点是疗程短，一般每周 1 次，共 10 ~ 20 次，少数病人可达 40 次。在治疗结束前一般安排 2 ~ 3 个月的随访，其间逐步拉长会谈见面的间歇期。治疗师的主要任务是通过专业化技术帮助病人认识其抑郁症的潜意识内容，从而能够自我控制情感症状和异常行为，同时能更好地处理一些应激性境遇。此类疗法相关的报道不多，但总体疗效较单一药物治疗效果更明显。

三、认知治疗

认知治疗（cognitive therapy）是根据认知过程必然影响情感和行为的理论假设，通过认知和行为技术来改变病人不良认知的一类心理治疗方法。认知治疗的目标是帮助病人重建认知，矫正病人自身的系统偏见，其中包括对其个体既往生活经历和将来前途做出的种种错误解释和预测。认知治疗是一个学习过程，其间治疗医师扮演主动角色，可帮助病人澄清和矫正认知歪曲和功能失调性假设。

（一）认知治疗的特征

1. 治疗中要求治疗师和病人均积极主动参与。

2. 治疗形式呈定式化、且短程限时。

3. 治疗的策略是通过言语交谈与行为矫正技术相结合，来帮助病人识别、检验和改正曲解的观念，故有时又称为"认知行为治疗"（CBT）。

4. 强调对"此时此地"（here and now）心理和境遇问题的比较，让病人应用恰当的思考方式，使症状和不适应行为得到改善。

抑郁症病人的认知治疗重点是减轻或消除功能失调性假设（activity of dysfunction），同时帮助建立和支持适应性功能，鼓励病人监察内在的相关因素，即导致抑郁的想法、行为和情感。

（二）认知治疗的疗程

门诊一般为 15 ~ 20 次治疗性会谈，每次 40 ~ 60 分钟，持续约 12 周。住院病人认知治疗的方法与门诊病人有所不同，虽然也是 15 ~ 20 次治疗性会谈，但为每天 1 次，故疗程一般为 3 ~ 4 周，出院后再随访 3 ~ 4 个月（每 1 ~ 2 周会谈 1 次）。

认知治疗，尤其是 CBT 治疗，是研究治疗抑郁症最多的一种干预技术，大量的国内外文献表明，其疗效肯定，优于单一药物治疗，美国 FDA 将此列入治疗抑郁症的适应证。同时一项 Meta 分析认为心理疗法在抑郁症病人初级保健中起到有效作用。与需要大量资源的疗法相比，面对面认知行为疗法能够以更少的资源获得相似效果。

四、行为治疗

行为治疗（behavior therapy）是应用实验和操作条件反射原理来认识和处理临床问题的一类治疗方法。

行为治疗的特征：①针对现实目标，强调解决具体问题，也使病人积极面向未来；②主要从行为观察上，需对病人的病理心理及有关功能障碍质量和总体水平进行检查确认，并分析有关影响行为的环境因素；③据此确定旨在改善病人适应功能的操作化目标；④制订分步骤完成的行为干预措施和治疗方案。

五、人际心理治疗

人际心理治疗（interpersonal psychotherapy，IPT）是一种为期 3～4 个月的短程心理治疗方法。影响抑郁症病人常见的人际问题有：①不正常的悲伤反应；②人际角色的困扰；③角色转换的不适应；④良好人际关系的缺乏。

一般而言，抑郁症病人伴有社交回避或隔离的较不伴有此类现象的病人病情更为严重。人际心理治疗的目的，主要在于改善抑郁症病人的人际交往功能，适用于门诊就诊的轻至中度的抑郁症病人。人际心理治疗就是强调人际关系和社会因素在抑郁症病人中的作用，打断和遏止抑郁症发生与人际关系低下之间的恶性循环，从而达到改善病程和预后的治疗目的。

六、婚姻家庭治疗

婚姻治疗（marital therapy）亦称夫妻治疗（couple therapy），是以一对夫妻为治疗对象，侧重夫妻关系及婚姻问题处理的一类治疗方法。家庭治疗（family therapy）则是以家庭为基本单元，家庭成员（父母、子女等）共同参与作为治疗对象的一类治疗方式。

近 10 年来的研究显示，这两类方法对抑郁症病人均有缓解症状及预防复发的效能。婚姻治疗的目的是帮助夫妻双方认识对方的长处，侧重夫妻间的相互作用。在夫妻之间可允许在个别问题上存有分歧，但在决策和主要问题上应尽量取得一致。对有家庭问题或婚姻矛盾的抑郁症病人，家庭治疗可侧重训练其解决问题的能力和应对处理应激的能力。目前用于抑郁症的婚姻治疗主要作为康复期的心理社会干预手段，对预防抑郁症的复发可有较好的效果。

综上所述，支持性心理治疗可适用于所有就诊对象，各类抑郁症病人均可采用或联用；精神动力学的短程心理治疗可用于治疗抑郁症的某些亚类，适应对象应有所选择；认知行为治疗方法可矫正病人的认知偏见，减轻情感症状、改善行为应对能力，并可减少抑郁症病人的复发；人际心理治疗主要处理抑郁症病人的人际问题、提高他们的社会适应能力；婚姻或家庭治疗可改善康复期抑郁症病人的夫妻关系和家庭关系，减少不良家庭环境对疾病复发的影响。

第三节 其他治疗方法

对抑郁症的治疗除了药物与心理治疗外，还有一些其他的治疗方法，如电抽搐疗法、经颅磁刺激、脑深部电刺激、生物反馈等。这些疗法在抑郁症的不同时期应用可以起到非常好的辅助效果。

一、电抽搐疗法

电抽搐疗法（electric convulsive therapy，ECT）用于抑郁症的治疗已有70多年的历史。ECT又称电休克治疗（electric shock therapy），是以一定量的电流通过大脑，引起意识丧失和痉挛发作，从而达到治疗目的的一种方法。

大量的临床研究和观察证实，ECT是一种非常有效的对症治疗方法，它能使病情迅速得到缓解，有效率可高达70%~90%。付华斌（2011）认为，电抽搐治疗已成为难治性心境障碍急性期和维持期最为有效的治疗方法。

ECT的适应证为：①严重抑郁，有强烈自伤、自杀企图及行为者，以及明显自责自罪者；②拒食、违拗和紧张性木僵者；③极度躁动冲动伤人者；④抗抑郁药物治疗无效或对药物治疗不能耐受者。常见的并发症有头痛、恶心、呕吐、焦虑、可逆性的记忆减退、全身肌肉酸痛等，这些症状无需处理。由于肌肉的突然剧烈收缩，偶可出现关节脱位甚至骨折的并发症。脱位以下颌关节脱位为多，发生后应立即复位。骨折以胸椎 T4～T8 压缩性骨折多见，应立即处理。ECT 对认知功能影响的副作用亦应引起重视和值得进一步研究。

自 20 世纪 50 年代起，随着电抽搐治疗技术的改进，又发展出了改良电抽搐治疗（modified electric convulsive therapy，MECT），目前已广泛应用于临床。MECT 又名无抽搐电休克治疗。即结合应用氯化琥珀酰胆碱等肌肉松弛剂，通过对神经骨骼肌接头的选择性阻断使骨骼肌松弛，治疗中病人不出现抽搐同样能发挥治疗作用。世界上许多国家均已采用 MECT，部分发达国家已把 MECT 列为法定治疗项目，取代传统 ECT。越来越多的研究运用神经递质的变化、神经内分泌的影响、细胞内信号传导的改变和基因表达的变化来解释 ECT 的作用机制，但迄今为止尚不明确，有学者认为 ECT 的作用机制和抗抑郁剂类似。

二、经颅磁刺激

经颅磁刺激（transcranial magnetic stimulation，TMS）是由 Barke 在 1985 年创立的一种在人头颅特定部位给予磁刺激的新技术，被认为是 20 世纪继 ECT 运用于治疗抑郁症之后的第二次革命。重复经颅磁刺激（repetitive TMS，rTMS）指在某一特定皮质部位给予重复刺激的过程。rTMS 基本原理是磁场穿过皮肤、软组织和颅骨，在大脑神经中产生电流和引起神经元的去极化，从而产生生理效应。美国食品药品监督管理局于 2008 年批准 rTMS 应用于难治性抑郁障碍（treatment resistant depression，TRD）的治疗。

目前，多数研究认为 rTMS 治疗是一种安全、无严重不良反应、非侵入性、操作简单、易于被病人接受、有效的治疗手段，在治疗中具有一定的优势。苑杰（2015）等通过荟萃分析 262 例抑郁症病人，比较高频左侧重复经颅磁刺激（HFL-rTMS）和电休克疗法（ECT）的有效率和缓解率后发现，重复经颅磁刺激可以作为抑郁症治疗中的一种重要的辅助方式。但仍有许多问题有待解决：其确切的作用机制需进一步明确；标准化治疗参数的设置需要统一；rTMS 治疗作为单一治疗手段的疗效如何；远期的治疗效应如何，目前尚缺乏长期的随访研究；缺乏多中心大样本的随机对照临床实验研究。

三、脑深部电刺激

脑深部电刺激（deep brain stimulation，DBS）是一种神经外科手术疗法，是通过立体定位的方法进行精确定位，在脑内特定的靶点植入刺激电极进行电刺激，从而达到治疗目的的一种新方法。DBS 可能是 TRD 较为有效的治疗方法。胼胝体膝下扣带回（subgenual cingulate gyrus，SCG）在抑郁症的发病中起重要作用。DBS 可以减少 SCG 的代谢，改善皮层 - 边缘系统及皮层 - 丘脑的功能，从而减轻抑郁相关症状。伏隔核是负责奖赏及成瘾机制的重要脑区，抑郁症病人伏隔核功能失调，参与该病的发病机制。DBS 可以调节伏隔核功能，进而增加快感，改善抑郁症的症状。

一些动物实验从神经递质角度提出 DBS 治疗抑郁症相关机制。研究表明，DBS 可使 5-HT 水平升高，在 5-HT 耗竭后 DBS 的抗抑郁效应难以发挥。同时，在抑郁症模型中，DBS 可降低酪氨酸羟化酶表达，下调多巴胺及去甲肾上腺素水平。提示这些神经递质水平改变参与 DBS 治疗抑郁症的机制。从治疗机制及现有临床研究来看，DBS 可能对 TRD 的治疗有一定的价值。但仍需大规模严格临床试验来验证其有效性，同时可对 DBS 不同靶点治疗特定临床症状进行研究，以实现安全的个体化治疗。

（粟克清　严保平）

第二篇

抑郁症的生物学视角

抑郁症发病的危险因素很多，许多研究表明，家族遗传是抑郁症发病的重要危险因素。有研究显示，抑郁症先证者一级亲属抑郁症的终生患病风险明显增高。有关遗传学的研究主要集中在家系调查、双生子研究、寄养子研究、基因学研究等，这些研究均证实，抑郁症表现为家族聚集性，其原因除了家族成员拥有相似的文化和行为模式外还与遗传相关。

第一章

抑郁症的脑形态学及电生理

　　抑郁症的核心症状是情感低落和认知功能的改变，但这些改变的神经生物学机制至今仍不清楚。大量的研究表明，抑郁症病人存在神经解剖学的异常，尤其是额叶皮质、杏仁核和海马，出现影像学和显微镜下的脑结构改变，同时存在着脑血流和代谢的异常，出现睡眠与脑电生理的异常。通过对抑郁症病人脑结构、血流、代谢和电生理变化的深入研究将有助于明确抑郁症的神经生物学机制，为抑郁症的早期干预、预防和治疗提供依据。

第一节　脑结构影像学

　　在追溯抑郁症病人脑神经结构和功能异常原因时发现：病人前额叶或基底节损伤、亨廷顿舞蹈症和帕金森病的病人，抑郁症的发病率明显高于其他脑部位同等程度损伤的病人；老年抑郁病人较正常老年人的脑室增大，白质破坏程度严重，这些现象表明抑郁症与脑神经结构和功能异常有关。随着现代影像学技术的发展，从大脑神经网络角度出发的探讨，为抑郁症的发病机制研究提供了新的思路。抑郁症的影像学研究已揭示了多个功能异常的脑区，包括了额叶、海马、杏仁核、扣带回、丘脑、岛叶等，构成一个分布广泛的网络。

一、额叶

　　额叶是抑郁症病人中常见报道的异常脑区，Robinson 发现额叶损伤的卒中病人更易发卒中后抑郁，这可能是由于额叶活动的降低引起对自发情绪反应的控制减少促成抑郁。已有报道重症抑郁病人额叶皮质体积的下降从 7% 到前额叶皮质膝下体积下降的 48% 左右。前额叶区域较为广泛，涉及额叶凸面和内侧面以及额叶底面和眶回，前额叶皮质可以分为三个主要区域，分别是眶部、内侧部和外侧部，在注意、工作记忆、言语、执行功能以及情绪调节等中发挥着重要作用。

　　研究发现，迟发的重性抑郁病人整个前额叶体积显著地减少。尽管如此，前额叶是一个广泛和高度分化的区域，不同的亚区可能与特定的行为和认知功能有关，因此可以推测，前额叶的不同亚区在抑郁症病人情感和情绪调节缺陷中发挥着不同的作用，前额叶可能是与抑郁有关的重要结构。黄沛钰等采用基于体素的全脑测量方法观察了首发未用药抑郁症病人的脑部灰质结构改变，结果表明首发未用药抑郁症病人相对于健康对照在双侧背外侧前额叶部位的灰质体积减少。同时，右侧额中回部位的灰质体积与 HAMD 量表评分呈显著负相关。前额叶皮质可能是与情绪调节网络连接的重要结构，但目前的研究还无法确定前额叶皮质体积减小是抑郁症的危险因素还是本身就由抑郁症所致。

另外，抑郁症病人双侧前额叶背外侧、背中部与扣带回膝下部的功能活动异常在药物治疗后发生改变，对这一发现的研究可能对抑郁症治疗机制、疗效判定和抑郁愈后判断有重要的意义。

二、海马

海马是目前抑郁症脑影像学研究中涉及最多的脑区。Sheline 首先报道了抑郁症病人海马体积减小，他们对 10 名处于缓解期的女性抑郁症病人进行了 MRI 检测，结果发现左侧海马体积减少 15%，而右侧减少 12%，左右两侧海马体积减小均与抑郁症的病程相关，这提示海马体积萎缩可能是抑郁症逐渐慢性化所致。

Chen 等将抑郁症病人按有无家族史分为高危组和低危组分别进行 MRI 扫描，结果显示，高危组双侧海马灰质密度显著下降，左侧海马体积明显地减小，提示与抑郁症相关的神经解剖异常可能发生在首次抑郁发作之前并对疾病的发展产生重要的影响，海马体积减小可能是抑郁症的一个危险因素。Kronmüller 等研究发现，男性首发病人左侧海马体积显著减小，而在女性病人中却无阳性发现。一项荟萃分析也显示，在首发的抑郁症病人中只有男性存在海马体积的减小，且男性抑郁症病人本身即存在双侧海马体积的不对称性。这些研究提示，抑郁症病人海马体积萎缩可能始于左侧，海马对男性抑郁症病人早期的病理生理变化起重要作用，男性和女性病人海马体积改变可能存在不同的机制，提示首发抑郁症病人海马体积改变可能存在性别差异和偏侧现象。

尽管研究结果存在异质性，但大部分文献报道都提示病人的海马体积减小。最近一篇关于抑郁症病人海马体积变化的文献，荟萃分析了 17 篇有关重症抑郁症病人海马体积变化的磁共振研究，结果认为尽管存在测量技巧、扫描参数以及样本的差异，但综合研究结果表明：抑郁症病人双侧海马体积显著减小，且左侧比右侧降低更为明显。值得注意的是，不管病情严重程度如何，在多次发作或病程较长的病人群体当中更容易观察到缩小的海马，提示海马体积减小与抑郁症的慢性病程有关。

慢性应激使 HPV 轴长期处于高活性状态，导致慢性高皮质醇血症，由于海马区富集糖皮质激素受体，神经元受皮质醇毒性作用影响而逐渐凋亡，且随时间累积效应逐渐加大。有报道指出，抗抑郁药似乎能阻断海马在抑郁症病程中缩小的趋势。另外有许多证据表明，海马体积大小可以预测抑郁症病人对药物的治疗反应或临床预后。

尽管大多数的研究显示抑郁症病人海马体积不同程度地减小，但也有例外报道，如 Posener 等研究发现抑郁症病人海马总体积无减小，但却有形状的改变，提示海马一些亚结构可能存在异常。Malykhin 等研究就显示了海马一些亚区结构的改变与抑郁症相关，可能为双侧海马尾部和右侧海马头部，这也为脑影像研究提供了新的思路，将来的研究可能会发现更多与抑郁症相关的海马亚区改变。

三、杏仁核

杏仁核是边缘系统的一部分，参与大量的情绪处理过程，包括情绪状态的体验、情绪刺激知觉、情绪学习和长时程情绪记忆的形成，因此杏仁核结构与功能的改变可能成为抑郁症病人情绪特征形成的基础。

Kronenberg 等对未用药的抑郁症病人进行扫描发现，与正常对照相比，抑郁症病人左侧杏仁核体积减小 13%，右侧减少 12%，且杏仁核体积减小与既往抑郁发作次数相关，提示未用药及发作次数的增加可能导致杏仁核体积的减少。Hamilton 等的一项 Meta 分析也证实这一点，作者分析与杏仁核体积改变相关的因素时发现，药物治疗的抑郁症病人杏仁核体积增大，而未用药的病人杏仁核体积显著地减小。因此认为抑郁症可能导致杏仁核体积减小，而药物治疗能减少对杏仁核的毒性损害，这种保护机制可能是药物治疗增加神经营养因子水平，促进神经生发以及对抗糖皮质激素毒性。

关于杏仁核体积增大也有相当多的报道，尤其是在疾病的早期及缓解期。Weniger 等对早期抑郁发作的病人进行 MRI 扫描及情绪面孔学习记忆测试时，发现病人双侧杏仁核体积增大以及情绪记忆障碍（特别是对恐惧、厌恶面孔），且左侧杏仁核体积增加与情绪记忆障碍严重程度相关。抑郁症早期杏仁核体积的增大可能是一种代偿性的反应，因为有研究显示此时杏仁核被过度刺激。Lorenzetti 等的研究发现，缓解期抑郁症病人左侧杏仁核体积较正常对照及发作期病人增大，而右侧杏仁核则无阳性发现。提示杏仁核体积改变可能是抑郁症的状态改变，而非特征性改变，缓解期病人左侧杏仁核体积增大可能是抑郁缓解或复发的神经生物标记。

抑郁症是一种压力相关的疾病，抑郁的反复发作最终会使与压力相关的神经毒素破坏杏仁核导致其体积减小，这也解释了发作次数相关的杏仁核体积减小。前面的研究也显示了抑郁症病人杏仁核体积改变的偏侧现象，左侧杏仁核体积改变更为常见，左侧杏仁核与负性情绪的处理以及对情绪刺激的局部或精细加工有关，右侧杏仁核与对情绪刺激的整体或全面处理有关。正常受试者的研究中发现左侧杏仁核在情绪加工过程中较右侧杏仁核更容易激活，因此左右两侧杏仁核在抑郁症病理生理机制中可能发挥着不同的作用。相对于抑郁症病人杏仁核体积改变的报道，杏仁核形状的改变也逐渐被发现。

一项对老年抑郁病人的研究显示，与匹配对照相比虽未发现双侧杏仁核体积变化，但却发现了抑郁症病人杏仁核基底外侧核团区域萎缩所导致的形状改变，这一核团也证实与抑郁症的认知过程有关，这种亚结构的区分在以后的研究中或许更有意义。

如上所述，尽管多数研究发现多次抑郁发作以及慢性抑郁可能与杏仁核体积减小有关，但至今对抑郁症病人杏仁核结构的研究没有统一的结果，因此还无法确定杏仁核体积的改变是否与抑郁症有关，有何种关系等。

四、其他

（一）纹状体

纹状体是基底神经节的主要组成部分，包括尾状核、壳核和苍白球，其中抑郁症研究中尾状核的报道稍多。尾状核位于纹状体深部，作为额叶与丘脑的主要信息中转站，可能在抑郁症尤其是老年抑郁的发生中起着重要作用。

尾状核是调节情绪、某些方面的认知功能、运动功能以及动机的主要结构。Butters 等研究发现，老年抑郁症病人左右两侧及总的尾状核体积均显著减小，进一步的研究发现特别是尾状核前部减少为主，且尾状核体积减小与抑郁的严重程度相关。Kim 等在对女性抑郁症病人的研究中也发现双侧尾状核灰质体积减小，但却未发现与抑郁严重程度的相关性。目前仍未清楚尾状核体积减小在抑郁症中扮演着原因角色还是只是一种相关的神经改变，进一步的研究有待进行。

（二）丘脑

丘脑被认为在许多精神疾病的发病机制中起重要作用，因为它是与精神疾病相关的神经解剖环路的重要组成部分，但抑郁症病人中丘脑结构改变的研究报道不多。Caetano 等对双相障碍、单相障碍以及健康对照的研究发现三者丘脑的体积并无显著的差异，结合之前的研究结果，提示情感性精神障碍中可能并无丘脑结构的改变，而精神分裂症、强迫症等的研究中均发现了丘脑体积减小等改变，因此丘脑结构可能是区分情感性精神障碍与精神分裂症等的神经病理学改变的重要特征。虽然如此，大样本的纵向研究以及功能磁共振的研究仍需进行，以发现丘脑结构及其功能改变在抑郁精神障碍发病过程中的可能机制。

（三）前扣带回

前扣带回包含了 Brodmann24、25 和 33 区，被认为与运动的控制、认知功能、觉醒 / 驱使状态有关，同时也与情绪的整合功能有关。

对抑郁症病人的研究发现，其双侧前扣带回体积显著地减小，将抑郁症病人分为缓解期和发作期时发现，发作期病人双侧前扣带回显著减小，而缓解期病人左侧前扣带回显著地减小，提示前扣带回结构改变可能与抑郁症发生有关，双侧前扣带回体积减小可能是抑郁发作期的状态标志，而左侧前扣带回体积减小可能是抑郁症的特征改变。在健康人群的研究中发现存在亚临床抑郁症状的男孩双侧喙部前扣带回特别是左侧体积显著减小，且与症状的严重程度相关，而且这种效应在有抑郁症家族史的男孩中更为显著，这也提示前扣带回体积减小可能是抑郁症的易感生物学标记或抑郁症的特征改变。

（四）脑白质

较多的研究显示了抑郁症病人存在脑白质的损害。基于体素分析的 DTI 荟萃分析显示，抑郁症病人连接前额叶与颞叶、枕叶以及皮质下结构（如海马、杏仁核）的白质纤维结构完整性均受损，其中左上纵束的各向异性分数下降最为稳定。而另一方面，基于体素形态测量法分析的横断面研究却未发现抑郁症病人脑白质体积存在明显异常，说明抑郁症病人早期阶段脑白质损害可能仅发生在微结构水平，而体积层面的结构变化此时尚未能体现，需结合长期纵向观察才能明确。

（五）边缘 - 皮质 - 纹状体 - 苍白球 - 丘脑通路

有研究报道，首发抑郁症病人的额叶、顶叶、颞叶、枕叶多个部位的灰质体积减少，并且顶叶和枕叶的某些部位的灰质密度异常与认知功能中的注意和定势转移存在相关。

目前认为原发或继发的心境障碍通常会存在特殊的神经解剖环路的异常。此环路涉及的结构多包括上述部位。由杏仁核、海马、丘脑背中部核团，以及中部和腹外侧前额叶皮质组成的边缘系统 - 丘脑 - 皮质的一个分枝被认为是此环路的一个手臂，而边缘系统 - 纹状体 - 苍白球和丘脑的分枝是这一通路的另一条手臂。尾状核、壳核和苍白球呈平行结构与边缘系统和皮层区域相连接，如果有复杂的神经递质系统或组织间相互连接存在，那么这一环路中的任一环节出现问题，都可能导致抑郁。但"神经解剖环路异常"理论很难解释抑郁症病人所有的特征性表现。另外，伴发神经解剖环路结构损害的疾病的病人和正常人的脑组织结构体积减少不是总能导致抑郁。

总体来说，脑结构变化基本遵循一个衰退的基调。结合不同的人口学特征（性别、年龄、家族史等）或临床特征（首发与复发、病程长短、严重程度、治疗与否、缓解与非缓解、共病情况等）可看到不同脑区不同形态结构的改变，甚至当采用两种研究方法分析同一组数据资料时也可能呈现不尽相同的结果。正是由于这些不定因素影响，目前抑郁症脑结构影像学研究结果异质性较大，未来需要更多相关研究以及新方法学的建立，以进一步明确疾病的神经生物学基础以及特征相关的结构变化。另外，抑郁症病人特别是早期脑超微结构及代谢方面的变化越来越引起了人们的重视。

第二节 脑结构的显微镜下改变

人类的大脑是所有器官中最复杂的一部分，并且是所有神经系统的中枢。新发展起来的大脑皮质在调节功能上起着主要作用；而皮质下各级脑部及脊髓虽也有发展，但在功能上已从属于大脑皮质。

一、显微镜下的大脑

人类大脑皮质的神经细胞约有 140 亿个，面积约 2200cm^2，主要含有锥体形细胞、梭形细胞和星形细胞（颗粒细胞）及神经纤维。按细胞与纤维排列情况可分为多层，自皮质表面到髓质大致分为六层。皮质的神经元之间联系十分广泛和复杂，在皮质的不同部位，各层的厚薄、各种神经细胞的分布和纤维的疏密都有差异。

二、抑郁症病人脑结构的显微镜下改变

1997 年一项研究报道了抑郁症病人尸解显示：广泛额叶背侧区、前扣带回膝下部皮质厚度减低，神经细胞体积减小，神经胶质细胞丢失。在另一项重症抑郁病人前额叶皮质的尸检研究发现，脑额叶喙部皮质厚度下降，神经元体积下降以及 Ⅱ ~ Ⅳ 层神经原胶质细胞减少，脑额叶皮质尾部异常包括 Ⅴ ~ Ⅵ 层神经原细胞的数量下降以及神经原体积减少。与神经细胞体积减少一样，神经胶质和神经细胞的下降贯穿于背外侧叶皮质的各个层面。也有报道重症抑郁病人前额叶皮质膝下的神经胶质细胞数量减少。

2002 年的一项尸检研究发现重症抑郁病人海马和杏仁核齿状回神经胶质细胞减少。一项关于性别与抑郁症病人海马体积变化的研究认为，相对于正常对照组而言，男性病人的海马体积有明显的缩小，而女性病人却没有表现出这种差异。但另两项关于性别的研究却没有发现明显的性别差异。两项关于病程与抑郁症病人海马体积变化的研究表明：患病的天数是决定海马缺陷程度的重要因子，而且在海马体积和病程之间存在着对数的关系。

张琳等（2008）报道了晚发性抑郁病人表现出情绪调节相关环路（右额上、中回）的白质纤维微结构完整性损害。黄满丽等（2012）研究发现首发未服药抑郁症病人存在额叶、颞叶、枕叶、下丘脑、小脑白质微结构的异常，提示白质病变微结构异常在抑郁症发病的早期即已存在。异常的纤维束涉及前额叶和边缘系统等与认知和情感相关的神经环路，而小脑又有广泛的上行投射纤维至额叶及大脑边缘系统。这些神经环路的白质结构异常可能是抑郁症神经病理基础的关键。此外，研究发现病程越长，左侧小脑白质微结构受损越明显，并且左侧小脑白质微结构损害与执行功能下降有关。

以上研究提示在抑郁症早期可能出现了大脑微结构的变化，这些变化的部位是广泛的，包括大脑皮质、灰质核团、白质、小脑等部位。随着病情的进展，出现了影像学下的脑结构的变化。由于目前的研究结论多出自该领域的横向研究，而纵向研究资料的稀缺限制了人们对抑郁症发展演变过程的深入了解，今后工作的一大重点即开展更多的随访研究以填补这方面的不足。

第三节 脑血流与代谢

由于脑的新陈代谢旺盛、生理功能复杂，所以人脑的血液供应必须十分丰富。脑的耗氧量很大，又无能源物质的贮备，脑对血液供应的依赖性很强。脑的各部分的血流量与该部分脑组织的代谢活动程度有关。实验证明，当某一脑区活动加强时，该脑区的血流量就增多。例如在握拳时，对侧大脑皮质运动区的血流量就增加；阅读时脑的许多区域血流量增加，特别是皮质枕叶和颞叶与语言功能有关的部分血流量增加更为明显。代谢活动加强引起的局部脑血流量增加的机制，可能是通过代谢产物如 H^+ 离子、K^+ 离子、腺苷，以及氧分子降低，引起脑血管舒张来调节的。

一、抑郁的脑血流变化

越来越多的研究表明，抑郁症病人出现了脑血流和脑代谢的异常变化。比如唐松林研究发现抑郁症病人全血黏度升高，脑血流速度减慢。亦有研究结果表明抑郁症病人的大脑代谢呈现全脑性降低，额叶、颞叶及顶叶前部为局灶性的血流下降，小脑局部血流量及代谢异常上升。Cohen 等的报道认为整个脑代谢降低的程度同 HAMD 分值有关。还有研究发现，抑郁症病人的额叶背外侧和背内侧的代谢较正常人低，当病人抑郁症症状改善时，脑血流量及代谢也恢复正常。2013 年倪兆敏等研究发现抑郁症病人均存在双侧前额叶的异常代谢变化及认知功能等障碍，抑郁症病人认知障碍的病理生理学基础可能是谷氨酸能系统异常引起的。

Baxter 等（1985）发现，抑郁病人前额叶两侧皮质葡萄糖代谢率均下降，且额叶下部代谢率下降的程度与汉密尔顿（Hamilton）抑郁指数相关。Bench 使用放射性 CO_2 吸入法对单向抑郁病人大脑血流量进行了研究，发现前额叶左背外侧及扣带回前部皮质血流灌注不足 [相当布罗德曼（Brodman）9、10、45 和 46 区]。Drevets 等发现，单向抑郁病人前额叶左腹外侧皮质血流量增加（相当 Brodman 11、45 和 47 区）。而在单向和双向抑郁病人扣带回前部（亚类额叶前部皮质）脑组织的血流灌注和葡萄糖代谢率均下降。

Biver 等发现，单向抑郁病人前额叶上部皮质葡萄糖代谢率降低，而边缘系统代谢率升高，代谢的改变与 Hamilton 抑郁指数无关。

其他脑区一些研究表明：抑郁病人（尤其是单向抑郁病人）尾状核的血流灌注量或葡萄糖代谢率下降，并且尾状核的体积缩小。杏仁核与前额叶皮质有广泛的同侧联系，是促进诸如焦虑和消极情绪等感情发展的所在区域。研究发现，抑郁症病人杏仁核的葡萄糖代谢率和血流量升高，Bench 等发现单向抑郁病人，小脑内血流量降低。而小脑与语言、认识过程和不愉快的情感体验有关。

二、抑郁的脑代谢情况

脑代谢功能检查表明，抑郁症病人的杏仁核局部血流量及糖代谢水平增加，且杏仁核的高代谢活动与重症抑郁的复发相关。脑 PET 研究也提示了重症抑郁病人海马区糖代谢减低。但是，目前的研究结果还不能确定海马体积和功能的改变是长期抑郁造成的结果，还是抑郁症的原因。海马对促肾上腺皮质激素的释放起着调节作用，其拥有大量的糖肾上腺皮质激素的受体。因而抑郁症病人糖肾上腺皮质激素水平的改变，可能与海马结构及功能的改变相互影响、互为因果。FMRI 研究显示，对实施自杀的抑郁病人尸解研究发现，杏仁核的 5-HT 受体浓度明显增高。

同时单胺类受体、递质和第二信使系统的异常在重症抑郁的病人也有报道，前额叶皮质作为单胺类递质投射的靶子而首先受累。有学说认为，神经解剖环路相互连接的某一环节活动过度导致了其他环节的过度兴奋，进一步导致兴奋性毒性的损害，脑中部前额叶皮质具有较高的糖皮质激素受体浓度，可能作为一种压力介导损害的脆弱易感性结构。

吴磊等（2014）探讨了脑卒中后抑郁与脑代谢产物之间的关系后发现：脑卒中后抑郁病人前额叶存在 N- 乙酰天门冬氨酸及胆碱等代谢物的异常，而 N- 乙酰天门冬氨酸及胆碱的异常可能在脑卒中后抑郁的发病中起着重要的作用；脑卒中后抑郁病人左侧前额叶 N- 乙酰天门冬氨酸 / 肌酸比值与 HAMD 评分呈显著正相关，提示它在反映脑卒中后抑郁严重程度方面有一定的价值。以上研究结果为抑郁症病因机制方面的研究提供了重要启示。

第四节 抑郁症的睡眠与脑电生理的异常

睡眠是高等脊椎动物周期性出现的一种自发的和可逆的静息状态，表现为机体对外界刺激的反应性降低和意识的暂时中断。人的一生大约有 1/3 的时间是在睡眠中度过的。当人们处于睡眠状态时，人们的大脑和身体得到休息、休整和恢复，适量的睡眠有助于人们日常的工作和学习。

一、正常睡眠的脑电生理

在对睡眠过程的脑电图监测中发现，随着睡眠深度的不同脑电图也会发生变化。根据脑电图的不同特征将睡眠分为两种状态：非眼球快速运动睡眠（non-rapid eye movement sleep，NREM）和眼球快速运动睡眠（rapid eye movement sleep，REM），两者以是否有眼球阵发性快速运动及不同的脑电波特征相区别。

NREM 是从夜间入睡开始，随着睡眠加深而进展的。在这个阶段中，人的呼吸变浅、变慢而均匀，心率变慢、血压下降，全身肌肉松弛，无明显的眼球运动。这个阶段还可以分 4 期，第 1 期为入睡期，第 2 期为浅睡期，第 3 期为中度睡眠期，第 4 期为深度睡眠期。REM 是进入睡眠约 90 分钟后，人体进入快动眼，其特征是眼球快速转动。在这个阶段，人体的感觉功能进一步减退，肌肉更加松弛，肌腱反射消失。这时的血压较 NREM 升高，呼吸稍快且不规则，体温、心率也有所升高；体内各种代谢功能都显著增加，以保证大脑组织蛋白的合成和消耗物质的补充，使神经系统正常发育，并为第二天的活动积蓄能量。当睡眠者在这个阶段被唤醒，74%～95% 的人诉说在做梦并能记起梦境内容。

正常成年人入睡后，首先进入 NREM，通常依次为 1-2-3-4-3-2 等期，历时 70～120 分钟不等，即转入 NREM，约 5～15 分钟，这样便结束第 1 个时相转换，接着又开始 NREM，并转入下一个 REM，如此周而复始地进行下去。整个睡眠过程，一般有 4～6 次转换，NREM 时程逐次缩短，并以第 2 期为主，而 REM 时程则逐步延长。以睡眠全时为 100%，则 NREM 睡眠约占 80%，而 REM 睡眠占 20%。将睡眠不同时相和觉醒态按出现先后的时间序列排列，可绘制成睡眠图，它能直观地反映睡眠各时相的动态变化。

二、抑郁病人的睡眠障碍表现

睡眠障碍是抑郁症的一个重要临床症状群，而睡眠又可以通过睡眠脑电图完整地反映出来。有关抑郁症病人睡眠脑电图的研究始于 20 世纪 40 年代。近年来，随着神经电生理和电子计算机技术的快速发展，人们在研究和分析睡眠脑电图的方法上均有一定的进展，也得出了大量的研究结果。同时人们开始尝试运用某些睡眠指标对抑郁症进行诊断、鉴别诊断、预后分析以及指导临床用药。

　　90% 以上的抑郁症病人存在失眠，还有少量病人主诉嗜睡。睡眠障碍是抑郁症的核心症状。抑郁症通常具有三方面的睡眠特征：①总体改变：睡眠持续性下降、睡眠时间减少、睡眠潜伏期延长和觉醒增加；② NREM 睡眠：慢波睡眠减少和慢波的 δ 波比例降低；③ REM 睡眠：REM 潜伏期减少、首个 REM 睡眠增长和快速眼动密度增加。前两个特征不具有特异性，而 REM 睡眠特征则是抑郁症的特征性睡眠结构改变，这些特征性睡眠结构改变提示抑郁症可能存在日周期异常。抑郁症的睡眠时相前移假说在相关的假说中得到了大多数睡眠学家的认可。

　　抑郁症病人往往以睡眠障碍为主诉，常忽视其他症状，易误诊为一般失眠症；有研究证实抑郁症睡眠障碍与抑郁程度及康复预后有明显的关系。关于抑郁症病人睡眠障碍的特征及形式，张斌等研究发现抑郁症病人睡眠长度较正常人缩短，但睡眠效率相当。进入睡眠时间延长，一期睡眠比例和微觉醒指数增多，三期睡眠比例减少。胡义秋等认为抑郁症和原发性失眠病人均存在一定特征性的睡眠异常，抑郁症与原发性失眠的快波睡眠特征有差异。李慧等研究发现抑郁症病人存在入睡困难、易醒、早醒及浅睡为主的睡眠障碍，多导睡眠图特征性变化是以快眼动睡眠过度活跃为特征，表现为 REM 潜伏期（RL）缩短，REM 密度增加，原因可能与 5-HT/NE 能神经传递减少和（或）胆碱能传递增加有关。抑郁症病人 REM 睡眠的特征性改变对抑郁症的诊断及鉴别诊断有一定临床意义。张心保等认为 REM 睡眠的活跃期提前是一个较为特征性的改变。在亚型研究中发现，精神病性抑郁病人较非精神病性抑郁病人的醒觉时间更长、睡眠总时间更短、睡眠维持率更低、慢波睡眠百分比明显减少。

　　抑郁症和睡眠障碍的关系密切，两者有许多重叠之处，比如睡眠障碍的病理机制可能同源于抑郁症的发病机制。睡眠障碍是抑郁症早期起病的临床特征之一，而抑郁常常是失眠的最危险因素之一。抑郁症存在一定特征性的睡眠结构异常，比如 REM 潜伏期缩短，同时还有 δ 睡眠减少，REM 密度增加，睡眠效率降低及 REM 时间缩短等异常。还有的表现为睡眠维持障碍、早醒及入睡困难等。关于其机制，国外的研究认为抑郁症 REM 潜伏期及 δ 短等特征性异常可能与 5-HT/NE 能神经传递减少和（或）胆碱能传递增加有关。从亚临床研究看，脑桥顶盖部蓝斑能分泌 NE，参与并维持 REM 睡眠，而脑干中缝核能产生 5-HT 能细胞，可阻止网状结构激活上行系统而引起入睡。在 REM 睡眠前及睡眠过程中，5-HT 调节系统是通过突触后 5-HT$_{1A}$

的超极化进行调节的。5-HT 神经元投射到脑桥抑制胆碱能神经元的激活，这种作用可以阻断、抑制或延长 REM 睡眠的发生。提示抑郁症的睡眠障碍与抑郁症发病机制有关。睡眠的质量主要与 REM 和脑电波有明显关系。有完整的 REM 睡眠和 θ 波睡眠后，人们才有真正睡过的感觉。抑郁症病人的深睡眠越少，睡眠障碍越重。

三、抑郁病人的脑电生理表现

虽然近几十年来人类对抑郁症病人的多导睡眠图进行了大量的研究，也有了惊人的发现，但迄今为止，没有发现一个对抑郁症具有特异性的指标，但这并不否认这些研究的价值，进一步结合生化、内分泌和生物钟节律等因素对抑郁症进行综合的观察，将有助于我们对抑郁症发病机制的了解、诊断、鉴别诊断以及治疗和预后的估计。

随着脑功能研究的进展，许多研究开始关注于脑的信息，将脑电引入到抑郁症研究中以观察抑郁症病人与正常人的脑电区别。Fingelkurts 等通过对重性抑郁症闭眼时的静息脑电研究发现，重性抑郁症会影响几乎整个大脑皮质的活动，表现为在 0.5 ~ 30Hz 范围的大量脑电活动的重组，其中对大脑后侧皮质影响最大；同时在额叶、顶叶、枕叶区域都发现了右侧皮质活动过强的不对称性。相对于正常人，抑郁症病人或有抑郁症病史的人的左侧额叶表现出频繁的 α 活动，其额叶皮质活动减退。Bruder 等做了高低抑郁症风险个体静息脑电与解剖学磁共振成像之间的关系的研究，证明了在右顶叶上，有抑郁史的被试显示出更大的 α 波偏侧化，左侧比右侧活动更强。于是首次报道了 α 功率与皮质厚度反相关。抑郁症男性表现出全脑的相对 β 波功率、绝对 β 波功率均增大，总波谱频率的平均值增快。Smit 等研究了静息脑电额叶偏侧化与抑郁症风险的关系，发现只有年轻人的抑郁可能是遗传的，而中年人的抑郁不可能是遗传的，而且只在年轻的女性中发现额叶偏侧化与抑郁风险有显著联系。终生抑郁症比从没抑郁的人在所有的情绪体验中都显示左侧额叶活动相对较少。Kemp 等对重性抑郁症与创伤后应激障碍病人闭眼时静息脑电的比较研究中证明了抑郁症左侧额叶活动减退，在右顶颞区创伤后应激障碍病人比重性抑郁症活动更强，重性抑郁症全脑 α 波功率都增强。Knott 等对于药物治疗抑郁症效果的静息脑电研究发现药理脑电与抑郁症的治疗是有关的：短期的药物治疗不会改变病人的脑电，而长期的药物治疗伴随着显著的脑电改变。Raedt 等做了额叶静息脑电 α 波的不对称与内在或外在自尊介导的抑郁症之间的联系的研究，抑郁症病人有很多症状，研究者就其中沉思、自尊与静息脑电的关系作了分析，在研究抑郁症病人沉思和自尊与前额皮质静息活动中发现，抑郁症较低的前额皮质活动预示着较高的沉思水平，而较低的右侧前额皮质活动预示着较高水平的自尊，说明抑郁症的特殊症状与静息脑电 α 波活动在前额的模式有着特殊的联系，研究显示只有外在自尊是脑电 α 波偏侧化到抑郁症的介质。有学者对母亲抑郁时是否对孩子产生影响进行了静息脑电的研究，Diego 等发现如果母亲患有抑郁症，新生儿及周岁以内的婴儿脑电都显示左侧额叶活动减退；也有研究显示采取长期稳定的母乳喂养的抑郁症母亲的婴儿不会出现额叶偏侧化，左侧额叶活动不会减退；对于 12～14 岁青少年，如果母亲患有抑郁症，其脑电也显示出左侧额叶活动减退，但这个结果只出现在女儿中。

近年来抑郁症静息脑电的研究已经取得了一定进展，但是在抑郁症不同类别人群静息脑电的研究方面还有待于学者们的进一步工作。随着脑电技术的发展，以及认知神经科学的进步，抑郁症静息脑电的研究必将得到更广泛的应用。

（王大力　张　江）

第二章

抑郁症与生物化学

抑郁症是一个全球性的精神问题，但抑郁症确切的病因及病理生理机制尚不清楚，现有的研究已形成了抑郁症的一些生物学假说，主要有单胺假说，氨基酸、多肽假说，第二信使假说及褪黑素假说等，下面就以上各个假说进行阐述。

第一节　单胺假说

生物体内的单胺类神经递质是指含有苯乙胺结构的化合物，主要有多巴胺（dopamine，DA）、5-羟色胺（5-hydroxytryptamine，5-HT）、去甲肾上腺素（norepinephrine，NE）、β-苯乙胺（phenethylamine，PEA）、肾上腺素和络氨酸（tyrosine，Tyr）、γ-氨基丁酸（γ-aminobutyric acid，GABA）等。目前研究认为，在中枢神经系统 5-HT 能神经元、NE 能神经元和 DA 能神经元存在着复杂的纤维联系，NE 能系统主要调节睡眠和觉醒、学习和记忆、注意力、应激反应及奖赏系统的功能；5-HT 能系统则主要具有调节情感、睡眠、警觉、记忆、食欲、性欲等多种功能。单胺假说认为，持续的压力或者大脑功能紊乱，使单胺类神经递质浓度和活性下降，从而导致抑郁。

一、5-羟色胺和去甲肾上腺素

5-HT 是一种吲哚衍生物，又名血清素，广泛存在于哺乳动物中，是由色氨酸经色氨羟化酶的作用生成 5-羟色氨酸，再经 5-羟色氨酸脱羧酶的作用最终生成 5-HT，其代谢是经单胺氧化酶（MAO）作用降解为 5-羟吲哚乙酸，随尿液排出体外。5-HT 能神经在外周组织和中枢神经系统均有广泛分布，分布于外周组织中的 5-HT 能神经主要集中在血管和胃肠道系统周围，控制血管和平滑肌的舒缩，参与调节血压高低、腺体分泌、胃肠运动等功能；分布于中枢神经系统中的 5-HT 能神经元主要集中在脑干的中缝核，神经纤维广泛投射到前额叶皮质、海马、杏仁核、小脑以及脊髓等，同时与NE、GABA 等其他神经元具有广泛的突触联系，参与感知、记忆、睡眠、情绪、行为等高级神经活动的调节。

NE 是情感障碍中最早被关注的生物胺。Schildkraut JJ（1965）首先提出情感障碍的儿茶酚胺假说，他认为"抑郁症的发生与儿茶酚胺，尤其是一些重要脑区的 NE 绝对或相对不足有关，而躁狂则与儿茶酚胺过多有关"。此后 NE 受体功能与抑郁症的关系一直成为研究情感障碍的焦点，但是多年来对脑脊液（CSF）中 NE 的代谢产物 3- 甲氧基 -4- 羟基苯乙二醇（MHPG）变化没有获得一致的结论，因而对 NE 受体与抑郁症的关系研究稍逊于 5-HT 受体研究。

对情感障碍进行生物化学研究始于抗抑郁药的出现。最初发现的两类抗抑郁药 MAOI 和 TCAs 均作用于单胺类神经递质在突触部位的清除过程。MAOI 抑制单胺（NE、5-HT、DA 以及肾上腺素）氧化酶；而 TCAs 则阻断单胺的再摄取（reuptake）途径。Bunney WE 和 Davis JM（1965）几乎同时提出了类似的学说。而 5-HT 与情感障碍的关系则揭示的稍晚。Van Praag HM 等（1970）发现抑郁症病人脑脊液 5-HT 的代谢产物 5- 羟吲哚乙酸（5-hydroxyindoleacetic acid，5-HIAA）含量低下，因此 Coppen A 等（1972）提出 5-HT 功能异常与情绪低落以及自杀行为等存在关联。但这些作者也承认，这种学说也只不过是对情感障碍发生机制的一种极其简化的概括。Prange A 等根据有关 NE 和 5-HT 系统的研究提出了综合这两种递质系统的学说，认为 5-HT 系统的低下为 NE 功能改变所致的情感障碍提供了基础。在 5-HT 功能低下的基础上，NE 功能低下出现抑郁，而 NE 功能亢进则表现为躁狂。

早期的抗抑郁药物通过突触前神经元阻止 NE 和 5-HT 再摄取。这一药理作用的迅速作用可以增强突触后神经元 NE 和 5-HT 的效能，增强对突触后神经元的刺激。MAO 可以分解 5-HT、DA、NE 等神经递质，而 MAOI 可以抑制其作用，起到抗抑郁的作用。MAO 作为中枢神经系统中 NE、5-HT 和 DA 的代谢酶，使 NE、5-HT 和 DA 神经递质破坏增加，在突触间隙内含量减少，从而使情绪低落。异烟肼于 1957 年试用于抑郁症病人并获得成功，其主要作用是抑制 MAO，使脑内 NA 和 5-HT 的水平提高，达到抗抑郁效果，但由于其副作用多而被淘汰。证明单胺类神经递质在抑郁症发病中起到重要作用。

5-HT 和去 NE 可以通过口服药物进行完全性耗竭，一种包含除了色氨酸之外所有氨基酸的饮品可以刺激肝脏合成蛋白质并迅速耗竭血浆中的色氨酸。色氨酸对于脑内 5-HT 合成具有限速作用。口服色氨酸耗竭并不能诱导健康人发生抑郁症，但是能引起以前服用 5-HT 回吸收抑制剂成功治疗的抑郁症病人复发。相似的是 α- 甲基对位酪氨酸抑制酪氨酸羟化酶，是儿茶酚胺合成的限速步骤。利用 α- 甲基对位酪氨酸治疗不能诱发正常个体患抑郁症，但是可以诱导以前利用 NE 回吸收抑制剂成功治疗的抑郁症病人复发。同样有研究证明，对抑郁症病人进行平均 4～5 年的随访，测定其血小板 5-HT 浓度，结果发现预后良好组血小板 5-HT 浓度升高且有显著差异，提示血小板 5-HT 浓度是一个状态指标，可以用来预测抑郁症的预后。张媛媛采用高效液相 - 荧光检测方法测定抑郁模型大鼠神经递质含量，结果表明抑郁模型大鼠下丘脑、纹状体、海马内 5-HT、NE、DA 及其代谢产物、合成前体的含量明显降低。而 NE 和 5-HT 被认为与情感障碍的关系最密切。另外，NE 和（或）5-HT 再摄取抑制剂是抗抑郁药的主体。活体实验中发现，几乎所有的抗抑郁药以及有效的躯体治疗（如电抽搐治疗）在长期应用时都会降低突触后膜上肾上腺素能和 5-HT₂ 受体敏感性。这种长期药物治疗所带来的生化改变与抑郁药物出现疗效的时间恰恰相符。这些结果提示 NE 和 5- 羟色胺在抑郁症治疗中起到非常重要的作用。但是其他的神经生化因素也会在抑郁症发生中起作用。

二、多巴胺

DA 是哺乳动物大脑中主要的儿茶酚胺类神经递质，它参与控制运动，认知，情感，摄食，正性强化，内分泌调节等功能。中枢多巴胺系统功能是近 30 年来脑内神经递质研究的三大热点之一，一些疾病如帕金森病、精神分裂症、注意力缺陷多动综合征等都与多巴胺递质功能障碍有关。

尽管有关抑郁症的研究主要集中在 NE 和 5-HT 两种神经递质系统，但也有不少研究认为，DA 在情感障碍发病中可能扮演重要角色。有研究发现，脑脊液中多巴胺代谢产物高香草酸（HVA）含量下降。降低 DA 水平的药物如利血平或疾病如帕金森病可导致抑郁，而提高 DA 功能的药物如安非他酮（bupropion）可缓解抑郁症状。因此，最近有人提出抑郁症发病与 DA 相关联的两种学说。一种认为抑郁症病人存在中脑边缘系统 DA 功能失调，另一种认为抑郁症病人可能存在多巴胺 D_1 受体功能低下。但相反的证据也不少，如三环类抗抑郁药可降低 D_1 受体功能而不是提高。

单胺类假说有其预测能力。几乎每一种用来抑制 NE 或 5-HT 再摄取合成的化合物在临床上都被证明是有效的抗抑郁剂。有一种抑郁症的动物行为模型，即啮齿类动物放在装满水的不能逃脱的玻璃圆桶里面。动物会挣扎一段时间，然后被动地游泳（强迫游泳）。预先注入抗抑郁剂可以增加挣扎的时间，这一模型的结果对于新型抗抑郁剂有着非常好的预测效力。其他动物模型通过选择性繁殖抑郁样行为也有发展，这些具有遗传易感性的啮齿类动物对于抗抑郁剂也有反应。其他的一些动物模型也可以用来研究，如通过采用长期的慢性应激或者习得性无助来诱导产生抑郁。然而，没有抑郁症的动物模型能够控制就像在抑郁症病人身上观察到的抑郁的发生或好转的周期行为变更。

三、分子遗传学

随着分子遗传技术的发展，抑郁症发生机制的研究已深入到分子水平，研究证明，以人类为被试者的相当一部分研究支持高活性 MAOA 等位基因与高水平抑郁间的直接关联，Yu 等对中国 230 名成年重性抑郁病人及 217 名控制组被试进行调查，考察该基因与重性抑郁症以及接受氟西汀抗抑郁药物治疗反应之间的关系，研究也支持了高活性 MAOA 等位基因是抑郁症的风险因素的假设；Fan 等则对 2008 年 10 月前公开发表的 MAOA 基因与抑郁间的直接关联研究进行了元分析，亦支持了 MAOA 基因对重性抑郁的直接效应，结果显示高活性 MAOA 等位基因携带者罹患重性抑郁的风险显著高于低活性等位基因，但这一结果仅限于亚洲男性，随后的相关研究进一步证实了元分析的研究发现。例如，一项对 1228 名平均年龄 50.3 岁的西班牙人的调查显示，高活性 MAOA 等位基因与女性抑郁的发生存在显著关联，同样，在对 1022 中国汉族被试的研究结果显示，高活性 MAOA 等位基因在男性抑郁病人中分布较高。

另有研究表明，分子技术（如基因敲除鼠）部分地支持抑郁症单胺类假说。5-HT 回吸收转运体敲除鼠表现过度焦虑，在强迫游泳实验中其特征是不动时间增加。这一作用与 5-HT 受体对于人的人格的低活性多态变异体是相类似的，但是与 5-HT 回吸收抑制剂抗抑郁剂的期待的作用相反。然而，这种不一致性可以通过脑发育过程中慢性单胺类异常和预测的抑郁症成年病人急性的单胺类损耗之间的不同得到解释。

第二节 氨基酸、肽类

氨基酸在构成蛋白、免疫调节、基因表达调节、神经递质合成等方面起重要作用。

一、谷氨酸

谷氨酸可以由三羧酸循环的中间产物 α- 酮戊二酸在转氨酶的作用下合成，也可以由谷氨酰胺经谷氨酰胺酶脱羧产生。合成后的谷氨酸在谷氨酸转运体作用下进入突触囊泡储存，囊泡内的谷氨酸以 Ca^{2+} 依赖的方式释放，释放至突触间隙的谷氨酸再激活突触前膜或后膜谷氨酸受体，通过周围扩散的方式，被周围的突触和胶质细胞中的谷氨酸转运体摄取，然后胶质细胞将谷氨酸转化为谷氨酰胺，谷氨酰胺再次被转入谷氨酸能神经元，在神经元中再次被转化为谷氨酸。

越来越多的证据表明，谷氨酸系统在情感障碍中起重要作用，因为谷氨酸在突触的转运和可塑性方面是不可缺少的，在抑郁症疾病中发现突触形态的变化。许多研究强调神经胶质细胞缺乏在抑郁症发生方面的作用，因为它们可以导致谷氨酸能调节紊乱，有实验表明，情绪紊乱者死后尸检发现大脑皮质神经胶质细胞缺失。

谷氨酸受体可分为两类，一类与离子通道相偶联，可能与癫痫的发病有一定关联，另一类与 G 蛋白相偶联，称为代谢型谷氨酸受体（mGluR）。代谢型谷氨酸受体分为 5 个亚型。有研究发现，$mGluR_2$ 与抑郁症的发病可能具有一定的关联。而 $mGluR_2$ 受体拮抗剂可能成为新一代有希望的抗抑郁药物。另有研究发现抑郁症病人海马谷氨酸受体（NMDA）、受体亚型 NR_1 的 mRNA 表达减少，表明抑郁症病人的 NMDA 受体功能出现下调。也有研究发现对 NMDA 受体具有拮抗作用的药物或化合物，如拮抗 NMDA 受体上的谷氨酸、甘氨酸、多聚胺、锌离子及离子载体识别位点的药物等，都在抑郁症的动物模型中具有和三环类抗抑郁药等同的效果。在临床试验中，单次滴注 NMDA 通路阻滞剂 lani-cemine（AZD6765）80 分钟后，近 32% 的难治性重性抑郁症（major depressive disorder，MDD）病人症状评分显著降低。其可能机制是与抑制因谷氨酸含量升高而导致的 NMDA 受体功能代偿性下调有关。临床研究证明了该假设，NR_{2B} 选择性抑制剂依利罗地和艾芬地尔可以起到很好的抗抑郁效果，且不良反应少。与 NMDA 受体不同，另一个谷氨酸受体（AMPA）增强剂具有抗抑郁作用，如化合物 LY392098 和 S18986 在小鼠强迫游泳试验和悬尾试验中能够剂量依赖性地缩短不动时间，还能增强海马和皮质神经元脑源性神经营养因子的表达水平。陈亦晨等研究发现，9 种氨基酸（色氨酸、苯丙氨酸、赖氨酸、甲硫氨酸、γ- 氨基丁酸、α- 氨基乙二酸、谷氨酰胺、乙醇胺和亮氨酸）在抑郁组与对照组之间存在显著差异。值得注意的是，这些异常的氨基酸直接或间接地与单胺类神经递质或谷氨酸盐 -γ- 氨基丁酸 - 谷氨酰胺循环代谢有关，这提示抑郁症可能存在多神经递质异常。

二、γ- 氨基丁酸

GABA 为脑内主要的抑制性神经递质。在抑郁动物模型中发现，GABA 能药物有抗抑郁作用，因此认为抑郁症病人 GABA 能功能不足。近年来有学者用磁共振质子波普测定了抑郁症病人脑内 GABA 浓度，结果显示，抑郁症病人枕叶皮质 GABA 浓度与正常人相比明显偏低，而谷氨酸浓度均值则明显偏高。经抗抑郁治疗两个月后，病人枕叶皮质 GABA 浓度明显上升，推测抑郁症病人脑内有脑内兴奋性 / 抑制性神经递质比率的改变。所以，有学者提出了谷氨酸 -GABA 平衡假说，应激生活事件使谷氨酸浓度升高，GABA 浓度降低，引起谷氨酸能系统过度激活，而 GABA 神经传递活动减低，谷氨酸和 GABA 的平衡失调导致抑郁等情绪障碍疾病的发生。

三、精氨酸加压素

有研究表明，精氨酸加压素（AVP）同样参与抑郁症的发病过程。AVP 是由 9 个氨基酸构成的多肽，由下丘脑室旁核和视上核大细胞分泌，脑内有许多部位分布，如海马、杏仁核、下丘脑外侧区。对抑郁症病人死后的研究显示，含有 AVP 的神经元可能和抑郁症发病有密切关系。抑郁症病人血浆 AVP 浓度升高，室旁核表达 AVP 的细胞增多、室旁核 AVP 浓度升高，而且视上核表达 AVP 的 mRNA 含量增多。

近年来研究还发现，ω-3 不饱和脂肪酸与抑郁症可能有着密切的关系。摄入较多鱼类食物的人群，抑郁症发病率将会显著降低，体内 ω-3 脂肪酸水平降低与抑郁症的发生有关，研究发现，抑郁症病人外周血清及红细胞膜中 ω-3 不饱和脂肪酸含量明显降低，动物实验表明，ω-3 不饱和脂肪酸可能具有抗抑郁的效果。

第三节　第二信使系统

随着对抑郁症发病机制研究的深入，近年来关于抑郁症的病理生理研究重点已经转向第二信使系统。第二信使系统依靠细胞膜上的受体，将胞外信号传递到胞内，对其进行加工处理，最终改变基因和蛋白表达模式。因此，国内外学者认为第二信使系统在抑郁症发病中具有重要作用，并提出第二信使平衡失调假说，认为抑郁症的发生是由于 AC-cAMP 系统功能失衡所致，当 cAMP 降低、AC-cAMP 系统功能减退、PI-Ca^{2+} 系统功能相对亢进时导致抑郁。

咯利普兰（rolipram）是磷酸二酯酶（phosphodiesterase，PDE）的选择性抑制剂，在临床试验中显示有抗抑郁作用。在动物实验中，Zhang 等利用磷酸二酯酶 4（PDE4）基因敲除小鼠，发现小鼠脑内 cAMP 反应原件结合蛋白（CREB）表达显著增强，并且表现出抗抑郁样行为学效应，在不改变其他亚型表达的基础上，海马和前额皮质脑区的基因敲除小鼠在强迫游泳和悬尾实验中表现出显著的抗抑郁效应；经典的抗抑郁药地昔帕明和氟西汀在敲除型、野生型和杂合型小鼠上均能表现出相似的抗抑郁效应。值得注意的是，抑制剂咯利普兰仅能在野生型小鼠上产生抗抑郁作用，而敲除型和杂合型小鼠无抗抑郁行为学效应。这些结果表明，PDE4 亚型是咯利普兰产生抗抑郁行为的关键亚型。据此认为当磷酸二酯酶被抑制后，cAMP 灭活过程受阻，使其功能增强，进而起到抗抑郁作用。有证据支持 CREB 参与了心境障碍的发病过程，特别是抑郁症，从而被认为是抑郁症的易感基因之一。

基因扫描研究发现 CREB1 基因可能与抑郁症存在连锁关系。Dwivedi 等证实自杀死亡的抑郁症病人前额叶皮质中 cAMP 和 PKA 活性均降低，该学者在获得性无助抑郁症大鼠模型中观察到，大鼠海马和皮质中 cAMP 和 PKA 活性均降低。Shelton 等研究抑郁症病人外周血及尸检脑标本发现，抑郁症病人 PKA 活性降低，在特殊的临床表型尤其是重度抑郁症和自杀病人中，PKA 活性特别低。在动物试验中，慢性利血平抑郁大鼠脑皮质 cAMP 浓度明显低于正常对照组；同样，应激诱导行为缺损大鼠呈现出明显的运动阻抑性抑郁的特征，其脑皮质 cAMP 明显低于对照组，说明无论是药物诱导的还是行为诱导的抑郁模型，其共同特点是大脑 cAMP 含量减少。

与 G 蛋白偶联的第二信使除 cAMP 外还有磷酸肌醇（IP）系统。受体与兴奋性配基结合后激活兴奋性 G 蛋白（Gi）。Gi 激活磷脂酰肌醇特异性磷脂酶 C（PLC）。后者作用于细胞膜磷脂双层内侧的磷脂酰肌醇二磷酸（PIP_2），生成甘油二酯（DAG）和肌醇三磷酸（IP_3）。IP_3 释放内质网中贮存的 Ca^{2+}，而 Ca^{2+} 与 DAG 共同作用，激活蛋白激酶 C（PKC）。PKC 可激活许多细胞质蛋白酶，进而引发各种生物学过程，包括基因转录过程。IP_3 在功能完成后需要由肌醇 - 磷脂酶水解，重新释放出自由肌醇，再与 DAG 合成 IP，完成整个循环。而 Li^+ 离子是肌醇 - 磷酸酶的抑制剂。治疗浓度的 Li^+ 由于抑制肌醇 - 磷酸酶，阻断了磷酸肌醇循环，导致 IP 第二信使功能改变，进而达到治疗躁狂的目的。因而，有学者推测，情感障碍的发病可能与 IP 第二信使功能异常有关。第二信使物质 cAMP 与 IP 不平衡是导致躁狂和抑郁的基础。如 cAMP 功能亢进，IP 系统功能相对减弱导致躁狂，反之则导致抑郁。在人类抑郁症病人外周血及尸检脑组织标本验证发现，抑郁症病人表现出 PKA、PKC 活性的降低，有特殊的临床表型，尤其是抑郁症和自杀病人中发现，PKA、PKC 活性特别低。同样，在动物模型中，抑郁大鼠皮质 PKC 蛋白表达减弱。

第四节 褪黑素

褪黑素（melatonin，MT）是松果体内以色氨酸为原料，经过羟化、脱羧及 N- 乙酰转氨酶等催化合成的内源性活性物质，是生物体内普遍存在的一种吲哚类激素。许多研究发现，褪黑素有广泛的生理活性，尤其是具有多种重要的脑功能。但其功能和作用至今尚未得以完全阐明，目前褪黑素与抑郁症的关系引起了国内外学者的重视。

抑郁症可能与激素水平变化有关，如季节性情感障碍（seasonal effective disorder，SAD）以每年的秋冬季节抑郁症状反复出现，伴有睡眠增多，食欲增强及体重增加等非典型抑郁症状，而春夏季节症状则完全缓解为特征的一类情感障碍。Lewy 等认为褪黑素（melatonin，MT）在 SAD 的发生发展中起重要作用。MT 在正常人血浆中呈现昼夜节律变化，其分泌受光照的影响，白天由于光线作用刺激视网膜，通过传递最终导致松果体内交感神经释放去甲肾上腺素减少，使 MT 亦减少；而夜间光照减少，交感神经释放 NE 增多，致 MT 分泌增多，在高纬度地区及秋冬季节日照时间明显减少，MT 分泌相对增多，而 SAD 的发病恰好发于上述地区和季节，因此推测 MT 分泌增多与 SAD 的发病有关。在动物试验中，发现药理剂量的 MT 对于多次接受强迫游泳实验的小鼠有抗抑郁作用；外源性褪黑素对慢性应激抑郁模型大鼠抑郁行为有改善作用，也可以提高慢性应激抑郁模型大鼠血清中的含量。同样在临床研究中证明，首发抑郁症在抑郁发作期 MT 浓度低于正常人，经药物治疗后 MT 浓度明显上升。李艳红等研究发现，抑郁症病人血浆 MT 水平明显低于健康对照组，提示抑郁症可能与 MT 功能低下有关，推测 MT 减少可能是抑郁症产生的生物学基础之一。目前国内外研究显示抑郁症病人 5-HT 功能低下，而 5-HT 作为 MT 的前体，5-HT 功能低下可能引起 MT 分泌降低。MT 的作用机制可能是 MT 与特异性受体结合后，进入细胞内，启动相应第二信使转导系统，再通过细胞的第三信使，如 C 反应蛋白原件，进而影响脑源性神经营养因子的表达，改变神经细胞的功能，导致睡眠障碍、生物节律紊乱和抑郁情绪。

澳大利亚研究人员发现，褪黑素类似物阿戈美拉汀（agomelatine）可有效治疗重度抑郁症。这一研究成果于 2010 年 5 月 18 日发表在英国《柳叶刀》（The Lance）杂志在线版。褪黑素类似物通常用于调节人体生理节奏和改善睡眠状况，但阿戈美拉汀却具有与常用抗抑郁药同样效果，而且副作用更少，安全性更好。阿戈美拉汀是褪黑素受体（MT）1 和 2 激动剂，同样作用 5-HT$_{2c}$ 受体，但作用方式独特，对于治疗重度抑郁症及其他重大情绪障碍方面可以起到非常独特的的作用。研究发现阿戈美拉汀在治疗重度抑郁症方面最具潜力，从短期疗效来看，阿戈美拉汀的抗抑郁效果与文拉法辛、氟西汀和舍曲林相似，从长远来看，服用阿戈美拉汀的病人出现抑郁症复发比率远比服用安慰剂的病人要低。另有研究证明，长期服用抗抑郁药阿戈美拉汀治疗可以使齿状回腹侧神经元再生，对与焦虑情绪有关的齿状回腹侧有促进细胞增殖和神经发育的作用，长期服用可延长新形成细胞寿命，且齿状回新生的神经元成熟时间与抗抑郁药药效在机体的延迟反应时间大致吻合。

（李功迎 许允帅）

第三章

受体功能与抑郁症

中枢神经系统的神经递质按其化学结构的异同通常分为四大类，分别为生物胺类、氨基酸类、肽类和其他类，生物胺类又分为儿茶酚胺类和吲哚胺类，前者代表性的神经递质有 DA、NE、肾上腺素等，后者主要为 5-HT；氨基酸类又分为兴奋性氨基酸和抑制性氨基酸，兴奋性氨基酸有谷氨酸、门冬氨酸，抑制性氨基酸有 γ- 氨基丁酸（GABA）、甘氨酸；神经肽类有内源性阿片肽、P 物质。迄今为止的研究显示，几乎所有的神经递质及其功能均与抑郁症有着或多或少的联系，其中关系最为密切的是生物胺类。

第一节　5- 羟色胺受体

抑郁症的病因与发病机制错综复杂，自从 20 世纪 60 年代发现抗抑郁药物的作用与影响生物胺类神经递质代谢有关以来，生物胺与抑郁症的关系一直是情感障碍关注的焦点。自从 1970 年 Van Praag HM 等发现抑郁症病人脑脊液中 5-HT 的代谢产物 5-HIAA 含量降低，5-HT 及其 5-HTR 功能变化与抑郁症的关系日益受到重视，被认为是抑郁症发生的重要神经生物学基础，多年来成为研究抑郁症发病机制和药物治疗作用机制关注的热点。当今多数的学者认为 5-HT 功能低下是抑郁症发生的基础。

5- 羟色胺受体（5-hydroxytryptamine receptors，5-HTR）按照其结构和功能分为 5-HT$_1$R、5-HT$_2$R、5-HT$_3$R、5-HT$_4$R、5-HT$_5$R、5-HT$_6$R 和 5-HT$_7$R 等七类，这些受体的结构除了 5-HT$_3$R 是一种配体门控离子通道受体，其余类型的受体均属于 G 蛋白偶联体超家族结构。其中 5-HT$_1$R 在突触前后膜上均有不同的亚型分布，为抑制性神经受体，参与调节突触前膜 5-HT 的释放以及突触后膜受体与 5-HT 的结合，起到负反馈调节神经突触受体敏感性作用，其余受体均分布在突触后膜，起兴奋性传导神经冲动作用。迄今为止已发现人类的七大类 5-HT 受体共有 14 种亚型，5-HT$_1$R 可分为 5-HT$_{1A}$R、5-HT$_{1B}$R、5-HT$_{1C}$R、5-HT$_{1D}$R、5-HT$_{1E}$R 和 5-HT$_{1F}$R 等多种亚型。与抑郁症关系密切的受体主要有 5-HT$_{1A}$R、5-HT$_{2A}$R、5-HT$_{2C}$R、5-HT$_3$R、5-HT$_6$R、

5-HT$_7$R。

一、5-HT$_{1A}$R

5-HT$_{1A}$R 在调节 5-HT 能神经传递方面具有重要的作用，通过与 G 蛋白偶联，抑制第二信使环腺苷酸单磷酸酯的生成，激活钾离子通道，导致膜超极化形成抑制性突触后电位，启动细胞效应完成突触前后的信号传导。突触前膜的 5-HT$_{1A}$R 属自身受体，主要位于脑干中缝背核 5-HT 能神经元胞体-树突，其激活能抑制 5-HT 神经元电活动，使大脑前额叶皮质 5-HT 神经递质释放减少。突触后膜 5-HT$_{1A}$R 主要位于海马、杏仁核、额叶皮质等，被激活后可引起后膜的超极化，抑制神经元兴奋，可调节 5-HT 释放。

5-HT$_{1A}$R 与抑郁症关系密切。研究表明，其过度表达是可能引起抑郁症的机制之一。Lemonde 等将抑郁症病人和正常对照组血清提取的 DNA 进行分析比较其 5-HT$_{1A}$ 基因抑制区域，发现在 -1019 位一个单核苷酸 C/G 的改变，显示 G（-1019）等位基因在抑郁症组出现频率远高于正常对照（至少 2 倍），在 102 例自杀病人中更高达 4 倍。有研究发现抑郁症病人脑干中缝核区突触前膜 5-HT$_{1A}$ 明显升高，认为抑郁症病人可能存在突触前膜 5-HT$_{1A}$ 自身受体超敏现象。还有研究发现重症抑郁病人额叶皮质、颞叶皮质、边缘皮质 5-HT$_{1A}$R 结合广泛下降，从而提出突触后膜 5-HT$_{1A}$R 低敏的观点。

二、5-HT$_2$R

5-HT$_2$R 可以分为 5-HT$_{2A}$R、5-HT$_{2B}$R 和 5-HT$_{2C}$R 三种亚型。其中 5-HT$_{2A}$R 在抑郁症病因和抗抑郁机制中研究的最多，主要探讨它和抑郁、自杀及精神分裂症的关系，但还未获得明确结论。5-HT$_{2A}$R 主要分布于中枢高密度区，包括带状核、嗅结节、新皮质、梨状皮质及嗅前核，在丘脑、海马、脑干、延髓、小脑脊髓等位置分布较少或无。多数学者认为 5-HT$_{2A}$R 结合增高和 5-HT 神经递质减少，突触后膜 5-HT$_{2A}$R 代偿性反应与抑郁症发病相关。动物模型实验研究发现，5-HT$_{2A}$R 可能参与调节药物反应，抗抑郁药的治疗会减少动物脑内 5-HT$_{2A}$R 的密度。研究发现，慢性应激能诱发大鼠轻度抑郁症和额叶皮质 5-HT$_{2A}$R 及其 mRNA 的低表达，5-HT$_{2A}$R 和 5-HT 转运体的遗传多态性与重性抑郁症的离散症状群密切相关。药理学与基因学研究均表明，中枢 5-HT$_{2A}$R 与血小板中 5-HT$_{2A}$R 特性极为相似，所以可将血小板视为研究 5-HT$_{2A}$R 变化的理想外周模型。基于此结论，有学者认为 5-HT$_{2A}$R 是自杀的生物学标志，有自杀倾向者外周血小板 5-HT$_{2A}$R 结合增高。曾有研究报道，抑郁症病人血小板 5-HT$_{2A}$R 较正常对照组显著增高 2 倍，在抗抑郁治疗后增高的 5-HT$_{2A}$R 水平降至正常，症状也得到缓解，由此推测抑郁症病人外周血小板 5-HT$_{2A}$R 密度增高可能是抑郁症的状态指标。Du L 进一步研究表明：重症抑郁症病人外周血小板 5-HT$_{2A}$R 密度变化是抑郁症的特征性指标，而非状态指标，且与 5-HT$_{2A}$R 的 102C 等位基因相关。

三、5-HT$_3$R

5-HT$_3$R 分为 5-HT$_{3A}$ 和 5-HT$_3$ 两种亚型，在整个中枢系统中均有分布，与认知活动、疼痛反射、焦虑、奖赏反应密切相关，主要参与人体内知觉活动、痛觉反应、胃肠反射等。人类 5-HT$_3$R 遗传基因位于第 11 号染色体。从遗传学研究结果来说：双相情感障碍的遗传标志是第 11 号染色体的 q22 部位易位，因此猜测 5-HT$_3$R 可能与双相情感障碍有关。同卵双生研究表明，导致抑郁症和精神分裂症的感受态基因位于 5-HT$_{3A}$R 和 5-HT$_{3B}$R 的染色体区域。多项研究证实，5-HT$_3$R 与情绪功能障碍、认知功能障碍等疾病的发病机制密切相关。5-HT 能神经元可通过 5-HT$_3$R 作用于海马中间神经元，产生快速反应参与多种生理过程。5-HT$_3$R 异常表达可通过影响脑组织其他神经递质（如 DA、5-HT）的代谢而影响人体正常情绪。国内有研究发现大鼠海马神经元内 5-HT$_3$R 表达与抑郁情绪关系密切，推测 5-HT$_{3A/3B}$R 的表达是导致抑郁情绪的重要原因之一。动物实验证实，5-HTR 拮抗剂通过阻断大脑边缘系统的多动反应达到抗焦虑作用。5-HT$_3$R 拮抗剂能够通过血脑屏障。因此 5-HTR 拮抗剂被认为是治疗焦虑症的值得选择的一种药物，初步的临床应用证实，5-HT$_3$R 拮抗剂昂丹司琼可能通过诱发五肽胃泌素介导的促肾上腺皮质激素水平增加，从而减轻强迫症病人的情感惊吓反应达到抗焦虑作用。此外，5-HT$_3$R 拮抗剂对抑郁症病人多种复杂症状如纤维肌瘤、暴食等具有一定的疗效。

四、5-HT$_6$R 与 5-HT$_7$R

5-HT$_6$R 广泛分布于中枢神经系统，在大脑皮质、纹状体、伏隔核和嗅结节等处呈现高表达。5-HT$_6$R 拮抗剂能升高多巴胺或去甲肾上腺素水平，通过调节中枢神经系统乙酰胆碱、谷氨酸和 γ- 氨基丁酸的释放，参与记忆和情感活动，不仅能够改善认知和记忆功能，还具有抗焦虑作用。

5-HT$_7$R 分布在大脑边缘系统，如丘脑、下丘脑和杏仁核等处。多项研究表明 5-HT$_7$R 与抗抑郁药物治疗的疗效有关，某些抗抑郁药（如氨磺必利）通过 5-HT$_7$R 介导抗抑郁效应，和 5-HT$_7$R 具有高亲和力，是一种有效的 5-HT$_{7A}$R 竞争拮抗剂。Mniefilali 等研究发现，对 5-HT$_7$R 进行药理封锁发挥的抗抑郁反应比常用抗抑郁药物（氟西汀）更快，在抑郁模型大鼠的旷场实验和强迫游泳实验中，发挥的抗抑郁作用与氟西汀基本相同。还有研究通过观察 5-HT$_7$R 与抗抑郁药（西酞普兰）之间的相互作用，认为 5-HT$_7$R 在治疗抑郁症时可以作为一个合适的靶点。

第二节　去甲肾上腺素受体

去甲肾上腺素既是一种激素，更是一种广泛分布于中枢和外周神经系统内的神经递质，外周主要分布在交感节后神经元，中枢广泛分布于网状结构，向上投射到皮质及丘脑，向下投向脊髓前角与背角等区域。

一、抑郁症相关的去甲肾上腺素受体

去甲肾上腺素受体（norepinephrine receptors）分为 α$_{1A}$、α$_{1B}$、α$_{1C}$、α$_{2A}$、α$_{2B}$、α$_{2C}$ 和 β$_1$、β$_2$、β$_3$ 等多种，除了 α$_2$ 能够位于突触前膜扮演自身受体角色，其余这些受体均位于突触后膜。与抑郁症相关的 NE 受体通常有 α$_1$、α$_2$、β$_1$、β$_2$ 四种类型。

α$_1$ 受体主要分布于丘脑、延脑中缝核和皮质的突触后膜，通过第二信使肌醇磷脂（PI）系统起作用；而 α$_2$ 受体则主要分布于延脑、蓝斑、海马和下丘脑的突触前膜，通过 Gi 蛋白介导负反馈抑制 NE 的释放，也有分布于突触后膜上，主要位于蓝斑和孤束核等。β$_1$ 受体主要位于皮质、海马、基底节及脑干，而 β$_2$ 受体则主要分布在小脑、脊髓及各脑区，均通过 Gs 蛋白介导促进 cAMP 生成和 cAMP 依赖蛋白激酶 A 的活性，降低细胞内钙离子浓度，抑制 NE 合成和释放。NE 神经元的主要功能是参与警觉与觉醒状态的维持、调节情绪兴奋与愉快体验、提高注意与记忆、行为驱动与易化以及血压、体温、痛觉、摄食调控。

二、去甲肾上腺素受体功能障碍

关于抑郁症与 NE 受体功能的研究最初是从抗抑郁药物作用机制的研究

中获得发现，在抑郁症病人和抑郁的动物模型中，中枢的 β 受体功能往往是上调的，经过抗抑郁治疗 β 受体功能发生下调，且 β 受体功能下调与临床抗抑郁作用有着密切的关系，这种关系不仅存在于几乎所有的抗抑郁治疗中，而且与临床抗抑郁效果的产生的时间也具有明显的一致性。一些研究还发现，长期抗抑郁药物治疗还可使脑内 α_1 受体上调、α_2 受体下调。推测抑郁症还与突触前膜的 α_2 受体超敏有关，α_2 受体超敏可导致 NE 合成和释放减少。实验证明，突触前膜拮抗剂能加强 NE/DA 再摄取抑制剂的作用，增强大鼠脑内 NE 浓度。还有资料显示，突触前膜上 β_2 受体也与抑郁症有关，突触前膜上 β_2 受体对 NE 释放形成负反馈调节，因此阻断 β_2 受体同样可以增强 NE 系统功能。由于在 5-HT 神经元突触前膜上也发现有 β_2 受体，推测 β_2 受体的作用与 NE 和 5-HT 两种递质的神经系统活动均有关。

此外，NE 神经元对 5-HT 神经元具有双向调节作用，NE 神经元不仅可以通过释放 NE 作用于 5-HT 神经元轴突末端的 α_2 异质受体对 5-HT 进行负反馈调节，还可以通过作用于 5-HT 神经元胞体和树突区域的 α_1 受体促进 5-HT 分泌，其双向调节作用的强弱取决于轴突末端的 α_2 异质受体与神经元胞体和树突区域的 α_1 受体之间的优势比。

第三节　多巴胺受体

1975 年 Randrup 首先提出 DA 功能异常可能与抑郁症发病有关，DA 与抑郁症的关系开始受到关注，有学者（Maj 等）通过一系列的实验证明，长期抗抑郁治疗的抑郁症病人会增加 DA 诱导的奖赏反应，多巴胺受体（dopamine receptors）密度与敏感性和抗抑郁治疗效果密切有关。有研究发现，抑郁症病人脑脊液中 DA 的代谢产物高香草酸（HVA）含量降低，降低 DA 水平的药物（利血平）或疾病（帕金森病）可导致抑郁，而提高 DA 功能的药物可以缓解抑郁。关于抑郁症与 DA 的关系存在两种学说，一种认为抑郁症病人存在中脑边缘系统 DA 功能失调，另一种认为抑郁症病人存在 D_1 受体功能低下。

一、多巴胺及多巴胺受体

多巴胺由酪氨酸羟化酶（TH）催化酪氨酸合成左旋 3，4- 二羟基苯丙氨酸（L-DOPA），再由多巴脱羧酶进一步作用生成 DA，脑内 DA 主要在

MAO 和儿茶酚胺氧位甲基转移酶（COMT）的作用下降解为高香草酸（HVA）。多巴胺受体也属于 G 蛋白偶联受体家族，目前至少可以分为两大类五种受体亚型（DAR），根据生物化学和药理性质，一类通过激活 Gs 进一步激活腺苷酸环化酶，这类受体包括 D_1R 和 D_5R，因药理作用与 D_1R 基本相似被称为 D_1 样受体；另一类通过 Gi 抑制腺苷酸环化酶，这类受体包括 D_2R、D_3R 和 D_4R，其药理作用与 D_2R 基本相似被称为 D_2 样受体。这两类受体基因在脑内均有广泛表达。

D_1R 是体内分布最广泛、数目最多的 DA 突触后受体，主要分布于尾壳核、伏隔核、视束、脑皮质和杏仁核。不少研究认为 D_1R 功能与认知活动有关。D_2R 主要存在于基底神经节，具有突触前与突触后受体两种形式。突触前受体又称作自动受体，激活后抑制突触中 DA 的合成、激发和释放，以调节突触间 DA 的浓度。D_2R 是传统抗精神病药的主要结合靶点。D_3R 与 D_2R 的氨基酸排列有 52% 的相似性，膜穿透能力有 75% 相似性，主要位于 DA 边缘通路，它的 mRNA 在脑区表达远远少于 D_2R，但 D_2R 与 D_3R 的结合力却是所有亚型受体中最高的。D_4R 在脑内分布与 D_3R 很相似，表达最高的区域在前额皮质、中脑、海马、杏仁核等处，但却远低于 D_1R、D_2R。D_4R 的功能与 D_2R、D_3R 类似，对抗精神病药物氯氮平的亲和力是 D_2R 的 2～20 倍，因此被认为是该药的主要靶点，但 D_4R 对其他配体的亲和力低于 D_2R。D_5R 与 D_1R 的氨基酸有 50% 相似性，跨膜区有 80% 相似性，对 DA 的亲和力高于 D_1R 约 10 倍。但分布较局限，仅在海马、外侧乳头体和下丘脑束旁核等区域，在前额皮质主要存在于锥体细胞层。

二、中枢神经系统多巴胺能神经的四条通路

DA 能神经在中枢神经系统主要有四条通路：

1. 黑质 - 纹状体通路，起源于黑质，一小束起源于黑质附近的腹侧被盖区，主要投射到纹状体背部的尾状核与豆状核，该区含有整个大脑 DA 含量 80% 以上，其主要作用是与乙酰胆碱能神经元共同调节肌紧张及共济活动。与运动功能相关，帕金森病主要与此通道功能异常有关。已知在前进或连续运动中需要 D_1R 和 D_2R 相互促进协调作用。动物实验证明，同时刺激 D_1R 可使 D_2R 兴奋产生最大的运动刺激。D_2R 敲除鼠出现明显的运动功能受损，如运动减少、不协调或后退不能。D_3R 突变鼠出现运动过度的运动亚型，与应用药理学方法给予 D_3R 激动剂或拮抗剂的结果一致。D_4R 突变鼠的运动功

能也受到影响。

2. 中脑 - 边缘通路，起源于中脑腹侧被盖部，投射到伏隔核、杏仁核和嗅结节。该通路常常影响复杂的情绪与行为，人类动机的识别、感受及转化行为效应等均与此相关，因此也被称为"犒赏通路"，也被认为是精神分裂症阳性症状的病理区域。已证明破坏伏隔核，或用 D_1R 或 D_2R 拮抗剂阻断多巴胺受体，可削弱吗啡、可卡因和苯丙胺引起的运动过度和奖励效应。

3. 中脑 - 皮质通路，源于中脑腹侧被盖区，投射到前额皮质，该通道与人类的情感、学习记忆功能相关，精神分裂症的阴性症状也与此相关。D_1R 和 D_2R 可调节多巴胺在学习记忆中的作用。许多实验表明多巴胺通过 D_1R 调控前额叶皮质神经元的活动和工作记忆过程。将 D_1R 拮抗剂和 NMDA 受体阻滞剂联合注入前额叶皮质可降低大鼠获得此反射的能力，而且在脑室内注入选择性蛋白激酶抑制剂可完全阻断获得此反射的能力，提出 D_1R 和 NMDA 受体联合激活它们的转录序列，可能是操作性学习的分子机制。有研究发现 D_2R 调控杏仁核中新获得的恐惧联合性学习的形成和记忆保持过程，而 D_2R 调节学习记忆机制是通过 D_1R 介导的。健康志愿者口服 D_2R 激动剂溴隐亭，可提高空间学习记忆的能力；而口服 D_2R 拮抗剂，可出现空间识别能力损害，且呈剂量依赖性下降。

4. 其他 DA 通路的神经束还有结节漏斗束，包括弓状核、室旁核和下丘脑核的细胞，投射到漏斗和垂体中后区域，主要参与垂体激素的调节功能；视网膜束主要参与视觉的调节等。

第四节　谷氨酸受体

谷氨酸受体（glutamate receptors）是近年来较为引人关注的一类中枢神经受体，在大脑内的分布广泛，是主要的兴奋性氨基酸类神经受体，其功能主要是参与突触可塑性、学习和记忆等生理过程，但病理情况下常表现出神经毒性。因此谷氨酸能的神经传递对神经元正常功能的维持非常关键，机体对谷氨酸传递的多水平调控维持着机体谷氨酸水平的相对稳定。

谷氨酸受体几乎存在于所有类型的神经元上，根据药理学和电生理学特征可分为离子型（iGluR）、代谢型（mGluR）和自身受体 3 类。前两者是突触后受体，后者是突触前受体。

一、离子型谷氨酸受体

离子型谷氨酸受体可分为 N- 甲基 -D- 天门冬氨酸受体（NMDAR）、α-氨基 -3- 羟基 -5- 甲基 - 异噁唑 -4- 丙酸受体（AMPAR）和红藻酸受体（KAR），其中 AMPAR 和 KAR 又被称为非 NMDAR。

（一）N- 甲基 -D- 天门冬氨酸受体

NMDAR 参与机体许多生理及病理反应过程，如学习与记忆、神经元的重塑、缺血缺氧的毒性作用、癫痫的形成及神经退行性病变等。动物和临床研究均表明，NMDAR 拮抗剂能够产生快速抗抑郁作用。近年来大量实验发现，非选择性 NMDAR 拮抗剂氯胺酮可快速有效抗抑郁。目前认为氯胺酮的抗抑郁作用主要与拮抗 NMDAR 和激活 AMPAR 有关。此外，NMDAR 在脑中比 5-HTR 和 DAR 分布更广泛，影响机体多种生理功能，因而其非选择性拮抗剂的副作用也较为严重，抗抑郁作用的同时也易产生肌肉松弛、镇静、共济失调、学习记忆损伤等不良反应。

（二）α- 氨基 -3- 羟基 -5- 甲基 - 异噁唑 -4- 丙酸受体

与 NMDAR 一样，AMPAR 作为谷氨酸受体的另一种亚型，在中枢神经系统也有广泛分布，主要介导中枢神经系统的快速兴奋性突触传递，与学习记忆等功能有关。AMPAR 的亚基 $GluR_1$ 基因敲除的小鼠表现出抑郁行为；而情绪障碍的小鼠前额皮质和纹状体中 $GluR_2$ 和 $GluR_3$ 水平明显降低，这些均说明 AMPAR 功能下调与抑郁症发病相关。最新研究显示，抗抑郁药氟西汀和瑞氟西汀的抗抑郁作用与 AMPAR 激动有关，即氟西汀可增加 AMPAR 亚基 $GluR_1$ 和 $GluR_4$ 蛋白表达，而瑞波西汀可增加 $GluR_1$ 和 $GluR_3$ 蛋白表达。

（三）红藻酸受体

红藻酸受体与 Ca^{2+} 代谢、突出强化和氧化应激等有关，在抑郁症和双相情感障碍的发病中起着重要的作用。一项关于抑郁症基因的研究发现，抑郁症病人体内 KAR 的 $GRIK_3$ 基因表达具有连锁不平衡性。在双相情感障碍病人中发现 $GRIK_3$ 和 $GRIK_4$ 基因均发生了变化，研究发现 $GRIK_3$ 和 $GRIK_4$ 基因与抑郁症病人的自杀意念有关。而 $GluR_6$ 基因敲除的小鼠冒险行为和攻击行为增多，且伴有多动症表现。

二、代谢型谷氨酸受体

代谢型谷氨酸受体根据对激动药的选择性、第二信使系统偶联性及序列同源性不同分为 3 组，分别是 I 组（mGluR$_1$ 和 mGluR$_5$）、II 组（mGluR$_2$ 和 mGluR$_3$）及 III 组（mGluR$_4$、mGluR$_6$、mGluR$_7$ 和 mGluR$_8$）。近年来在抑郁症的机制研究中，最为关注的是 NMDAR、AMPAR 及代谢型 I 组（mGluR$_1$ 和 mGluR$_5$）。

I 组 mGluR 与 NMDAR 之间存在相互作用，在突触后的兴奋性调节方面发挥着重要的作用。I 组 mGluR 调节剂都有强烈的抗抑郁效果，同时也有抗焦虑效应。

II 组 mGluR 在突触前膜和胶质细胞中都有广泛表达，参与谷氨酸释放的调节。研究表明，mGluR$_2$、mGluR$_3$ 抑制剂具有抗抑郁作用，其过程主要是抑制信号通路上的腺苷酸环化酶活性，减少谷氨酸的释放，调节谷氨酸通路的信息传递。

III 组 mGluR 的主要功能是抑制腺苷酸环化酶的转导通路，与抑郁症的关系尚存较大争议，其抗抑郁表现还有待更多研究进一步探索。

第五节　其他受体

一、神经激肽受体

神经激肽（NK）也称速激肽，主要分布于神经系统和胃肠道内皮细胞内，参与痛觉、心血管等功能调节。目前已知的有 3 类与 G 蛋白偶联的 NK 受体，包括神经激肽 P、神经激肽 A 和神经激肽 B，相对应的受体分别为 NK$_1$、NK$_2$ 和 NK$_3$。目前关注较多的是 NK$_1$ 受体，它和 P 物质（SP）具有高亲和力，广泛分布于中枢神经系统和周围神经系统，已被广泛认可与抑郁症的发病相关。SP-NK$_1$ 受体通路参与了情感性障碍的病理生理机制，与已知调节情绪有关的神经递质通路（如 5-HT、NE）存在相互交叉。如基因缺失或快速抑制 NK$_1$ 受体的鼠，导致应激和情感障碍的反应明显减少，这些改变与中缝核群内 5-HT 神经元发放率增加相平行。在随机双盲安慰剂对照研究中，NK$_1$ 受体拮抗剂 L-759274 有抗抑郁作用，并且认为这种药物安全性、耐受性好，性功能障碍和胃肠道不良反应发生率低。另一受体拮抗剂 SLV-323 能逆转慢性应激导致海马 GABA 系统中细胞的减少，产生与氟西汀相同的抗抑郁效应。NKR$_1$ 受体拮抗剂为新型抗抑郁药的开发提供了良好的前景。NK$_2$ 受体拮抗剂 SR-48968 和 NK$_3$ 受体拮抗剂 SR-142801 都能减少小鼠在被迫游泳实验中的不动时间，显示出与阿米替林、地昔帕明相同的抗抑郁效果。

二、促肾上腺皮质激素释放激素受体

促肾上腺皮质激素释放激素 CRH 是前垂体促肾上腺皮质激素（ATCH）和其他阿黑皮素原（POMC）来源肽的主要调节因子；同时也是协调应激引起的行为、电生理和潜意识等方面的重要脑神经递质。CRH 与某些神经精神疾病，如抑郁、焦虑和成瘾的病理生理过程有关。通过激活 G 蛋白偶联体的促肾上腺皮质激素释放激素受体（CRHR）在行为、心血管、生殖系统、免疫和内分泌反应中都起到了一定作用。目前在啮齿目动物及灵长目体内发现两种 CRH 受体类型：CRH_1 和 CRH_2。CRH_1 受体在脑中许多区域有分布，如脑干、皮质、杏仁核、垂体前叶和小脑。CRH_2 受体分布在垂体前叶、侧隔膜及非神经元结构等区域。下丘脑分泌的 CRH 对促肾上腺皮质激素细胞的膜受体亲和力高。机体应激时，下丘脑 - 垂体 - 肾上腺（HPA）轴兴奋性提高，然后通过 CRH 引起垂体 - 肾上腺皮质系统反应。多项研究表明，CRH 的过度分泌和 HPA 轴亢进使抑郁症发病概率增高。

CRH 通过广泛分布于中枢的 CRH_1 受体的介导而调节机体对应激的自主神经和情绪行为反应。动物实验表明，脑内注射 CRH 可增强对应激源的记忆、导致抑郁和焦虑等情绪反应。CRH_1 受体在介导阿片撤退的副作用中发挥着中心作用，因此其拮抗剂 CP154、CP526 被研究用于治疗阿片制剂戒断反应的药物。迄今为止，人类已合成多种非肽类的 CRH_1 受体拮抗剂。大部分 CRH_1 受体拮抗剂在强迫游泳实验和悬尾实验中，不能通过单次给药达到抗抑郁效果，而需长期给药。大多数研究使用的是正常动物模型，对研究结果存在一定影响，选用抑郁模型动物实验能表现出更好的抗抑郁效果，如 CP154、CP526 在抑郁模型小鼠的悬尾实验中能够呈现较快的抗抑郁作用。antalarmin 能减少 CRH_2 受体缺乏小鼠游泳实验中的不动时间，CRH_2 受体基因缺乏的小鼠行为表现类似抑郁，比用正常动物进行游泳实验结果更具可靠性。

三、糖皮质激素受体

糖皮质激素的生理性受体有两类：糖皮质激素受体（GR，Ⅱ型）和皮质激素受体（MR，Ⅰ型），其中 GR 是糖皮质激素效应的执行者，同是一种重要的核转录因子，对多种基因具有转录调控作用。在脑内糖皮质激素调节的基因影响神经元功能的许多方面，包括代谢、神经联络和突触传递。糖皮质激素也通过复杂的负反馈回路促进应激反应的终止，这种负反馈部分通过海马和室旁核调节，最终导致与应激反应相关的靶点基因的抑制，如促肾上腺皮质激素释放因子（CRF）。长时间应激使得HPA轴功能亢进导致抑郁，研究发现大部分抑郁症病人存在CRF和糖皮质激素对HPA轴的负反馈抑制不足。

GR在海马区域表达最高，而海马正是通过GR抑制应急过程中亢进的HPA轴使之恢复到基础水平。早期研究发现，抑郁症病人外周血的GR基因水平下降。现阶段动物实验发现抑郁症动物模型脑内的GR基因水平明显低于对照组。GRmRNA表达下调、功能失敏，不能正常的负反馈抑制，从而使HPA轴的亢进得到长期维持。Ridder等通过对小鼠GR基因的改变，观察它们对应激的敏感性。结果发现GR基因双倍表达的小鼠比GR+/–基因型小鼠在应激环境中表现出更少的无助状态，且HPA轴的负反馈调节也相应增加。同时，海马中GR受体下调，使海马神经元细胞数及体积减少，BDNFmRNA表达下降，抗抑郁药正是通过拮抗此过程而发挥疗效。另外，干扰素α的应用会使体内GR基因水平下降导致抑郁症的发生。有研究通过体外细胞实验发现，干扰素减弱了GR和5-HTR$_{1A}$的mRNA表达，其作用可被三环类抗抑郁药和氟西汀拮抗。

总之，与抑郁症相关的神经受体相当广泛，除了上述神经受体功能与抑郁症的关系密切外，近年来不少研究者还发现脑源性神经营养因子（brain-derived neurotrophic factor，BDNF）及其受体、μ阿片受体、咪唑啉受体、催产素及受体以及细胞外调节蛋白激酶（extracellular regulated protein kinase，ERK）等细胞因子均不同程度地与抑郁症存在着关联，进一步拓展抑郁症研究的领域。

（陶　明　邹　莹）

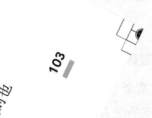

第四章
抑郁症的内分泌异常

抑郁症的发病原因至今未明，许多研究表明，内分泌功能紊乱与抑郁症有着非常密切的关系，如下丘脑-垂体-肾上腺轴（hypothalamic-pituitary-adrenal，HPA）、下丘脑-垂体-甲状腺轴（hypothalamus-pituitary-thyroid，HPT）和下丘脑-垂体-性腺轴（hypothalamic-pituitary-ovarianaxis，HPOA）均会出现不同程度的改变，这种改变可能是抑郁症的病因，也可能是脑功能异常的一种表现。因抑郁症可能是一组病因和发病机制不同的异质性疾病，所以无法用一种病因和发病机制来解释，随着抑郁症的研究进展，必将进一步揭示抑郁症的病理生理机制，为抑郁症的治疗和干预策略提供理论依据。本章就抑郁症的内分泌激素改变以及与抑郁症的相关机制进行介绍。

第一节 下丘脑-垂体-肾上腺轴

内分泌系统对中枢神经系统有直接调整其功能的作用，一个激素可以作用于多个部位，而多种激素也可作用在同一器官组织，包括神经组织，发挥不同的作用，激素水平的变化也可影响神经递质的代谢改变，从而引起神经系统的功能改变。研究发现，下丘脑-垂体-肾上腺轴功能过度活动与抑郁症的病情严重度相关，血浆皮质醇水平升高可作为抑郁症病人病情复燃或复发的指标。

一、下丘脑-垂体-肾上腺轴的功能紊乱

下丘脑是神经内分泌功能的调节中枢，含有神经内分泌细胞功能的重要神经核，可以合成释放激素和抑制激素，通过垂体门静脉系统进入腺垂体，调节腺垂体各种分泌细胞激素的合成和分泌。垂体分泌的激素对靶腺如肾上腺、甲状腺、性腺进行调控。下丘脑受中枢神经系统其他各部位的调控，神经细胞具有传导神经冲动的能力，他们通过分泌各种神经递质，如 NE、乙酰胆碱、5-HT、DA 等，作用于突触后膜受体，影响神经内分泌细胞的功能。

HPA 释放的递质主要分为肽类递质（如脑啡肽、β-内啡肽、降压素、P 物质等）和单胺类递质（DA、NE、5-HT 等）。下丘脑的肽能神经元与来自中枢神经系统的其他部位的神经纤维有着广泛的突触联系，递质的作用比较复杂。中枢 NE 水平下降导致 HPA 功能上升，HPA 功能上升则使 5-HT 水平下降。

HPA 轴功能紊乱是抑郁症最重要的神经内分泌改变，主要表现为 HPA 轴功能的亢进，包括中枢促肾上腺皮质素释放激素（CRH）分泌增多，外周血促肾上腺皮质激素（ACTH）和皮质醇（CORT）含量升高等。出现血皮质醇昼夜分泌节律改变，如小剂量地塞米松抑制实验脱抑制。CRH 是 HPA 轴的关键调节物，下丘脑室旁核（PVN）CRH 神经元具有整合心理和物理刺激的功能，当室旁核神经元被长时间活化时会增加 CRH 的分泌，在应激反应中起决定性的作用。下丘脑的 CRH 以高亲活力作用于促肾上腺皮质激素细胞的膜受体，经过细胞 cAMP PKB 和 DG PKC 途径调节 ACTH 的释放和生物合成。

抑郁症发生时，肾上腺皮质功能亢进，糖皮质激素分泌增加，同样也会导致 5-HT 水平下降。伊河匹隆为芳香基哌嗪类抗抑郁药，是 5-HT$_{1A}$ 受体拮抗剂，能明显降低 HPA 轴的激素分泌。服用之后，重度抑郁病人 HPA 轴分泌明显低于正常人，可见抑郁病人的 5-HT$_{1A}$ 受体功能亢进。在 HPA 轴与 5-HT 的相互作用中，5-HT 可以通过 5-HT$_{1A}$ 和 5-HT$_{2A}$ 受体直接促进 ACTH 的释放，并增加皮质醇激素受体的结合位点，而 5-HT 的神经毒性损害可使海马皮质类固醇受体 mRNA 表达减少。

抑郁症中曾有报道出现宿主抵抗系统和 HPA 轴方面的改变，但它们之间的关系并不确定。有研究显示重症抑郁是以 HPA 轴活动亢进和伴有 IL-1β 产物增加的免疫系统激活为特征的。已经知道 IL-1β 能够增强 HPA 轴在免疫反应中的活性。

二、应激状态下下丘脑 - 垂体 - 肾上腺轴的改变

（一）促肾上腺皮质素释放激素的变化

目前 CRH 有 5 种具有不同的 cDNA 序列、药理学机制和定位的作用目标，由三种不同的基因编码，形成 CRH$_1$、CRH$_2$ 受体（属于 G- 蛋白相关受体超家族）和 CRH 结合蛋白。CRH$_2$ 受体以 CRH$_{2a}$、CRH$_{2b}$ 和 CRH$_{2g}$ 三种由一种基因编码的结合变量的形式存在。所有这些蛋白在大脑中都有其药理学

作用和定位。CRH_1 受体亚型主要位于大脑皮质和小脑，而 CRH_{2a} 受体主要位于皮质下包括侧脑室、下丘脑腹正中核。CRH_{2b} 受体主要位于心脏、骨骼肌以及大脑细动脉和脉络丛。CRH_{2g} 受体则位于人扁桃体中。相关实验结果显示，抑郁症 PVN 的 CRH 上调，CRH 受体并未反馈性地下调，而是伴随着 $CRHR_1$ 转录水平增高。另外，$CRHR_1$ 的基因多态性也是抑郁症发病的高危因素。这提示了 $CRHR_1$ 可能与抑郁症的发病机制有关。抗抑郁药物 5- 羟色胺再摄取抑制剂可调节 $CRHR_1$ 的表达。

在应激反应中，CRH 神经元的活性可受多种兴奋性或抑制性因素调控，包括 CRH_1 型受体（$CRHR_1$）和 CRH_2 型受体（$CRHR_2$）、皮质醇受体及其分子伴侣如热休克蛋白、性激素受体、转录因子 CREB、AVP、加压素受体 1α（AVPR1α）和催产素（OXT）以及细胞因子白介素 1β（IL-1β）和肿瘤坏死因子 α（TNF-α）等。

动物实验表明，$CRHR_2$ 的作用与 $CRHR_1$ 相反，而与抗焦虑样作用有关，提示 CRH 受体 1 和 CRH 受体 2 之间相互平衡在应激反应中起重要作用。在 Wistar-kyoto（WKY）小鼠中，垂体前叶的 CRH 结合蛋白以及 CRH 受体的 mRNA 表达明显下降，ACTH 对 CRH 的反应明显削弱，这是因为 CRH 受体表达出现下调现象。CRH 受体下调可能使抑郁病人原本分泌过多的 CRH 失去作用位点，导致 CRH 持续不断增高。多项研究表明，CRH 在抑郁病人身上存在过高表达的现象。

（二）促肾上腺皮质激素的改变

HPA 轴中，ACTH 的测量被证明在判断情感障碍性疾病中十分有用。Rubin 等研究发现，抑郁症病人垂体和肾上腺体积增大，与正常对照比较，抑郁症病人肾上腺皮质增生约 38%，增生程度与皮质醇的浓度相关，随着抑郁恢复，增生也随着皮质醇下降而恢复。O'Toole 等研究发现，抑郁症病人 ACTH 基础水平升高，其 24 小时分泌节律也出现了异常。一些研究发现，WKY 小鼠显示出 HPA 轴持续活化的现象，在长期慢性的活化过程中，ACTH 对外源 CRH 的反应显得很迟钝。这也是抑郁病人 HPA 轴异常的一个方面。Young 等采用阻断肾上腺可的松分泌的药物后可以使反应恢复，这说明 ACTH 分泌迟钝是由于可的松水平升高所致。同时，还有可能是由于前面提及的长期 CRH 亢进导致了 CRH 受体功能下降。

长期较高水平的皮质醇可通过抑制突触传递和减少树突分支来造成海马的损伤，导致抑郁症病人出现认知功能障碍、情绪低落等症状。糖皮质激素通过糖皮质激素受体（GR）而发挥作用，GR 分布于脑及多种淋巴组织，在海马高表达，是糖皮质激素反馈形成的基础，因而可以调节 HPA 轴的活动。过量糖皮质激素通过激活其受体可抑制动物海马颗粒细胞下区（SGZ）神经干细胞的增殖并导致海马萎缩。糖皮质激素浓度升高也可能是抑郁症病人某些代谢障碍，如胰岛素抵抗及向心性肥胖的原因。抑郁症病人常见的糖皮质激素抵抗征应该与皮质类固醇激素受体活性的下调有关。然而，Young 等发现的临床试验现象恰好与所推断的相反，尽管抑郁症病人的外周血皮质醇的水平升高，但是 MR 活性并未降低，从而支持了 GR/MR（盐皮质激素受体）失衡的假说。MR 和 GR 直接作为转录因子调节基因表达，MR 和 GR 形成异二聚体或者同二聚体的比例决定了基因表达的效率。因此，GR/MR 的比例失衡可能影响了 CRH 基因的转录。

第二节 下丘脑 - 垂体 - 甲状腺轴

甲状腺（thyroid）位于甲状软骨下方、气管的两侧，中间由峡部相连。形如"H"，棕红色，分左右两个侧叶。两侧叶贴附在喉下部和气管上部的外侧面，上达甲状软骨中部，下抵第 6 气管软骨处，峡部多位于第 2 ~ 4 气管软骨的前方。甲状腺的基本构成单位是腺泡，对碘有很强的聚集作用，虽然通常腺体中的碘含量比血液中的含量高 25 ~ 50 倍，但每日饮食摄入的碘仍有 1/3 进入甲状腺，全身含碘量的 90% 都集中在甲状腺。

一、甲状腺的功能

甲状腺的功能活动受大脑皮质 - 下丘脑 - 垂体前叶系统反馈性调节和控制。垂体前叶分泌的促甲状腺激素（TSH）直接兴奋甲状腺细胞功能，促进甲状腺素的分泌和合成。TSH 又受血液中甲状腺素浓度的影响，当血液中甲状腺素浓度增加到一定程度，它抑制 TSH 的产生（负反馈作用），使甲状腺合成和分泌的速度减慢；反之，当各种原因导致血液中甲状腺素浓度下降，又能引起 TSH 的分泌增加（反馈作用），而使甲状腺合成和分泌的速度加快。TSH 的分泌除受甲状腺素反馈性抑制的影响外，还主要受下丘脑促甲状腺激素释放激素（TRH）的直接刺激。当甲状腺素释放增多时除对垂体 TSH 释放有抑制作用外，也对下丘脑释放的 TRH 有对抗作用，间接地抑制 TSH 分泌，从而形成了下丘脑 - 垂体 - 甲状腺轴反馈调节系统。此外，甲状腺对体内碘缺乏或碘过剩也有适应性调节，如血液中无机碘含量升高时，能刺激甲状腺摄碘及其与酪氨酸结合而生成较多的甲状腺素，但当血液中无机碘蓄积到一个临界值后，可引起碘与酪氨酸结合的进行性抑制及甲状腺素合成与释放的降低。甲状腺通过上述调节系统控制，维持人体正常的生长发育与代谢功能。

甲状腺激素的生理功能主要为：①促进新陈代谢，使绝大多数组织耗氧量加大，并增加产热。②促进生长发育，对长骨、脑和生殖器官的发育生长至关重要，尤其是婴儿期。此时缺乏甲状腺激素则会患呆小症。③提高中枢神经系统的兴奋性。此外，还有加强和调控其他激素的作用及加快心率、加强心肌收缩力和加大心排血量等作用。

二、下丘脑 - 垂体 - 甲状腺轴功能异常

甲状腺激素与神经系统的生长发育和功能活动有密切关系，在甲状腺激素分泌过多或过少时都可使脑功能发生紊乱出现明显的神经 - 精神症状。从分子生物学上分析，甲状腺激素含量的改变主要影响单胺氧化酶活性，从而导致单胺类物质代谢异常。甲状腺激素增多或减少导致脑代谢改变，对脑组织本身有直接影响，或激素的代谢物直接引起中毒，导致精神症状出现。

从神经内分泌方面研究发现，抑郁症病人的 HPT 轴功能异常：抑郁症病人血浆 TSH 显著降低，游离 T_4 显著增加 25% ~ 70%；抑郁症病人 TSH 对 TRH 的反应迟钝，TSH 反应随抑郁症状缓解而趋于正常；TSH 反应迟钝的病人预示对抗抑郁药治疗效果好。

Whybrow 等提出，甲状腺功能是情感性精神障碍发病及康复中不可分割的部分，因为在中枢神经系统中，甲状腺素、胆碱能及肾上腺素能受体之间是相互作用的；甲状腺素可易化体内去甲肾上腺素的神经传递作用，从而影响 β- 肾上腺素能受体或 5-HT。这种易化作用可能对躁狂发作和抑郁发作的神经递质有向上或向下调节的异同作用。通过心境稳定剂调整机体的内环境，改善了心境障碍，从而使血清 T_3 或 T_4 也相应恢复到正常水平。这提示临床医生可在治疗前后做一个常规性血清 T_3、T_4 的检查，有利于作为抑郁症病人治疗和预后的评价。特别是对症状顽固、持久和各项治疗效果差的病人，更需要进行甲状腺功能检查，以进一步调整或选择合用甲状腺素治疗方案，效果会更好。

三、甲状腺激素和抑郁症的关系

甲状腺激素和抑郁症的关系正日益受到关注。据统计 8% ~ 20% 的抑郁症病人有不同程度隐性甲状腺功能减退，9% ~ 20% 的抑郁症病人抗甲状腺抗体水平提高，提示抑郁症与甲状腺激素水平可能有联系。

甲状腺功能减退病人往往有表情呆滞、行动迟缓、生活被动、懒散、精力不足、记忆力下降、社交能力下降、反应迟钝等。众多研究表明，只有抑郁状态与甲状腺功能减退之间有共发性。甲状腺功能减退只导致抑郁状态而与其他精神障碍无相关性。甲状腺激素低下可以导致抑郁，但抑郁不一定甲状腺功能减退。

Krikegaard 等研究发现，抑郁发作往往伴发高甲状腺素血症和脑脊液游离 T_4 升高，并随着抑郁症状消失而恢复。Brownlie 等研究表明，甲状腺激素水平的动态下降与抑郁状态发生有关，而其中起主要作用的是 FT_3、FT_4。Moreau 等（2000）报道，抑郁症病人红细胞对 FT_3 摄取能力较正常对照组偏低，提示靶细胞对甲状腺激素刺激所产生的效应下降是引起 FT_3 较 FT_4 更为偏低的原因之一。其次，病理状态下可能与使 5- 脱碘酶活性受抑制，影响外周组织对 T_4 的脱碘有关，故游离甲状腺激素较其余甲状腺素偏低明显。

血清 T_4 可能转变为 T_3，而且生物活性较大，血清 T_4 转变为 T_3 后才起作用，即 T_4 是 T_3 的激素原，抑郁症病人治疗前后的血清 T_3 明显高于对照组，单相抑郁症病人治病后 T_4 下降，推测双相抑郁症与单相抑郁症病人可能存在血清 T_4 转化为 T_3 的过程发生障碍。由于长期的心境障碍，有可能导致体内神经内分泌代谢的改变，反过来又加重心境障碍的程度，形成恶性循环。双相抑郁症及单相抑郁症病人治疗前 T_3 升高，提示抑郁症病人甲状腺素水平的异常不是源于甲状腺疾病，而是继发于情感障碍所致。

巴西的 AlmcidaC 等研究发现亚临床甲减病人的焦虑与抑郁症状发生率高于甲状腺功能正常的人群；并提出焦虑、抑郁等精神学症状与甲状腺功能亢进的高度相关性。

甲亢病人的情绪障碍可能是由于 HPT 系统功能发生变化，HPA 随之发生变化，突触前去甲肾上腺素等的释放减少，突触后 B 受体数目增加，导致去甲肾上腺素的耗竭而引发。

第三节 下丘脑 - 垂体 - 性腺轴

HPOA 通过分泌促性腺激素释放激素（gonadotropin-releasing hormone，GnRH）调节垂体分泌的黄体生成素（luteinizing hormone，LH）和卵泡刺激素（follicle-stimulating hormone，FSH）的释放，从而控制性腺发育和性激素的分泌。卵巢在促性腺激素作用下，发生周期性排卵并伴有卵巢性激素分泌的周期性变化；而卵巢激素对中枢生殖调节激素的合成和分泌又具反馈调节作用，从而使循环中 LH 和 FSH 呈现密切相关的周期性变化。

一、下丘脑 - 垂体 - 性腺轴的生理功能

HPOA 分泌的激素包括 GnRH、LH、FSH、泌乳素以及性腺分泌的雌二醇和睾酮等。LH 的产生受下丘脑 GnRH 的控制，同时受卵巢的正、负反馈调控。在 FSH 存在的条件下，LH 与其协同作用，刺激卵巢分泌雌激素，促进卵泡生长、成熟、排卵，形成黄体并分泌雌激素和孕激素。通过分泌雌二醇，不仅使 FSH 分泌增加，还可促进 LH 及其受体数量增加，以便达到共同兴奋，促进排卵和黄体形成。在月经周期中，血中雌激素和孕激素呈现周期性波动，雌激素在排卵前一天达到顶峰，随即下降，在黄体期雌激素水平再次上升，但高峰较卵泡期低。在围绝经期，雌激素水平逐渐降低，FSH、LH 水平上升。

大量资料显示，这种雌激素水平的变化可导致女性的抑郁症患病率增加。女性抑郁症的发病率是男性的 2 倍，这种差异自青少年开始，一直持续到绝经期，国外大约 2% ~ 10% 的妇女在黄体期符合 DSM- Ⅳ 中黄体期烦闷障碍（PMDD）的标准；20% 的妇女有抑郁症状，10% 可诊断重度抑郁，产后 12 个月内，10% 的妇女患抑郁。80% 的围绝经期妇女有心境紊乱，青春期也是抑郁症的高发期，而在性激素相对稳定的成年期、儿童期及绝经期女性抑郁症的患病率相对较低。

二、雌激素水平与抑郁症的关系

大量研究显示，雌激素通过雌激素受体（ER）影响 5-HT 及其相关系统而参与抑郁症的起病。ER 是一类由配体激活的核转录因子，广泛表达于与情感刺激加工相关的脑区域，如海马、杏仁核、下丘脑、额叶皮质和脊核。已鉴定出了两种雌激素受体 α 和 β，并有各自的基因，分别位于第 6 号和第

14 号染色体的长臂上。5-HT 作为神经递质集中于大脑边缘区，此区域是与抑郁症有关的主要区域。雌激素受体的解剖学分布与情感障碍涉及的区域高度一致，这些区域在很大程度上受血清素能性神经元的神经支配。

鼠类和灵长类动物的背侧脊核和中央脊核 ERβ 比 ERα 有更高水平的表达，而且 ERβ 在这些区域表达的细胞大多数是血清素能性细胞，因此 ERβ 可能在雌激素调节 5-HT 系统中起主要的作用。雌激素在 5-HT 代谢、合成及再生成上有复杂的生理功能，色氨酸羟化酶（TPH）是 5-HT 合成过程的关键酶，雌激素可以增加 TPH 表达，从而增加 5-HT 的量。Gundlah 等通过动物实验证实，雌激素通过 ERβ 上调 TPH1mRNA 表达。TPH2 受 ERβ 的正性调节。MAO 是 5-HT 降解过程的关键酶，雌激素通过减少 MAO 来保持 5-HT 的水平。有学者对去卵巢的罗猴予以卵巢激素替代，结果显示卵巢激素使脊核中的 MAO-A 减少，而分散的下丘脑核群中 MAO-A 和 MAO-B 都减少。

雌激素可诱导 5-HT 受体突触后脱敏。人类 5-HT 受体分为 7 个家族（5-HT$_1$ ~ 5-HT$_7$），其中 5-HT$_{1A}$ 和 5-HT$_{2A}$ 是研究最多的与情感障碍有关的受体。用切除卵巢的方法清除大鼠体内的雌激素可以上调抑制性的 5-HT$_{1A}$，而雌激素替代则下调 5-HT$_{1A}$。雌激素可能是通过对 RGSZ1 蛋白的增量调节引起 5-HT$_{1A}$ 受体突触后脱敏，进而起到抗抑郁作用。Carrasco 等的动物实验证明，雌二醇的应用引起下丘脑室旁核的 RGSZ1 蛋白的剂量依赖性增量调节，Raap 等发现，雌激素显著降低催产素、促肾上腺皮质激素和皮质酮对 5-HT$_{1A}$ 受体激动剂的反应强度，且这种激素反应的削弱伴有下丘脑 Gz、Gi1 和 Gi3 蛋白水平的明显下降，Gz 蛋白调节 5-HT 的释放和 5-HT 对催乳素和促肾上腺皮质激素释放的促进作用，RGSZ1 是 Gz 蛋白信号转导的负调节子。Osterlund 等的动物试验发现，卵巢切除术的大鼠可出现 5-HT$_1$ 结合、5-HT$_{2A}$ 结合和表达、5-HT 转运子结合点和表达的降低，用雌激素治疗可逆转这些改变；而长期给予雌激素可导致 5-HT$_1$ 受体和 α 受体数目减少，5-HT$_2$ 受体亲和力升高。雌二醇和血清素系统的这种相互作用增加了女性周期中情感性障碍的易感性。

三、其他性激素水平与抑郁症的关系

孕激素自身可以引起抑郁、沮丧、衰弱等症状，但也可以起到抗抑郁的作用。Buckwalter 的研究显示，在怀孕时高孕酮水平与心境障碍增多有关，产后 6～10 周发展成抑郁症的妇女血中孕酮水平较无产后抑郁的妇女明显升高。怀孕时高孕酮水平预示着产后 6～10 周可能出现抑郁症状。Ladisich 的研究认为，孕激素可以增加 5-HT 的代谢，因此发生抑郁的概率增大。

男性抑郁症与睾酮的关系研究较多。McIntyre 等发现中年男性抑郁症病人具有生物活性的睾酮和总睾酮水平均低于健康人。男性抑郁症病人常有轻度外周睾酮、LH、FSH 水平下降，这种改变可随症状的改善而恢复。睾酮在脑内不同酶的作用下，被芳香化成雌二醇，或转化为双氢睾酮和 3β-雄烷二醇，它可以高亲和力地与 ER 相结合，从而发挥类雌激素样的作用。

研究表明，皮质 5-HT$_{2A}$ 受体数量随年龄的增大而减少，睾酮水平降低可能改变了中枢神经系统 5-HT 的功能，同时减少了 5-HT$_{2A}$ 受体的密度。此外，睾酮水平的降低还促进 5-HT$_3$ 受体的表达，并减少 γ-氨基丁酸（gamma aminobutyric acid，GABA）的转运，降低了 NE、DA、5-HT 和 GABA 能神经传导，介导了抑郁症的发生。

四、下丘脑 - 垂体 - 肾上腺皮质轴和下丘脑 - 垂体 - 性腺轴的关系

HPA 和 HPAG 有着密切的关系。HPA 在应激反应的调节中表现出明显性别差异，应激刺激下，雌鼠分泌的 ACTH 和糖皮质激素高于雄鼠，雌激素可增加 HPA 轴的活性，增加 HPA 轴对心理应激刺激的反应，使 HPA 轴对应激诱发的抑制反应敏感。与女性相比，男性在应激刺激下产生的 ACTH 和皮质醇低。切除性腺的雄鼠，在若干应激刺激下，血浆 ACTH 和皮质醇水平增高，并可被睾酮或二氢睾酮（DHT）翻转，提示睾酮和雄激素受体对 HPA 轴有抑制效应。同时 CRH 可抑制 GnRH 神经元和 LH 的分泌。如长期接受脱氢皮质醇治疗的妇女 LH 对 GnRH 的反应降低。

有研究观察了雌激素受体（ER）在抑郁症病人脑中的分布后，发现下丘脑 PVN 存在大量 ERα 与 CRH 双标神经元，抑郁症病人下丘脑 PVN 中的 ERα 与 CRH 双标神经元的数目显著增加。该研究为抑郁症时 HPG 轴与 HPA 轴的相互作用提供了直接的细胞结构基础。CRH 基因 5' 启动子序列中有几个半回文的雌激素反应元件（1/2ERE），雌激素可以通过它们调节 CRH 基因的表达。因此，雌激素受体介导的 CRH 的过度激活可能是女性易患抑郁症的原因之一，而雄激素受体介导的 CRH 的调控紊乱，则可能是男性抑郁病人发病特征的基础。

第四节　其他激素分泌的改变

内分泌系统不但维持和调节人体最基本的生命活动，还维持和调节人的精神活动，保持人的正常感觉、反射、思考和情绪活动，是人体精神活动的物质基础。目前的研究表明，褪黑激素、生长激素、催乳素及其他一些内分泌系统分泌的激素均能影响人的情绪与行为。

一、褪黑激素

（一）褪黑激素的生理作用

褪黑激素（melatonin，MT）又称松果体激素，是松果体以色氨酸为原料合成的内源性活性物质，是 5- 羟色胺酸的衍生物。褪黑素合成受光照等环境因素及体内 NE 等多种活性物质的影响，分泌具有昼夜节律性。褪黑素具有广泛的生理活性，与中枢神经系统、生殖系统、免疫系统等多种生理活动及激素分泌、体温调节、神经 - 内分泌 - 免疫调节等联系紧密，研究比较多的是 MT 对动物和人的催眠作用。

（二）褪黑激素与抑郁症的关系

冬季抑郁症与 MT 的关系已得到许多学者的证实。多数研究者认为，白天 MT 水平增高可以作为冬季抑郁症的标志，由于冬季光照时间短，MT 分泌期较长，可能触发一些敏感个体出现抑郁症，冬季抑郁症的 MT 假说得到下列几点支持：

1. 冬季抑郁症的发病有季节性，MT 的分泌具有年和季节周期性，并有证据表明冬季抑郁症与光照期有关。

2. 冬季抑郁症对模拟夏季的人工亮光有较好的反应。关于 MT 与非季节性抑郁症，目前国外研究一致认为，抑郁症病人发作期间 MT 分泌下降，缓解后 MT 分泌再度上升。

关于 MT 在抑郁症发生中的作用机制，目前主要有两种观点：①部分学者认为，由于 MT 的生物合成和分泌主要受 NE 的调节，而且其生物合成的前体物质是 5-HT，故 MT 的低下一定程度上反映的是中枢 5-HT、NE 功能的低下，后两者则是构成抑郁症病因学的主要神经递质改变；② MT 和 HPA 轴激素均呈昼夜节律性，并且两者的分泌时相恰好相反，基于目前得到广泛认可的抑郁症的 HPA 轴假说，人们推测 MT 可能通过影响 HPA 轴从而在抑郁症发病过程中起一定作用。

早年 Arendt 就观察到，抑郁症病人常同时存在 MT 分泌降低和 HPA 轴功能亢进，推测其可能是抑郁症神经内分泌改变的一个重要特征，并提出了低"MT 综合征"的概念，认为低 MT 可能影响到抑郁症病人的 HPA 轴功能水平，在一定程度上促发了抑郁的发生；陈淑玲等（2014）通过对抑郁症病人 MT 及 HPA 轴功能的同时观察，分析 MT 对抑郁症病人 HPA 轴功能是否存在影响，发现血清 MT 水平与血清 ACTH、COR 显著负相关，提示 MT 可能对抑郁症病人的 HPA 轴功能有一定的抑制性作用，具体机制可能为：MT 在下丘脑与受体结合后，通过对百日咳毒素敏感的抑制性 G 蛋白通路，抑制 cAMP 的形成，增加磷酸肌醇的合成，MT 也可与其他第二信使系统相偶联，通过增加 cGMP 水平而发挥作用，通过上述细胞信号传导通路的改变，均可引起下丘脑 CRH 分泌节律的改变，影响其对皮质醇的应答反应。

以上研究结果提示除对睡眠外，MT 对抑郁症的发生可能存在更为广泛的作用，然而，以上研究均为横断面研究，需在前瞻性研究中加以进一步证实。

二、生长激素轴

（一）生理功能

生长激素轴包括生长激素释放激素（GHRH）、生长激素（GH）、胰岛素样生长因子（IGF），它们在中枢神经系统均有产生，其受体广泛分布于中枢神经系统，促进神经细胞的分化与成熟，在脑发育中起重要作用。此外，生长激素轴也能影响睡眠、情绪、认知等脑功能。生长激素功能减退的病人常伴有抑郁情绪、乏力、懒散、自卑、被动、记忆力及注意力下降等抑郁综合征常见的临床症状，有研究认为早期的应激与负性社会经历可能影响 GH 的调节并增加发生抑郁的危险。

（二）与抑郁症的关系

有研究表明，抑郁症病人往往存在生长激素水平异常，这种异常可能是基础的 GH 分泌紊乱，也可能表现为分泌节律的异常。GH 可能参与抑郁症的形成及病理变化，然而这也仅仅是一种推测，因为生长激素功能减退的病人出现抑郁综合征表现可能是由于体力和肌肉发育不如同龄人，在精神心理方面常有自卑感，从而对生活失去信心。并且在中枢神经系统中生长激素水平受到 ACh、NE 等神经递质的调节（后两者目前被认为是构成抑郁症病因学的主要神经递质），GH 异常可能主要反映了神经递质功能的异常。总之，关于抑郁症生长激素轴的研究取得了一定的进展，但是 GH 在抑郁症的病因、病理生理变化中究竟扮演什么样的角色目前仍不明确。

三、催乳素

（一）生理功能

催乳素（prolactin，PRL）是一种多肽激素，由垂体前叶腺嗜酸细胞分泌的蛋白质激素，其主要生理功能是促进乳腺生长发育及乳汁形成，有抑制促性激素的作用。PRL 生理状态下呈脉冲波动，且有昼夜节律的变化。高峰在入睡后 1 ~ 1.5 小时出现，次日清晨下降。

（二）与抑郁症的关系

有学者认为，PRL 水平的变化是产后抑郁症状出现的原因之一，然而对于 PRL 与产后抑郁症之间的相关性，研究结果不尽相同。有研究表明，妊娠期间血液及脑脊液中的高 PRL 含量对于降低妊娠期间的焦虑和紧张具有重要的作用，在孕后期和产后期维持较高水平的 PRL 对于维持母亲正常行为具有重要的作用。也有学者研究认为，PRL 与产后抑郁症呈正相关。Asher 等研究发现在孕后期和产后期血液较高的 PRL 浓度与低程度焦虑有关，提示血液高浓度 PRL 水平会导致哺乳产妇发生低程度焦虑。PRL 水平与产后哺乳与否、胎次、睡眠状况、饮食等诸多因素有关，并且 PRL 能通过影响卵巢分泌雌孕激素，可能正是由于这些因素的混杂，导致 PRL 与产后抑郁症相关性研究的结果不尽相同。

抑郁症还可伴有其他内分泌激素分泌节律的改变，如瘦素、胰岛素、降钙素基因相关肽等。

抑郁症不是单纯原因引起的病理产物，与遗传因素、社会心理因素、神经递质、内分泌系统都有密切关系，作为神经内分泌功能调节的中枢，下丘脑本身也受到来自不同神经递质的调节，因此，某种特定的内分泌功能紊乱，有可能是抑郁症的病因，也可能主要反映了神经递质功能的异常，是基础脑功能异常的一种表现。关于抑郁症内分泌激素的研究取得了一定的进展，但结论仍然不一，加强对内分泌激素的研究，有助于揭示抑郁症的发病机制，为其病因学研究提供新的启示。

（刘阁玲）

第五章

抑郁症的免疫机制

诸多证据显示，精神状态和免疫系统之间存在相互作用：精神活动能调节免疫功能，而免疫系统功能紊乱不仅能导致机体疾病，同时影响人的心理/精神、行为、性格等。近十年来随着分子生物学和分子免疫学的发展及其在精神疾病研究中的运用，人们逐步认识到神经、免疫、内分泌三大系统生命活性物质及其受体在生物进化和种系发生上具有保守性。这就要求机体作为一个整体接受内、外环境的各种压力和挑战并对其做出相应应答。抑郁便是机体对这些压力和挑战超过其承受能力时出现的反应。

第一节　抑郁症与免疫功能

对疾病发生机制的探索是疾病防治和康复的关键，而抑郁症的异质性明显，不仅表现为疾病的临床特征，更重要的是病因学假说。在解释抑郁症的发病机制时，"单胺神经递质假说"一直被广泛接受，为抑郁症的治疗提供了良好的基础。但该假说并不能完全解释疾病的异质表现，尤其对不同的临床亚型；在临床医疗实践中，目前使用的抗抑郁药对约 30% 的病人疗效甚微。研究者们在抑郁症的病因学上获得一些共识：①基于单胺神经递质（如5-HT、NE 等）缺乏的单胺神经递质假说；②基于糖皮质激素受体阻抗和高皮质醇分泌的 HPA 功能异常假说；③基于情感环路神经元生长、再生异常的神经发生假说；④基于社会 - 心理因素和机体炎症的神经炎症或巨噬细胞/细胞因子假说。

一、抑郁症与免疫功能的关系

以往的观点认为，中枢神经系统由于血脑屏障（BBB）的存在，可以处于免疫豁免状态，与外周免疫系统彻底隔离，但近年来的证据明确提示，中枢与外周的免疫系统、免疫与内分泌系统存在显著的交互作用（图 2-5-1）。

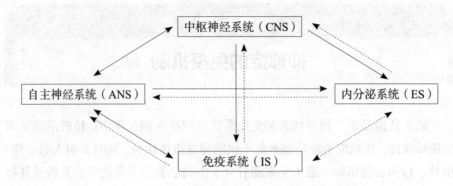

图 2-5-1 中枢神经系统与外周免疫间的交互作用

目前较为一致的证据显示了抑郁症和免疫异常存在关联：

1. 炎性躯体疾病的病人抑郁症的发病率远远高于普通人群。

2. 未治疗的抑郁症病人外周和脑脊液（CSF）中炎性标记物、急性期蛋白、细胞因子水平升高，如 C 反应蛋白、IL-6、IL-1、前列腺素等。

3. 采用细胞因子进行干预 [如 α 干扰素（INF-α）、IL-2]，抑郁症状发生频率和症状的严重程度显著增加。

4. 不同种类的抗抑郁药可通过抑制前炎性细胞因子和刺激抗炎性细胞因子以阻止免疫调节效应。

大规模的随访研究显示，外周部分细胞因子的水平可作为抑郁疾病状态的生物学标记物（如 IL-8），其浓度与在疾病的不同阶段抑郁症状的严重程度密切相关。而流行病学资料显示，炎性疾病的病人抑郁的发生率比普通人群高 5～10 倍，而且抑郁症状导致的残疾程度更为突出。抑郁症与中枢炎性疾病关系同样密切，一项为期 14 年的大规模随访研究结果提示，多发性硬化的病人抑郁的发生率高达 50%；系统性综述显示，卒中后存活的病人抑郁症的发生率超过 30%，并推测卒中后抑郁症病人情感相关脑区存在炎症导致的神经元死亡。此外，在银屑病和类风湿关节炎、炎性肠病病人中抑郁症的发病率分别为 13%、17%。来自临床的证据显示，无论是外周还是中枢的炎性过程均会导致抑郁症发病的显著增加。由此推测，机体的免疫功能异常与抑郁症关系密切。

二、免疫激活与抑郁症

近年来，越来越多的证据提示，抑郁症病人存在显著的免疫功能激活，而免疫功能激活可能参与了抑郁疾病发生、发展的病理生理过程。有研究显示，抑郁症病人血清 IL-6、TNF-α 和 CRP 水平显著高于健康对照，并由此推测抑郁症病人存在单核巨噬细胞的激活，从而验证了抑郁症病人存在细胞因子介导的免疫功能异常。也有研究显示，血清 / 血浆 IL-2 增高见于慢性自身免疫性疾病病人；IL-6 升高被认为是 HPA 轴活性增强、T 淋巴细胞活化的结果。IL-8 是由单核细胞、巨噬细胞和成纤维细胞等产生和分泌的一种趋化因子，主要作用是趋化和激活中性粒细胞、嗜碱性粒细胞和 T 淋巴细胞等。可见抑郁症的发病可能与免疫反应有关，抑郁疾病的发生伴有细胞介导的免疫激活现象，由此提示抑郁症伴有免疫系统的紊乱，这种免疫功能紊乱尤其是免疫激活可能是抑郁症的发病机制之一。孙宏伟（2010）带领的团队对支气管哮喘伴发抑郁大鼠血液及肺组织 IL-1β、IL-6 含量的研究显示，哮喘伴发抑郁组大鼠血液及肺部组织 IL-1β、IL-6 含量与对照组比较明显升高。

临床上采用的抗抑郁药物治疗在改善抑郁症状的同时，对免疫激活有抑制作用。来自韩国一项前瞻性临床对照研究检测了 32 例住院的抑郁症病人治疗前及治疗 6 周后的细胞因子 IL-6、TNF-α、TGF-β1 和 IFN-γ / IL-4 水平，并与 63 例健康人比较，结果显示，抑郁症病人血清 IL-6、TNF-β、TGF-β1 水平较健康人显著增高，而血清 IFN-γ、IL-4、IL-2 水平较健康人显著降低。抑郁症病人经 6 周的抗抑郁治疗后，血清 IL-6 和 TGF-β1 水平较治疗前显著降低。国内也有学者检测了 23 例抑郁症病人采用抗抑郁药治疗 6 周前后血清 IL-6 水平，并与 23 例健康对照者比较，结果显示，抑郁症病人治疗前血清 IL-6 水平较健康对照轻度增高，但差异无统计学意义；治疗后血清 IL-6 水平较治疗前显著降低，并较健康对照显著降低。

来自以脑脊液为研究样本的研究也得到类似的结果。Levine 等研究了 13 例未用药治疗的急性重度抑郁病人和 10 例正常对照者脑脊液 IL-1β、IL-6 和 TNF-α 水平，结果显示，与健康对照相比，抑郁症病人脑脊液的 IL-1β 水平显著增高，而 IL-6 浓度显著降低，TNF-α 无明显差别；进一步分析发现，抑郁症病人脑脊液中 IL-1β 水平与抑郁症状的严重程度密切相关。

三、免疫抑制与抑郁症

许多研究提示，抑郁症的临床状态与免疫应答的异常相关联。早期相关研究主要集中在免疫细胞异常与抑郁症的关系上，相关研究发现：外周血中白细胞亚群的改变，中性粒细胞吞噬作用受损，并伴随淋巴细胞百分比减少的白细胞增加，以及抑郁症病人中性粒细胞百分比的增加等；同时，抑郁症病人存在对 NK 细胞的细胞毒作用的抑制。

来自临床实践证据显示，抑郁症状与病人的生殖器和口腔疱疹的反复发作有关，究其原因可能是机体在经历抑郁等情绪的过程中会出现免疫功能抑制。动物实验的结果提示，模型动物对各种压力的反应也表现出体内免疫功能抑制。一些旨在探索情感障碍是否伴随免疫抑制而开展的前瞻性研究发现，与正常对照组相比，抑郁症病人大多表现为免疫功能低下，辅助性 T 淋巴细胞百分比显著下降。也有研究提示抑郁症病人体内淋巴细胞对促有丝分裂原的增殖反应降低。

有学者认为，抑郁症与诸多躯体疾病共病，如 Graves 病、类风湿关节炎、系统性红斑狼疮、哮喘和糖尿病等，而在这些躯体疾病中，心理社会因素（尤其是抑郁症状）与免疫应答降低密切相关，这些心理社会状态与大脑杏仁体和海马的边缘回路的神经活动增加有关。此外，Schleifer 等的研究发现，轻度抑郁症状的病人反应免疫功能的生物学标记物与健康对照并无差异，因而免疫抑制状态可能与抑郁症病人抑郁症状的严重程度相关。如重度抑郁和精神分裂症后抑郁病人的淋巴细胞对促有丝分裂原 PHA 和 PWM 的反应比轻度抑郁病人显著降低；和非内源性抑郁病人相比，内源性抑郁病人的细胞免疫功能显著降低，如迟发型超敏皮肤反应。也有研究报告，重度抑郁病人 $CD4^+T$ 细胞显著减少；成人严重抑郁心境障碍与 $CD4^+T$ 细胞数目的降低和淋巴细胞活化的生物学标记表达增加密切相关。

抑郁症的免疫抑制的发生机制可能与单胺水平和 HPA 轴的改变有关。一般说来，机体的中枢神经系统和免疫系统主要通过 HPA 轴、交感神经系统（SNS）产生交互作用。普遍的观点认为，HPA 轴、NE 和 5-HT 的异常导致免疫抑制可能是抑郁症的发病机制之一。

（一）单胺神经递质水平的变化

单胺神经递质水平改变主要影响中枢神经系统（CNS），其中包括 NE 能和（或）5-HT 能神经递质水平降低。受交感神经末梢支配的淋巴组织具有突触前 α_2-肾上腺素能受体。当免疫细胞表达肾上腺素能受体，NE 便通过 β_2-肾上腺素能受体对免疫系统直接发挥效应，或通过调节内源性 NE 生成和释放间接发挥作用。如紧张反应、外伤或脑损伤诱导交感神经活性，直接导致 SNS 释放细胞因子 IL-10，引起免疫抑制以增加感染的风险。有研究显示，NE 可在外周和脑内调节与炎症相关基因的表达，而且外周和中枢神经系统通过调节 NE 释放控制细胞因子的生成表现出免疫抑制效应，同时 NE 的这个效应也可通过在巨噬细胞表面表达的 β_2- 肾上腺素能受体介导。DA 和 5-HT 的免疫调节效应并不像对 NE 的研究既明确而又深入。Hasko 等报道，体内部分 DE 通过 β_2- 肾上腺素能受体抑制培养的巨噬细胞分泌 IL-12。尽管淋巴组织也有 5-HT 能神经和 NE 能神经的支配，但 5-HT 的免疫调节效应（如免疫活性细胞的增殖和分化）研究结果并不一致。

（二）HPA 轴的变化

目前的普遍观点认为，抑郁症病人多存在 HPA 轴活动亢进、促肾上腺皮质激素释放激素（CRF）分泌增加以及肾上腺糖皮质激素浓度增高。大量的研究显示，CRF、ACTH 和肾上腺糖皮质激素水平的增加可抑制免疫功能，如通过不同途径（外源、机体外周和中枢）增加 CRF 水平均能抑制 T 淋巴细胞增殖和 NK 细胞活性；提高肾上腺糖皮质激素的水平可引起淋巴器官的退行性变和增强机体对体液和细胞免疫功能的抑制作用。动物实验的结果显示，抑郁症模型小鼠胸腺重量的显著增加可能由肾上腺糖皮质激素水平增加所致，而且肾上腺糖皮质激素对 T 细胞和 NK 细胞的抑制作用可能与 IL-2 水平降低密切相关。Kelso 等的研究显示，慢性抑郁模型小鼠 IL-2 水平的降低与 CRF 和肾上腺糖皮质激素水平增加有关。此外，不仅 T 细胞亚群表达的肾上腺素能受体不同，而且随着 NA 能神经递质改变淋巴细胞亚群在外周血和淋巴组织分布也发生改变。由抑郁症状所致的 NA 能神经递质的改变能引起脾脏内抑制性 T 细胞选择性地聚集，并表现出 β_2- 肾上腺素能受体的高表达。

在抑郁症病人体内存在多种状态的免疫功能异常，如 NK 细胞活性减少、T 细胞功能增加、抑制免疫功能的 CK 增加等。这均说明抑郁与免疫系统功能降低存在关联。

第二节 外周血中免疫细胞的变化

免疫细胞分为两类：一类为适应性免疫应答细胞，如上皮细胞、吞噬细胞以及自然杀伤细胞；另一类为固有免疫应答细胞，如 T 细胞、B 细胞和抗原递呈细胞。鉴于抑郁症多为一种后天获得性疾病，因此，目前对抑郁症病人机体免疫异常的研究主要集中于适应性免疫应答的免疫细胞。

一、抑郁症的行为学表征

人体免疫系统包括细胞免疫和体液免疫，在抑郁症病人中，细胞免疫、体液免疫均存在显著的异常，两个系统异常与抑郁行为学表现关系密切（图2-5-2）。

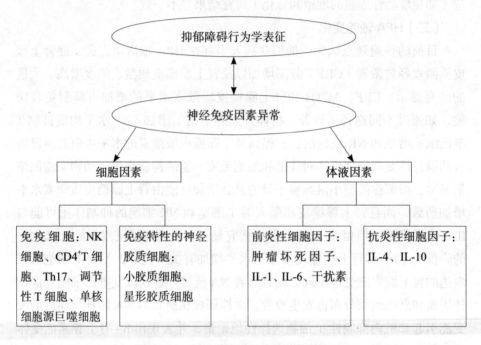

图 2-5-2　抑郁障碍涉及的免疫学因素

二、T 细胞

T 细胞分为许多亚型，如 CD8$^+$T 细胞和 CD4$^+$T 细胞。通过与抑郁症病人和健康对照组对比发现，抑郁症病人周围淋巴细胞中 CD8$^+$T 细胞减少，而 CD4$^+$T 细胞增多。此外，最近有学者研究了淋巴细胞上单胺类神经递质 DA 受体的功能和表达，发现 DA 对初始 CD8$^+$T 细胞有趋化作用，它能协同其他因子通过激活整合素，促进初始 CD8$^+$T 细胞与细胞间黏附分子和纤维结合素的聚集。但单胺类递质对于 CD8$^+$T 细胞和 CD4$^+$T 细胞的变化是否发挥着相关的作用还未系统的研究。

CD4$^+$T 细胞分为 Th1、Th2、Th3 等亚型，Th 细胞主要通过其分泌的细胞因子来分类。Th1 主要分泌 IL-2 和 IFN-γ，主要参与细胞介导的炎症反应，Th2 主要分泌 IL-4、IL-5、IL-6、IL-9、IL-10、IL-13 等，主要介导抗体反应和过敏反应，并拮抗 Th1 分泌的炎症细胞因子。Th3 可分泌 TGF-β，主要起调节作用。诸多研究显示，抑郁症的病人 Th1 和 Th2 分泌的细胞因子都有不同程度的升高，但 Th3 分泌的 TGF-β 却有所下降；而且 Th1/Th2 和 Th1/Th3 的比率与健康对照人群相比显著增高。淋巴细胞上存在单胺类递质的受体，并且单胺类神经递质可以通过多种受体途径调节细胞因子的分泌，从而导致 T 细胞亚型比例的变化。因此其在抑郁症病人 $CD4^+T$ 细胞比例失衡中起着重要作用。

调节性 T 细胞（Tr）是一种 Th3 细胞，它与效应 T 细胞（T_E）调控免疫应答的平衡。Tr 具有免疫无能性和免疫抑制性两大特征，在缺乏 Tr 的情况下可能增加慢性感染者对机会性病原体的易感性，尤其是 $CD4^+$、$CD25^+$、Tr 功能紊乱易引起自身免疫性疾病如多发性硬化、多腺体综合征、类风湿关节炎、重症肌无力等的发生。CD4、CD25、Tr 的发育和功能维持的主要调节基因为 FOXP3，在这些自身免疫疾病病人的外周血或胸腺中其表达减少。但单胺类递质及其受体在 $CD4^+$、$CD25^+$、Tr 细胞中发挥的作用目前尚无相关研究。而对于 $CD4^+$、$CD25^+$、调节 T 细胞的免疫抑制作用研究较为深入。$CD4^+$、$CD25^+$、调节 T 细胞在机体内自然存在，组成表达 CD4、CD25（IL-2Rα 链）、CTLA-4、GITR、CD62L，对效应性 T 细胞具有抑制作用。经细胞表面 TCR 激活后，$CD4^+$、$CD25^+$、调节性 T 细胞可能通过分泌抑制性细胞因子、细胞接触、竞争抑制等方式，抑制效应性 T 细胞的功能，维持机体的免疫平衡。因而，$CD4^+$、$CD25^+$、调节 T 细胞可以分泌抑制性细胞因子 IL-4、IL-10、TGF-β，但其是否由细胞因子介导免疫抑制仍存在争议，如 $CD4^+$、$CD25^+T$ 细胞能够抑制 CD3 特异的抗原活化的 $CD4^+$、$CD25^-T$ 细胞、$CD8^+T$ 细胞的增殖并抑制其分泌细胞因子，该作用是必须依赖细胞与细胞之间的直接接触。研究表明，用只允许细胞因子通过的膜将 $CD4^+$、$CD25^+T$ 与 $CD4^+$、$CD25^-T$ 隔离，发现抑制作用消失。故 $CD4^+$、$CD25^+T$ 细胞可通过间接抑制的方式抑制抗原提呈细胞（APCs）表达协同刺激分子，从而抑制 $CD25^-$ 效应性 T 细胞。还有研究已经证实，即使不存在 APCs、MHC- I 类肽四聚体也能够促进 $CD8^+T$ 细胞增殖并分泌 IFN-γ。这表明活化的 $CD25^+T$ 细胞完全可能通过自身的 MHC- I 分子抑制 $CD8^+T$ 细胞的活化，即 $CD25^+T$ 细胞通过与效应性 T 细胞直接接触介导免疫抑制，这种方式称之为直接抑制。在某些条件下，直接抑制与间接抑制可能会协同发挥作用。除了分泌抑制性细胞因子、接触抑制，$CD4^+$、$CD25^+T$ 细胞还可能通过与其他群落之间的相互制约达到平衡。在自身免疫性疾病中效应性 T 细胞识别自身抗原损伤自身组织，并通过与调节性 T 细胞竞争空间、能量物质、细胞因子、协同刺激信号等，两者在数量上达到某种平衡。正常情况下，效应性 T 细胞对外界刺激的增殖反应能够被调节性 T 细胞反馈抑制；一旦调节失败，就会出现自身免疫性疾病。近年来，有研究显示，抑郁症的发生可能是与一些淋巴细胞亚群如 $CD3^+$、$CD8^+$、$CD4^+$、$CD45RA$ 和 $CD25^+T$ 细胞的增加有关。细胞记数分析相关研究也显示，抑郁症病人体内辅助性 T、记忆性 T 细胞和 B 细胞数与健康对照相比显著增加。

三、体液免疫

在体液免疫应答方面的研究显示，抑郁小鼠模型的 T 细胞依赖的抗体应答反应明显受损，但是非 T 细胞依赖的体液免疫应答却没有明显的变化；此外，还表现为 β_2 受体表达显著增加，并且 β 受体阻滞剂可以抑制这一现象，而儿茶酚胺在尿液和脾脏的浓度以及血清糖皮质激素的浓度与对照组相比无显著差异。由此提示，这种免疫应答异常与 NE 以及 β_2 受体的异常存在一定关联。

四、NK 细胞

NK 细胞表面为 $CD16^+$ 和 $CD56^+$，并缺乏特异的抗原识别受体，其可被 IL-2 和 IFN-γ 激活。在抑郁症病人中，NK 细胞数目变化虽不显著，但外周循环系统的活化 NK 细胞数目显著增加。NE 与 NK 细胞介导的细胞毒性相关，它可在多个水平抑制 NK 细胞的细胞毒性。NE 不仅可以修正 NK 细胞与靶细胞的结合位点，而且还可以阻滞 NK 细胞成熟和分化所必需的细胞因子的分泌，抑制靶向物诱导的 NK 细胞活化。由此推测，抑郁症病人单胺类递质及其转化率的下调使 NK 细胞的免疫功能发生异常。

第三节 细胞因子与抑郁症的相关性

细胞因子是一类多功能小分子蛋白，属于信号分子超家族，具有免疫调节功能。根据其作用的靶细胞又分为前炎性细胞因子和抗炎性细胞因子。前炎性细胞因子包括 IL-1α、IL-1β、TNF-α、IL-6，这些细胞因子协调病原微体局部与全身的炎性反应；抗炎性细胞因子如 IL-10。而两者在抑郁症发病机制中的作用的区别，目前的研究描述过于简单。在正常状况下，机体作为一个有机的整体，大脑中的前炎性细胞因子和抗炎性细胞因子在应对免疫刺激时基本处于平衡状态。有研究显示，遗传对个体细胞因子（如 IL-1rα、IL-1β、TNF-α、IL-6、IL-10）的水平产生较大影响，遗传度超过 50%，但该研究为对脂多糖反应后体外检测的这些细胞因子的水平。也有学者报道，关键细胞因子表达基因功能异常和抑郁关系密切，如 IL-1、TNF-α，而且发现外周 TNF-α 水平与抗抑郁药的疗效显著相关。除遗传因素外，环境因素对细胞因子的水平也产生显著影响，因而诸多学者提出，生物学因素和环境因素的交互作用可能通过改变机体细胞因子的水平而导致抑郁的发生和发展。外界因素包括社会心理应激、躯体状况，如躯体的炎性疾病和生理学改变（产后）可能通过炎性过程触发抑郁。临床上所见的抑郁症还可由治疗导致，如采用干扰素治疗丙型肝炎；而在采用脂多糖、IL-1β、TNF-α 实验性治疗的过程中，可能会出现一些抑郁非特异性症状：发热、HPA 轴激活、食欲下降、对环境的不适应和意志活动下降等。

一、细胞因子

越来越多的证据显示，前炎性细胞因子在抑郁症的病理生理机制中发挥重要作用。Smith 基于"抑郁症的巨噬细胞假说"首先发现抑郁症病人巨噬细胞单核因子分泌增加。尽管近年来针对抑郁症与细胞因子间关系研究结果并不一致，但荟萃分析的结果提示，前炎性细胞因子 IL-6、TNF-α 水平升高与抑郁关系密切。

（一）细胞因子进入神经中枢的途径

细胞因子可通过间接和直接效应影响神经递质系统、HPA 轴和神经元的可塑性而导致大脑的功能的改变（图 2-5-3），细胞因子可通过以下途径通过血脑屏障作用于大脑：

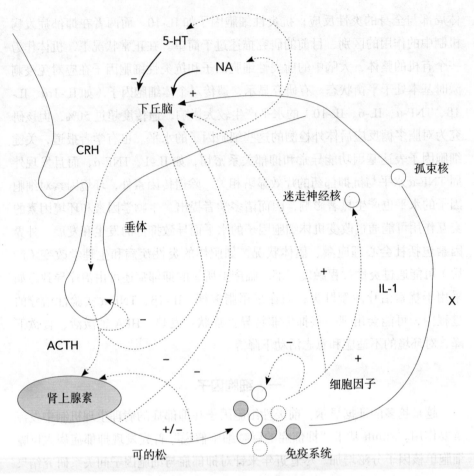

图 2-5-3　免疫系统与中枢神经系统间的相互作用

1. 通过被动运输的方式在血脑屏障受到微损伤的部位进入中枢。

2. 通过激活大脑血管的内皮细胞分泌细胞因子，并产生第二信号分子，如前列腺素、氮氧化合物等。

3. 通过载体介导将细胞因子运输至中枢神经系统。

4. 细胞因子通过作用于传入神经末梢将相关信号传入大脑。

5. 从周围进入大脑的单核细胞 / 巨噬细胞被激活分泌细胞因子。

此外，中枢神经系统自身也可合成并分泌细胞因子，如小胶质细胞是颅内前炎性细胞因子的重要来源。

（二）细胞因子与抑郁症

细胞因子作为一种重要的免疫介质，是由免疫活性细胞如淋巴细胞、单核巨噬细胞等分泌的一类具有调节免疫功能的信使分子，包括如 IL-1、IL-2、IL-6、IL-12、IFN、TNF-α、TNF-β、IFN-α、IFN-γ 等前炎性细胞因子，以及 IL-4、IL-10、IL-13 等抗炎性细胞因子。而 IL-8 在分泌的浓度不同时期可以发挥截然不同的作用。诸多研究已经证实，抑郁症病人外周或脑脊液中 IL-1β、IL-6、IL-12、可溶性 IL-6R、IL-2、可溶性 IL-2R、IL-1Ra 和 IFN-γ 的水平升高，TGF-β1 的水平降低。也有研究提示，在抑郁症病人中可发现一些前炎症因子 IL-1β、IL-6、IFN-γ、TNF-α 与 5-HTT 的表达上升和 5-HT 的表达降低，且 5-HTT 与细胞因子 mRNA 的表达呈正相关；而经氟西汀抗抑郁治疗后，外周 5-HTT 与 INFγ 两者 mRNA 水平均有下降，5-HT 有所上升，而抗炎症因子 IL-8、IL-4 和 IL-10 在经抗抑郁药治疗后表达上调，其中 IL-10 的上升与抗抑郁药物剂量成正比。由此推测，5-HT 与抑郁症促炎症因子的上调以及细胞中前炎症因子 / 抗炎症因子的基因表达变化存在着一定的联系。此外，体外实验证明，多巴胺可通过 β 受体途径减少巨噬细胞 IL-12 因子 p40 的生成，而通过 β 受体途径和多巴胺受体途径两种方式来促进 IL-10 的生成。而且不同于经典的与 TCR 结合而激活一系列酶联反应产生非选择性的细胞因子途径；对于 T 细胞 DA 还可以直接通过 DA 受体刺激 T 淋巴细胞相关的细胞因子，如 DA 可以通过 D3，以及 D1/D5 受体途径刺激 T 细胞产生 TNF-α，并通过 D2、D1/D5，受体途径可使 IL-10 表达上调。

二、临床观察与研究

在临床研究及实践中，人们也发现免疫炎症与抑郁情绪的出现存在关联。临床观察发现，抑郁症病人（伴或不伴躯体疾病）外周血和脑脊液中部分细胞因子浓度升高。有研究提示，抑郁症病人在抗抑郁治疗前血清 IL-17、IL-6、TNF-α、IL-1 的浓度显著高于治疗后，同时高于对照组，而且这些细胞因子浓度与 HAMD 评分呈正相关。当机体长期暴露于炎症因子可导致显著的行为改变，如在人体中应用免疫炎症因子 TNF-α、IL-1、IL-6 或者相应制剂（如脂多糖或伤寒菌苗接种）可刺激机体出现先天性免疫炎症反应，进而诱导抑郁样症状。长期接受 IFN-α 治疗的感染性疾病或肿瘤的病人常出现显著的抑郁症状。

在一项恶性黑色素瘤病人接受 IFN-α 治疗的研究中，将病人分成 2 组，分别用帕罗西汀和安慰剂进行预治疗两周，两周后合用 IFN-α 治疗 12 周时，对照组病人在情绪、认知、自主神经和躯体症状上的评分较未进行 IFN-α 治疗时（基线水平）显著增高，抑郁症状在 8 周时已显著高于基线水平，12 周时仍持续上升。帕罗西汀治疗组仅在自主神经和躯体症状方面的评分较基线水平时显著增高，治疗 8 周时帕罗西汀治疗组在抑郁、认知、自主神经症状和躯体症状方面的严重程度较空白对照组明显减少，在治疗 12 周时该结果仍明显。该试验结束时，安慰剂对照组中有 45% 的病人符合 DSM-Ⅳ 抑郁的诊断标准。

Schaefer 等在感染性疾病中也得到类似结果。IFN-α 可诱导产生抑郁症状，且抗抑郁药预处理可预防 IFN-α 所致的抑郁症状。未经治疗抑郁症病人死后尸检结果发现，前额叶脑组织前炎症细胞因子（如 IL-1α、IL-2、IL-3、IL-5、IL-8、IL-9、IL-12A、IL-13、IL-15、IL-18、IFN-γ 和 TNF-β）和抗炎症细胞因子（IL-10）的表达显著增加。IL-10 能抑制 IL-2、IL-3 和 IFN-γ 的合成，其升高可能是对后者升高的反应。TNF 是一种与细胞死亡有关的细胞因子，此外，TNF-α 也与突触的可塑性、学习和认知功能有关。另一项尸检研究提示，抑郁症病人较正常对照前额叶皮质的 Brodmann 区跨模型的 TNF 水平升高。

三、抗抑郁治疗对细胞因子的影响

给予模型动物前炎性因子，如 TNF-α、IL-1、IFN-γ、LPS 可诱导全身炎症性反应，并可导致抑郁样行为、快感缺乏。LPS 可诱导雄性小鼠产生抑郁样行为，给予氟西汀干预后，前炎性细胞因子 IL-1β、TNF-α 水平明显降低，氟西汀药物通过 NF-κB 活化调节机制，使小鼠大脑前额皮质诱导性一氧化氮合酶（iNOS）、环加氧酶 2（COX_2）mRNA 和蛋白质表达水平均降低，也可以逆转 TNF-α 诱导的抑郁样行为。NF-κB 是重要的炎症信号转导分子。Durairaj 等报道了 LPS 诱导小鼠巨噬细胞 TNF-α 和 IL-6 水平增高，帕罗西汀或氟西汀均可降低 IL-6 水平，而 TNF-α 水平增高，由此推测帕罗西汀通过不同的机制影响炎症因子水平。腺病毒载体 IL-6、IFN-γ 转基因感染小鼠后，小鼠血液 IL-6 水平增高，对新鲜事物兴趣减弱，行为测试能力下降，食物、水摄入减少。长期慢性应激和无助感的实验动物常伴随外周免疫炎症途径活化。对大鼠预先服用氟西汀或者帕罗西汀可改善 LPS 诱导的炎症反应和抑郁样的行为。研究结果提示炎症反应途径可能参与了抑郁症的发生发展过程。

临床研究也有类似的发现，自杀未遂的抑郁症病人细胞因子 IL-2、IL-6

水平明显高于对照组，经过6周的治疗，外周IL-2水平显著下降。Hernandez等采用SSRI类药物对抑郁症病人进行干预，旨在探索抗抑郁治疗对细胞因子水平的影响。结果发现，治疗基线抑郁症病人尿皮质醇及外周血炎症因子INF-γ、IL-1β、IL-13、IL-10水平高于健康对照，SSRI类药物治疗后，20周随访时抑郁症状显著好转，IL-2、IL-1β水平较用药前增高，IL-13、IL-10水平降低，皮质醇水平的变化差异无统计学意义；52周随访时，尿皮质醇水平较用药前明显降低，IL-4、IL-2、IL-13、IL-10水平下降，IFN-γ、IL-1β水平增高。国内也有学者将抑郁症病人随机分为氟西汀组和马普替林组，治疗8周，结果提示，2组病人IL-6、TNF-α水平较治疗前明显降低。Dahl等的研究提示，外周血细胞因子IL-1β、IL-1、IL-5、IL-6、IL-7、IL-8、IL-10、粒细胞集落刺激因子（granulocyte colony stimulating factor，G-CSF）、INF-γ水平抑郁症组基础值显著高于正常对照组；经12周抗抑郁治疗，细胞因子IL-1、IL-6、IL-7、IL-8、IL-10，G-CSF、INF-γ水平较治疗前明显下降，与对照组比较差异无统计学意义。同时抑郁症状明显改善，该研究发现那些症状改善的病人中细胞因子水平恢复正常。

四、细胞因子在抑郁症发病中的作用

细胞因子与神经递质（图2-5-4）

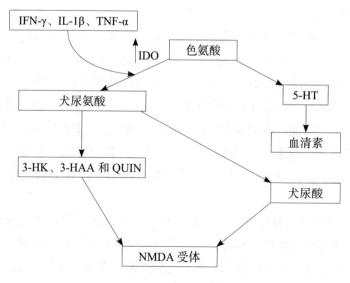

图 2-5-4　神经递质与细胞因子

1. 细胞因子与5-HT 越来越多的数据提示，炎症与神经元的 5- 羟色胺转运体（serotonin transporter，5-HTT）活性可能有关，而 5-HTT 的活性与抗抑郁药活性有关。在一项类风湿关节炎病人中使用 TNF 阻滞剂 adalimumab 单抗的研究，治疗前后在 β-CIT-SPECT 观察病人中脑结构发现 adalimumab 单抗使 5-HTT 密度减少，由此推测 TNF 能影响 5-HTT 的表达，而 5-HTT 在 5-HT 再摄取中起重要作用。前炎症细胞因子及炎症介质 [如前列腺素 E2 能激活吲哚胺 2，3 双加氧酶（indoleamine 2，3 dioxygenase，IDO）] 的活性促使 5-HT 的前体物质色氨酸在 IDO 的作用下转向犬尿氨酸通路，生成具有细胞毒性的喹啉酸等，另外 IDO 的激活也促进 5-HT 的分解代谢，最终均会导致 5-HT 的水平下降。李艺等研究发现抑郁症病人单个核细胞 $5-HT_{1a}$ 受体的表达减少，血清 IL-2 水平增高，IL-10 水平降低。抑郁症病人存在免疫失衡，且与 $5-HT_{1a}$ 之间有联系，可影响 5-HT 的利用。

2. 细胞因子与DA 如同 5-HT，学者们已发现炎症因子能影响 DA 的合成和再摄取。研究发现，给实验动物肌注 IFN-α，中枢神经系统四氢生物喋呤（tetrahydrobiopterin，BH_4）和 DA 的含量减少，NO 含量增加，用 NO 合酶抑制剂能逆转上述改变。BH_4 是苯丙氨酸羟化酶重要的辅助因子，而后者是 DA 合成的限速酶，能使酪氨酸转化成左旋多巴。这表明细胞因子可能通过 NO 影响 BH_4，进而使不同脑区 DA 的生成减少。来自临床研究证据发现，经 IFN-α 治疗的病人血浆苯丙氨酸 / 酪氨酸的比值较未经治疗病人显著增加，与脑脊液中 DA 及其代谢产物的浓度呈反比。IFN-α 治疗病人 BH_2 的浓度升高，脑脊液中 BH_4 的浓度下降与 IL-6 增加有关。该结果显示，IFN-α 影响外周血中苯丙氨酸转换酪氨酸，进而影响中枢 DA 的生成。这些变化可能与 BH_4 的氧化有关，IFN-α 诱导的中枢神经系统炎症反应继发 BH_4 的氧化，使得苯丙氨酸羟化酶的活性下降。根据已有研究推测，免疫炎症可能通过影响 BH_4 的功能，影响苯丙氨酸羟化酶的活性，致 DA 生成减少。此外，与 5-HTT 类似，细胞因子诱导的促分裂原活化蛋白激酶（mitogen-activated protein kinases，MAPK）途径激活已被发现与 DA 转运蛋白活性上调密切相关。

3. 细胞因子与神经形成 有研究提示，抗抑郁治疗可使大脑海马齿状回神经元的可塑性增加。同时也有研究显示机体的炎症反应使神经元形成减少。细胞因子对实验动物海马的神经元形成调节有如下证据：有研究提示，神经系统炎症可抑制神经元形成，而非甾体类抗炎药可使神经元形成恢复；

缺少 TNF 受体 1 的小鼠显示出海马神经元形成增加；Kaneko 等发现 IFN-α 抑制齿状回的神经元形成，而 IL-1β 也在其中发挥重要作用，通过阻断 IL-1β 受体可使应激所致的神经元形成减少得到改善。最近一项体外试验显示，IL-1β 能抑制海马多能神经前体细胞（neural progenitor cells，NPCs）的增殖分化。在 NPCs 的培养基中加入不同剂量的 IL-1β 后，5-HT、MAP-2 染色阳性的神经元减少，高浓度时可能出现细胞的凋亡。另外通过 IL-1 受体拮抗剂可阻断 IL-1β 的上述作用。该实验还发现 IL-1β 对抗凋亡蛋白 Bcl-2 有抑制作用，且呈剂量依赖关系；该因子减少 NPCs 中 ERK 磷酸化的水平。从该实验中可以推测，IL-1β 通过降低 NPCs 中 ERK 的磷酸化，降低 Bcl-2 的水平，使 NPCs 的抗凋亡作用减弱，增殖分化能力减退，进而影响神经形成。

4. 细胞因子与 HPA 轴 目前的普遍观点认为，HPA 轴功能异常在抑郁症的发病机制中起重要作用。动物实验在脑室内注射 IL-6 或 TNF-α 后，下丘脑室旁核小细胞出现 Fos 的显著表达，联合免疫组织化学双标记法，可发现两种细胞因子诱导的 Fos 表达细胞中均有细胞同时呈现促肾上腺皮质激素释放激素（CRH）免疫反应。该结果表明，上述细胞因子对下丘脑 CRH 神经元有不同程度的兴奋作用。兴奋下丘脑 CRH 神经元后，促使腺垂体释放促肾上腺皮质激素（ACTH），从而活化 HPA 轴。前列腺素 E2 作为一种炎症介质也有类似作用。还有学者推测，细胞因子等通过影响 HPA 轴的负反馈调节来影响 HPA 轴的活性。糖皮质激素受体（GR）是糖皮质激素负反馈形成的基础。GR 功能抑制可能通过与免疫炎症有关的细胞因子激活相关的炎症信号肽分子，如 JAK 激酶家族信号分子阻止皮质醇 -GR 受体复合物进入细胞核，同时通过 NF-κB 抑制复合物与 DNA 结合实现，进而影响 GR 在细胞的表达。

5. 神经递质 - 内分泌 - 免疫网络 单胺类神经递质和内分泌系统及某些细胞因子之间存在复杂的联系。抑郁症病人不仅可以使前炎症细胞因子 / 抗炎症细胞因子的比率发生变化，引起不同淋巴细胞亚型的变化，同时也存在着内分泌系统的变化，最为显著的是 HPA 轴的功能紊乱（第二篇第四章中已经阐述）。5-HT 系统能反向抑制 ACTH 分泌，当抑郁症病人脑内 5-HT 功能低下时，垂体 ACTH 分泌增加，可使外周皮质醇分泌增加，而糖皮质激素可以调节特异性基因转录，使 5-HT、NE 受体下调和适应性降低。此外，大脑中枢促肾上腺皮质激素释放激素的激活可以引起 5-HT$_{2A}$ 的上调和 5-HT$_{2B}$

的下调。另一方面，前炎症细胞因子是潜在 HPA 的激活因子，能使下丘脑分泌 CRH 活性增高。糖皮质激素及前炎症细胞因子的过度分泌又可导致脑内 NA 和 5-HT 系统功能障碍，如 IL-1β 能与其他细胞因子（TNF-α、IL-6）协同活化 B 淋巴细胞，并使下丘脑和脑干内 NE 的含量下降，使前脑和脑干内的色氨酸含量增加。它们之间错综复杂的相互作用可能是抑郁症发病及免疫失衡的重要机制。神经递质 - 内分泌 - 免疫网络已经逐渐被人们所重视，网络的任何一环出现问题都会引起整个网络的功能障碍。

第四节　抑郁症的其他免疫学指标改变

有关抑郁症与体液免疫功能变化的研究相对较少。免疫球蛋白是一类具有抗体活性的蛋白质，是由淋巴细胞（B 细胞）产生的一种糖蛋白，是体液免疫的中心，与各种疾病的发生发展有着密切的关系。有研究显示，抑郁症病人 IgG、IgM、IgA 水平明显高于健康对照组，提示抑郁症病人体内存在免疫球蛋白的调节紊乱。由此推测，抑郁症病人体内外周血白细胞介素（IL-6）水平升高而诱导 B 细胞生长、分化、产生免疫球蛋白，这种变化可能是机体的自我保护机制。C3 是人体血清中含量最高、分布最广、最主要的体液免疫成分，它能通过非特异的免疫功能，发挥抗感染、中和毒素，参与免疫应答反应及自身稳定作用。研究提示，抑郁症病人 C3 水平明显低于健康人，C3 水平降低常见于自身免疫性疾病，提示抑郁症病人可能存在自身免疫性疾病或免疫失调基础，因此有研究提出，抑郁症与许多躯体疾病如 Graves 病、类风湿关节炎、系统性红斑狼疮、哮喘和糖尿病等共病。

此外，还有研究探索了大脑炎症与抑郁症相关，但目前大脑炎症与抑郁症相关研究主要集中于外周血为研究对象，直接针对大脑组织的研究较少，小胶质细胞的活性在大脑的炎症反应中起着关键作用。转运蛋白（translocator protein，TPSO）是一种表达在胶质细胞线粒体外膜的蛋白，18kD 大小，可转运胆固醇到线粒体中，具有免疫调节作用。当大脑炎症小胶质细胞活性升高，TPSO 密度则增加。Setiawan 等利用正电子发射断层扫描（PET）的脑成像技术测量 TPSO 分布容积，对抑郁症病人和健康对照进行了脑部扫描。结果显示，抑郁症病人前额皮质、前扣带皮质、脑岛胶质细胞 TPSO 增高，且前扣带皮质 TPSO 分布容积与抑郁症状的严重程度相关，提示抑郁症与大脑炎症密切相关。

以往认为大脑是免疫豁免器官，但近年来对神经胶质细胞的免疫学研究显示，胶质细胞的激活可以诱导细胞因子的产生。星形胶质细胞能与外周血巨噬细胞一样起源于骨骼，功能上也与其十分相似，是前炎性细胞因子在中枢的主要贮藏所。因而，胶质细胞可被视为脑内特化的免疫细胞。细胞因子是亲水性大分子物质，不易透过BBB。但周围系统的细胞因子仍通过几种途径作用于大脑：通过BBB结构薄弱部位、激活主动运输、通过激活内皮细胞和周围血管的巨噬细胞等，与周围神经组织的细胞因子受体结合诱导产生炎性信号因子传入大脑。

细胞因子能够引起多种抑郁症状，抑郁症的睡眠障碍和睡眠缺失感被认为和IL-6的增强及NF-κB有关，而NF-κB则是炎症反应起始的转录因子。细胞因子IL-1、IL-6和TNF-α被认为与抑郁症的某些行为改变有关。该3种细胞因子的受体在大鼠脑的海马和下丘脑有高密度的分布，许多证据表明，在应激性动物模型和抑郁症病人IL-1、IL-6和TNF-α水平增高。IL-1在海马中的分布对精神、情绪、意志行为有影响。给大鼠脑室注射IL-1在引起精神运动迟滞的同时，还可导致发热、睡眠障碍、体重减轻和食欲缺乏等症状，这些常为抑郁症或慢性应激时的表现；IL-1还能引起模型动物厌食、快感缺失、认知和记忆损害、性欲减退、睡眠紊乱、兴奋现象。此外，还有证据显示，细胞因子通过影响突触内单胺类递质的浓度及更新，或影响单胺类受体的数量及功能，或作用于单胺类转运体而引起单胺递质功能下降。

细胞因子（如IL-1、IL-6的TNF-α）对中枢神经系统的影响非常复杂而且具有双面性。动物实验研究显示，在正常的生理状况下，有些细胞因子对神经营养有重要作用，同时也可促进神经生长，此效应对一般认知功能尤其是记忆功能影响显著。但同时过度、过长时间的细胞因子激活会减少神经营养、减慢神经生长、增强氧化应激、影响神经元的相互作用及认知功能，从而导致抑郁症状。大量的动物实验显示，周围系统的固有免疫激活细胞因子，无论是免疫激活还是急性或者长期应激引起的前炎性细胞因子都会降低中枢神经系统的神经营养运输，影响认知。例如LPS的增多会升高海马区TNF-α和IL-1的浓度，降低海马区BDNF的表达，减少海马的神经生长，影响认知功能。另外，细胞因子和一些炎症递质会增加谷氨酸的释放并降低谷氨酸受体的表达，降低谷氨酸的再摄取。而谷氨酸会影响BDNF的释放，从而影响了大脑功能及认知功能。细胞因子包括TNF-α、IL-1，同时也引起星形细胞和小神经胶质细胞释放过氧化物从而增加氧化应激，进一步损害一些容易受到氧化物损害的细胞，例如神经元和少突胶质细胞。星形细胞和小胶质细胞释放的细胞因子和炎症递质也会扩大脑内的炎症反应。这些都证明细胞因子可以导致一系列的神经生理改变，从而引起行为和认知功能的改变。而发生炎症反应的星形细胞和小胶质细胞分布的前额叶皮质、杏仁核等被认为是抑郁发病时主要的异常脑区。最近来自因抑郁自杀病人的尸检结果显示，自杀病人前额叶中小胶质细胞增生明显。

（谭云龙）

第三篇

抑郁症的社会心理学视角

第一章

早期家庭环境因素与抑郁症

　　家庭环境对个体的情绪发展存在一定的影响。既往研究显示，生活在贫困环境中的儿童大脑中的灰质和白质体积比生活在富裕家庭环境中的儿童相应大脑部位体积为小。推测，此脑部的发育影响到儿童情绪的控制功能。另研究显示，良好的早期家庭生活可以抑制抑郁基因表达。研究发现，携带有一种短型 5- 羟色胺转运体基因的人比没有携带该种基因的人更容易患抑郁症。据研究显示，短型 5- 羟色胺转运体基因只有在基因携带者在充满压力家庭环境长大时才能成立。研究发现，年轻成年基因携带者，如果其家庭充满温暖和支持，患抑郁症的危险会有所降低。在不和谐的家庭环境生长的儿童遭受很大压力，从而导致短型 5- 羟色胺转运体基因携带者更容易患上抑郁症。

第一节　父母教养方式

　　父母教养方式是父母的教养观念、教养行为及其对儿童的情感表现的一种组合方式。这种组合方式是相对稳定的，一般情况下，不随情景的改变而发生变化。《三字经》中强调了教育和学习对儿童成长的重要性，记载了及时的教育、正确的方法可以使儿童成为有用之才。书中阐述人生下来的时候自性都是圆满的，只是由于成长过程中，后天的学习环境不一样，性情也就有了善与恶及好与坏的差别；同时也记录了如果没有好好教育，善良的本性就会变坏。为了使人不变坏，最重要的方法就是要专心一致地去教育孩子，强调后天教育的重要性，并进一步提出仅仅是供养儿女吃穿，而不好好教育，是父亲的过错，特别强调父亲在家庭教养中的作用，如有"子不教，父之过"的说法；同时也反映了学校教育的重要性，如只是教育，而不严格要求就是老师的过错。书中采用大量例子证明养育、培养、教化子女的重要性。

一、我国传统的养育方式

中国古代第一部家教专著《颜氏家训》就已经明确提出了父母可以对子女施以体罚。颜氏认为，体罚和训导是矫正孩子不良行为的有效方法。他主张在充满威严而慈爱的教育下使用体罚，并强调使用体罚的范围：孩子在幼年时，可塑性大，可适当地使用体罚；一旦长成，体罚的效果就不明显了。

在我国的文化中，"严父慈母"是典型的中国式家庭教养方式。在中国传统家庭中，父亲一般对孩子的学业成绩与行为表现抱有较高的期望，因而常对孩子采取比较严厉的态度和必要的惩罚；母亲对孩子则采取慈爱、宽容的态度，对孩子的要求一般都予以满足。这就是中国式家庭教养方式中典型的"严父慈母"模式。传统教养方式对儿童青少年的心理发展有着重要影响，由于传统教养观念和文化的影响，父母们常常将"严"理解为用严厉的惩戒方式教育子女，如责骂、严惩等，甚至动用棍棒等器械进行惩治、体罚。从表面上看，"严父慈母"的教养方式与Baumrind所说的权威型教养方式相似，而且这种严慈相济的教养方式也符合中国的文化传统。但是，中国的父母受到传统教养观念的影响容易以自己的价值观来衡量孩子的行为表现和未来发展，当孩子的行为符合父母的期望，自然得到极大的情感满足；当孩子的行为偏离父母预设的轨道，就要对孩子严加管教了。这时的父母往往表现出态度上的两面性，过分的宠爱和极端的严厉结合在一起，一边责打孩子，一边还想着"都是为了你好"。其实，这是一种"非爱行为"。

所谓"非爱行为"，就是以爱的名义对最亲近的人进行的非爱性掠夺。这种行为经常在家庭教养子女的过程中出现，如母子之间、父女之间，也就是世界上最亲近的人之间。父母对孩子经常说："你看看，自从生了你以后，我工作不好了，人也变丑了；我一切都牺牲了，就是为了你，你为什么不好好地念书呢？"所有的这些，其实通通被称为"非爱行为"，因为它是以一种爱的名义所进行的一种强制性控制，让他人按照自己的意愿去做。因此，目前有学者提出："这个世界上所有的爱都以聚合为最终目的，大家都想最后走到一起。只有一种爱以分离为目的，那就是父母对孩子的爱。""父母真正成功的爱，就是越早让孩子作为一个独立的个体从你的生命中分离出去，你就越成功。"

二、父母养育方式中常采用的行为

我国数千年的历史发展中，形成了极为丰富的家教思想理念，对现如今的家庭教养方式仍有着深远的影响。一方面，对早期教育、德行培养等的重视一直延续至今，影响着中国父母的教育观念；另一方面"棍棒下面出孝子"、"玉不琢不成器"、"不打不教不成材"等传统观念同样深入人心，成为许多父母教养子女的理论基础。

在我国，"严"常常成为使用严厉的惩戒方式对待孩子的代名词，如打骂、罚站等躯体虐待。这样"严父慈母"的权威型教养方式变成了专制型，从而难以达到良好的教育效果。特别是中国农村地区受到传统文化的影响大，认为"子不教，父之过"，似乎父母打骂子女是天经地义的事，他人无权干涉，用打骂、罚站、不给吃饭等方式管教孩子的情况比较普遍。如针对安徽省农村 2149 名由父母带养的 1～14 岁儿童近 1 个月的体罚行为研究表明：近 1 个月来，挨打发生率约为 40%，打 3 次以上发生率约为 18%，罚站或罚跪发生率约为 4%，不让回家的发生率为 2%，不给吃饭的发生率为 30%。湖南华容县农村小学生家庭教养调查结果显示：体罚是许多农村家长常用的管教孩子的方式，当学生考试成绩不佳时，26.0% 的家长对子女采取的是批评指责或棍棒式的教育，14.8% 的家长规定子女以后不许做与学习无关的事，54.78% 的家长尚能正确看待子女的考试成绩，给予支持鼓励，还有 4.4% 的家长根本不过问子女的考试成绩。

杨世昌、张亚林曾采用儿童受虐筛查表随机抽取湘潭某工厂子弟中学二年级学生 282 名。筛查出 86 名近 1 年内遭受虐待的儿童。结果显示，近 1 年内受言语侮辱，拳打脚踢，经济控制，抓、咬、打耳光，用刀、棒，隔离，性虐待的儿童分别为 68.6%、53.5%、32.6%、30.2%、11.6%、2.3%、0%。人均受虐方式 2 种以上。并发现儿童受虐的类型中最常见的是言语侮辱。采用拳打脚踢，抓咬、打耳光，用刀、棒等直接暴力行为方式的比例也不在少数。这一结果提示在目前有部分儿童仍在父母的拳脚、棍棒下成长。调查结果显示，儿童遭受性虐待的发生率为 0，这再次证明科学地研究性虐待事件是极难的课题。数据收集难，究其原因可能与人类的文化教育有关，认为遭受性虐待 / 性侵犯是极大的侮辱，从而隐瞒事实，由于儿童遭受性虐待对日后影响严重，不能因其调查数据为 0 而疏忽，要早发现并及时予以必要的治疗。研究还发现，平均每个儿童遭受 2.2 种方式的虐待。这揭示受虐儿童经常受到多种方式的虐待，也说明虐待在受虐儿童身上存在的多样性，如躯体虐待会不同程度的并存情感虐待。

在城市家长对孩子的教养中，体罚也绝不鲜见。有研究就上海家长教育方法进行了调查，按照整群抽样的方法，抽取某区中小学各一所，共 931 名学生，其中小学一年级、二年级各六个班共 488 名学生，中学预备班、初一年级各五个班共 443 名学生，对他们的家长进行调查。结果显示，采取说服教育的占 66.3%，体罚为主的为 1.8%，说服教育和体罚并重为主的为 27.0%，任其自由发展的为 4.9%；高中以上教育程度的家长，采取说服教育的比例为多。

根深蒂固的中国传统教养观念和方式对当代中国父母的教养方式有着很深的影响。许多父母采用了"严父慈母"的方式，但由于观念上的误区和传统教育方法的沿袭，"严厉管教"以"体罚"的方式出现，并被许多家长、老师所使用。

第二节　父母教育子女常见类型

家庭是孩子的第一所学校，父母是孩子的第一任教师。家长如何采用正确的教育方式，使子女的心理健康、性格发展、智力成长等能够顺利发展，已经成为家长和社会共同关心的问题。

一、教育子女常见的类型

每个家庭教育子女都会有自己的方式。研究人员通过分析，发现大致可以分成四类：威慑型、发展型、溺爱型和民主型。这四类家长各有其特点。

1. 威慑型　家长在子女教育上奉行"不打不成器，棍棒下面出孝子"的观念，父母在家里拥有绝对权威，说一不二。

2. 发展型　家长往往以"三年规划""五年规划"的方式规划子女的发展，为子女制定较为详细的近期目标和长远发展计划，让其学习各种知识，培养多种特长。这类家长一般自己事业有成，希望采用自己成功的人生经历给子女的发展指出一条明路。

3. 溺爱型　父母则一切惟子女是从，甚至没有原则地对子女的要求一味妥协。现在不少隔代亲的爷爷奶奶辈家长，对孙子女辈"捧在手里怕掉了，含在嘴里怕化了"，容易发展成此类养育类型。

　　随着年龄的增长，孩子的自我意识会不断地高涨，孩子们都会开始萌生出独立的愿望。在这个时候，偏偏很多父母却不愿意让孩子独立，甚至对孩子的独立精神有很大的恐惧。限制孩子的独立不仅对孩子的成长有反作用，也不利于维护亲子之间的良好关系。另外，值得关注的是，很多时候，过分关注或担心孩子，家长不独立。孩子长到了一定的年纪，自然会产生独立的念头，在一些家庭，尤其是做妈妈的，当有了孩子以后她生活的一切重心都变成了孩子，孩子似乎成了她的唯一寄托，她可能会倾心于研究如何教育孩子，也把孩子教育得很成功，但是当孩子到了一定年龄需要独立的时候，她却会以孩子还不具备独立能力为借口不让孩子离开。这个时候并不是孩子过于依恋父母，而是父母过于依恋孩子。

　　4. 民主型　家长以"协商"的方式处理父母与子女之间的争端，共同商议决定与子女有关的事项。

　　一项采用多阶段随机抽样调查的研究，于 2006 年 4 月针对北京、上海、广州、武汉、成都、深圳、大连、济南等 20 个城市的 2553 名 18～60 岁常住居民进行入户访问。调查发现，在城市居民中，"民主型"家长所占比例最高，为 38.5%；"威慑型"和"溺爱型"比例相当，分别为 20.3% 和 24.8%；"发展"型的家长相对比例最少，为 16.3%。该结果说明，教育方式的民主化趋势已经越来越明显，"民主型"的教育方式已在城市家庭的多类教育方式中占据主流地位。其中，中老年父母对孩子多采取"威慑型"的教育方式。在青年、中年、老年父母中实行"威慑型"教育方式的比例分别为 18.7%、20.1% 和 22.7%，呈递升趋势。相反，年轻人比较重视"发展型"的子女教育方式。在青年、中年、老年父母中实行"发展型"教育方式的比例分别为 19.1%、16.2% 和 12.7%，呈逐渐降低趋势。该研究结果反映出老年人多采取"威慑型"教育方式，在老一辈父母身上，可以看到"不打不成器"等传统教育方式的影子，而年轻父母更重视"发展型"教育方式。

二、影响教育子女类型的常见因素

（一）家庭收入

　　家庭收入是影响子女教育方式的重要因素之一。高收入家庭中有 46.4% 采取"民主型"教育方式，有 26.4% 采取"发展型"教育方式，两者所占比例为 72.8%，且两者分别比低收入家庭高出 12.3% 和 9.9%。提示高收入家庭的父母可能更重视与孩子的民主共处，并重视为孩子做理性的发展规划。而低收入家庭中，有 26.1% 的家庭实行"溺爱型"的教育方式，比高收入家庭高出 9.3%；有 23.3% 的家庭实行"威慑型"教育方式，比高收入家庭高出 12.9%。可见低收入家庭中更有可能存在"溺爱"和"暴力"的两种极端现象，值得引起社会关注。

探究儿童在贫困环境是否可导致大脑中一些影响情绪和抑郁结构发生改变，进而增加成人抑郁的风险。华盛顿医学院精神病学教授 Barch 对 3～5 岁的学龄前儿童开展跟踪研究，当儿童到 7～12 岁时，经功能性磁共振成像检测，经对照对被试海马和杏仁核等关联研究发现，与高收入家庭的学龄前儿童相比，来自低收入家庭的孩子大脑左侧海马区和右额叶皮质、右杏仁核和右侧舌回关联较弱，这种关联减弱使得孩子在 9～10 岁时易患抑郁症。在这项研究中，大脑结构与关联的变化将有助于我们更好地认识机体调节情绪和压力的机制。同时，研究认为，早期改善孩子的家庭环境有助于调节儿童的情绪，减少其出现抑郁症的风险。

（二）家长的受教育程度

家长的受教育程度也是影响其子女教育方式的重要因素。研究发现，低教育水平者更有可能采取"威慑型"与"溺爱型"的教育方式；高教育水平的家长中，有近半数（47.5%）采取"民主型"教育方式，其比例大大高于中低教育水平的家庭。

（三）其他

家长及其家庭成员的价值观念、人格特征、生活方式、行为模式、物质水平、生存环境等因素均对家庭子女教育方式有重要的影响。

随着家庭成员民主意识、发展意识、忧患意识的增强，可以预测在今后的家庭教养中，民主性、开放性、平等性、积极性的特征必将日益增强。

第三节　我国父母教养中欠妥的方式

研究表明，孩子在家庭中受到父母的适度关心，有利于个性的形成与发展。家庭环境对孩子的生活、学习、心理以及性格习惯的养成都是至关重要的，有了良好的个性，孩子的学习、生活都将向好的方面发展。所以，父母要关心孩子在成长过程中出现的各种心理问题，并要指导、帮助他们学会承受各方面的压力，尤其是家庭对其造成负面的心理影响，使他们适应家庭环境，努力去消除不良家庭对其个性发展产生的消极影响。但在现实社会中，受各种不同因素的影响，使得父母在教养孩子的过程中存在一些欠妥的方式。

一、父母不亲自照顾子女

目前，中国家庭常采取隔代抚养的方式。一项调查显示，孩子入托前的主要看护人：母亲 43.22%，祖辈亲属 52.84%，其他亲属 4.89%，托养在别人家 6.78%，保姆 16.32%，其他人 0.79%。隔代抚养是中国很重要的一种抚养方式。随着父母对子女身心健康的重视，很多妇女生育孩子之后，父母为了养育孩子，常采用休长假或停薪留职，或干脆辞职，使得母亲亲自抚养孩子的比例比以往有较大提高。尽管如此，隔代抚养的比例仍超过 50%，这一数据说明：在中国，有一半儿童在生命的最初阶段是与祖辈亲属而不是与父母密切交往。许多父母认为孩子只要身边有人看着，没有生命危险就好。其实从出生开始，孩子就需要和别人交流。尽管婴儿不会说话，也是可以并需要交流的，如肌肤的接触、拥抱、关注的目光、微笑地和他说话等。与孩子不断交流，加之外界适当的刺激，会使孩子变得比较聪明，对爱有安全感，但很多家庭的孩子，常常是在缺乏关注的环境下长大，大脑功能发育可能受阻，导致感知觉、情感反应、思维速度、行为等受到负面影响。

二、放任型

放任不管子女这主要表现为父母忙于自身的工作、应酬等，无暇顾及子女，放任自流。在这种教育环境下子女和父母缺少情感沟通，他们在父母身上感受不到亲情的温暖，长大的孩子任性与孤僻冷漠，子女心理上的迷惘和疑惑得不到父母的及时指点，内心的欲望和需求得不到满足，心理上得不到慰藉，久而久之，心理问题积重难返，进而形成抑郁、敏感多疑、易怒、冷漠、孤僻、缺乏责任感和同情心等心理障碍和人格缺陷。

中国人在教育孩子的过程中既爱面子，又想鼓励孩子上进。父母常说，你看人家孩子多用功，成绩多好，人家又得了什么奖。这种比较和竞争的心理，常导致个体争强好胜，缺乏相互协作的意识，喜欢激烈的竞争与斗争，对于能力强的人不是佩服而是嫉妒。

三、不尊重孩子的隐私和权利

很多父母抱着传统的观念，把父母摆在权威的位置，认为子女是父母的附属品。未把孩子看作一个拥有完整权利个体的观念是极其错误的，可能给个人和社会带来很多不良后果。在这种观念下，父母不尊重子女的情况经常发生，如父母进入子女房间从不敲门，移动或动用孩子的东西也从不经过他们的许可等。因此，应该尊重孩子的所有权利，把他当一个成人一样尊重。这一种尊重的意识要从出生换尿片开始，比如换尿片前，先和颜悦色地告诉他要换尿片了，向他说明，请他忍耐一会儿，同时也增加了交流。否则，可能会导致儿童长大后缺乏服务社会的意识和尊重他人的观念。研究发现，不被尊重的人以后常常也不懂得尊重他人。

四、把孩子塑造成自己想要的"标准化孩子"

很多父母把自己一生的遗憾在孩子身上弥补，自己人生损失的机会要在孩子身上"发掘"出来，一味地将孩子培养成为家长"自以为正确"的模式，即使孩子并不适合，或者并不喜欢。在这种压力下，子女的童年变得枯燥，孩子的建议经常被拒绝，被否定，产生受挫感及负性情绪，导致整个家庭不快乐、不和谐。

五、把学习成绩作为子女"优劣"的指标

很多父母以学校的成绩代表一切，认为孩子越用功越好，一切面向高考，面向出国。为子女设定其人生目标，比如考名牌大学、出国留学。其实摆在面前的事实是，在学校的成绩并不能代表子女将来的一切，良好的综合素质、全面发展的能力才是影响他们一生的重要因素。

六、认为孩子不应该做家事，应该把时间拿来学习

社会学家调查发现，在家常做家事的孩子将来生活比较幸福。可能是因为处理事情的能力及应变能力比较强，所以长大后不容易有挫折感，或者面对挫折能妥善应对。中国的父母为了让孩子学习，剥夺了他们一切做家事的机会，剥夺了他们学习工作、学习分担责任、学习面对问题、解决问题的机会，对孩子责任心的培养是有害的。

七、造成不良的家庭氛围

家庭暴力（domestic violence），是指对家庭成员进行伤害、折磨、摧残和压迫等方面的强暴行为，其手段有殴打、捆绑、残害身体、凌辱人格、限

制人身自由、遗弃以及性虐待等。家庭暴力是一个严重的社会问题，不论是在发展中国家还是发达国家均有报道。家庭暴力作为一个全球性现象，早在20世纪70年代就受到了国际社会的关注。家庭暴力不仅是一个社会问题，也是一个医学问题和公共卫生问题。家庭暴力已日益受到各国医学界的关注。从家庭暴力的伤害程度方面，可以将家庭暴力分为强暴力和冷暴力。强暴力指施暴者运用器械或身体部位殴打受害人，给其身体造成一定的伤害，甚至死亡；冷暴力指施暴者用威胁、恐吓、讥讽、冷落、限制人身自由、肆意凌辱人格等对受害人的精神造成伤害，继而可能导致受害人产生某些神经症，甚至精神失常。如果家庭成员整天争斗不休，习惯用暴力来解决问题，那么将会使青少年形成一种用暴力来处理问题的方式，使他们习惯于暴力攻击行为，更为严重的是，由于很多父母习惯采用粗暴野蛮的教育方式，会形成孩子与父母的尖锐对立。生活在习惯于通过暴力解决问题的家庭中的青少年，形成了其固有的性格特征，在行为方面易出现凶暴、易于冲动、控制力差、多属于攻击性行为。

八、相互矛盾的教育

相互矛盾的教育是指家长在对子女的教育上出现矛盾，或者是父母之间，或者是父辈与祖辈之间，在教育子女的问题上产生分歧，对孩子的行为有的纵容，有的批评，有的肯定，有的否定，这种教育会使青少年无所适从。或者在教育过程中往往表现出态度上的两面性，过分的宠爱和极端的严厉结合在一起，一边责打孩子，一边还想着"都是为了你好"。

第四节　童年创伤与抑郁症

目前关于童年期创伤的内涵存在不同的见解，一种是广义的，一种是狭义的。

广义的童年期创伤指的是童年期所遭受的所有的负性应激事件，可能对儿童成长造成不良的影响。也可以称为童年应激，所谓应激是个体在各种内外环境因素及社会、心理因素刺激时所出现的全身性非特异性适应反应。

另外一种相对狭义的观点认为，童年创伤指的是童年期被人为而非意外造成的不恰当对待，例如各种形式的身体虐待、用言语或非言语造成的心理虐待、不顾忌当事人的成长需要造成的心理损伤、目睹虐待或暴力事件、长期或极端地被忽略和遗弃、情绪不被接纳、情绪长期受控于他人等。对儿童来说，创伤性事件是不能预测、无可避免，儿童在毫无心理准备下面对此事，感到不知所措及无能为力。童年创伤是一个扭曲人性的过程，不论当事人当时有没有察觉为创伤，对当事人来说已产生确切的阴影并一直影响着成年后的今天。童年创伤常常对儿童造成一连串的后遗症，如自我价值感低、自卑、对人或周遭环境难以信任、身体和心灵的分割和麻木、人际交往困难等。

一、童年虐待与抑郁症

儿童虐待问题在人类社会中普遍存在，葡萄牙对 1000 名家长的调查显示儿童虐待发生率为 73%，澳大利亚一项 7485 名随机抽样人群调查显示，有童年期负性经历的比例达 59.5%。

目前我国尚无全国性的流行病学调查资料，但受"棍棒底下出孝子"等传统思想的影响，儿童受虐情况不容乐观。王永红等对 1762 名大学生进行调查，结果 76.2% 的人在儿童期有遭受虐待经历，儿童期躯体虐待发生率为 59.4%，男生为 76.0%，女生为 49.2%；精神虐待为 61.5%，男生为 69.0%，女生为 57.0%；性虐待为 10.2%，男生为 8.1%，女生为 11.5%。Widom 等选取有童年虐待经历儿童 676 人进行前瞻性研究，结果发现童年期虐待和情感忽略增加了成年人患重度抑郁症的危险性，躯体虐待或多种虐待类型增加一生中患重度抑郁症的风险，受虐儿童表现出多种情感和行为问题。国内一项对 210 例抑郁症病人儿童期受虐史调查研究显示，有儿童期受虐经历的成人抑郁症病人的抑郁、焦虑症状较无儿童期受虐经历的病人突出，并且有较高的自杀倾向、敌对性和易激怒等特征。有儿童期性虐待经历者会有一系列的后遗症，产生持续的羞耻感和自我责备，心理调节问题的危险性增加，增加精神病理症状的易感性。儿童期遭受性虐待的女性患抑郁症和其他精神病性障碍的风险高。

以 Freud 为代表的精神分析理论强调早期经验在决定和控制今后行为与身心发展方面的作用，尤其是幼儿期的经验对人格形成的巨大影响。将抑郁症看作对亲密者所表达的攻击，以及未能摆脱的童年压抑体验，自我与超我之间的矛盾或自我内部的冲突。童年早期的神经发育因素和精神创伤都可成为成年精神障碍的重要原因，童年时期受到精神虐待也可成为若干年后情感性精神障碍的根源，这类原因对神经系统造成的损伤为其后某些心理社会因素和生物因素致病创造了条件。多项研究表明,童年期遭受躯体和情感虐待、情感忽视、性虐待以及亲情缺失的经历会增加个体心理和行为问题发生的概率,包括抑郁、自杀、焦虑、低自尊及人格障碍等。

童年期创伤性生活事件可能在童年期潜在功能失调性态度,促进负性认知偏差的形成和发展,倾向于以消极的方式评价和解释事件,形成抑郁症的易感素质。在以后的生活中如果遇到了重大的生活应激事件,会导致深层次的功能失调性态度被激活,出现大量的负性自动思维,消极看待一切,把挫折和失败归咎于自身(内归因),导致情绪低落、动机缺乏、快感丧失、躯体紊乱等一系列抑郁症症状,这些症状又会进一步加重负性自动思维,形成恶性循环,从而导致抑郁症状持续存在并难以完全缓解。

越来越多的研究发现儿童早期虐待和应激可以改变大脑发育的生理学过程,这种改变又会对儿童身体、认知、情感和社会发育产生负面影响,暴露于早期压力和应激可导致脑电图癫痫样改变,胼胝体区域变化,大脑中海马的密度或容积减少,是其对应激的敏感性发生改变。由于虐待发生在童年大脑发育的关键时期,儿童虐待对儿童微观结构、生物化学以及功能上的影响将贯穿其生命全程,影响其一生的健康和生活质量。发育早期造成创伤的事件,可能导致其心理发展出现固着与退行,情感活动受到一定的限制,会使人们在日后需要依赖他人时不知如何行事,当依赖要求遭到拒绝时,无论是现实或出于想象,他们的反应是一种毫无理由的勃然大怒,会在成年时产生强烈的、无法满足的依赖需求,它是沮丧与愤怒的来源,还会造成一种僵化的情感能力缺损——情感障碍。

二、亲子分离与抑郁症

亲子分离与幼年丧亲对抑郁症的发生有一定影响,早年欠缺或丧失亲子关系预示着成年期会发生抑郁症。Bibring 和 Jacobson 在 Freud 理论的基础上提出自尊的丧失在抑郁发作中占首要地位,认为婴儿与父母分离时会对父母产生敌对情绪,如果不能建立信心,相信父母会回来爱抚自己时,儿童会停留在这一发展阶段,成年后更易产生抑郁。儿童早期的经历如分离、丧亲、缺乏母爱和家庭的温暖等,易造成一种消极的认知背景,一旦儿童遇到挫折时便倾向于贬低自己,产生无能、绝望的情感体验,并且对事物作歪曲和夸大的理解。这时候消极的心态就极容易诱发抑郁症。如果某个人、某样东西突然失去了,然后这个东西或者这个人对儿童来说非常重要,以至于儿童把它看成与自己是一体的，当如此重要的人或物一旦不复存在，如父母的分离、死亡等，就会引起儿童强烈的矛盾情感，并由此转化为对自身的敌意感，从而导致抑郁症的产生。

（杨世昌）

第二章
社会环境因素与抑郁症

越来越多的研究表明，除生物因素、个体心理素质外，环境因素如应激性生活事件、社会阶层、社会支持在抑郁症的发生、发展、临床转归等起到了重要作用，本章对与抑郁发生相关的环境因素进行探讨。

第一节　应激性事件

在我们的日常生活中，除了应对令人烦恼的日常琐事之外，还可能面对许多不曾经历过的、没有应对经验的并且是更加严重的紧张刺激，如交通事故、被解雇、家庭破裂、暴力等。每个人每时都在经历着外界刺激，也经历着生活工作的压力，从中体会到什么叫紧张。

一、应激性事件

（一）应激

应激一词就来源于刺激、压力，当刺激作用于机体后，引起人们的反应，这种反应包括心理上的变化，也包括生理上的变化。诸如烦恼、忧郁、易激动、易发脾气或者是兴奋、开心、高兴等，都属于心理上的变化；而诸如食欲缺乏、血压升高、呼吸急促、浑身冒汗等，都属于生理上的变化。归纳起来，可以这样说：应激是由机体在生活过程中的实际上的或认识上的"要求—能力"不平衡而引起的一种身心紧张状态，这种紧张状态倾向于通过非特异性生理和心理反应表现出来。在一定意义上说，面对复杂多变的生存环境，机体总是处于应激状态。

（二）应激性事件

所谓应激性事件就是引起应激反应的刺激。应激性生活事件可分为两类，一类为新近的生活事件，如变换工作、离婚、亲人丧亡等；一类为较为长期的境况，如持久的婚姻不和，居住条件恶劣、工作压力大等。有人将后者称为"长期困难"。

人们可能更多认为应激都是一些诸如亲人去世、摧毁整个人生活的天灾

148

人祸等巨大灾难所引起的现象，类似于"巨砾"才能引起应激，与生活琐事无关。而另一些人认为，应激也许与一些琐事有关，就像鞋子里的小石子，当约会迟到却找不到车钥匙、或吃饭过后发现无钱付款等"细砾"也会引起巨大灾难，引起应激反应。拉扎洛斯等还总结了生活事件量表来评估其对应激的作用（图3-2-1）。"巨砾"虽不常发生，但巨大难以处理，"细砾"却是压死骆驼的稻草。

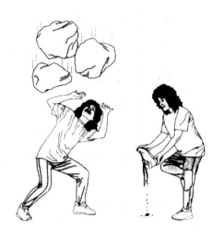

图 3-2-1 应激巨砾与细砾

（三）应激测量

如何衡量生活中的应激呢？美国华盛顿大学医院精神病学家 Holmes 等对 5000 多人进行社会调查，把人类社会生活中遭受到的生活危机（life crisis）归纳并划分等级，编制了一张生活事件心理应激评定表（表 3-2-1）。该评定表列出了 43 种生活变化事件，并以生活变化单位（life change units，LCU）为指标加以评分。

表 3-2-1 生活事件心理应激评定表

变化事件	LCU	变化事件	LCU
1. 配偶死亡	100	23. 子女离家	29
2. 离婚	73	24. 姻亲纠纷	29
3. 夫妇分居	65	25. 个人取得显著成就	28

续表

变化事件	LCU	变化事件	LCU
4. 坐牢	63	26. 配偶参加或停止工作	26
5. 亲密家庭成员丧亡	63	27. 入学或毕业	26
6. 个人受伤或患病	53	28. 生活条件变化	25
7. 结婚	50	29. 个人习惯的改变（如衣着、习俗交际等）	24
8. 被解雇	47	30. 与上级矛盾	23
9. 复婚	45	31. 工作时间或条件的变化	20
10. 退休	45	32. 迁居	20
11. 家庭成员健康变化	44	33. 转学	20
12. 妊娠	40	34. 消遣娱乐的变化	19
13. 性功能障碍	39	35. 宗教活动的变化（远多于或少于正常）	19
14. 增加新家庭成员（如出生、过继、老人迁入）	39	36. 社会活动的变化	18
15. 业务上的再调整	39	37. 少量负债	17
16. 经济状态的变化	38	38. 睡眠习惯变异	16
17. 好友丧亡	37	39. 生活在一起的家庭人数变化	15
18. 改行	36	40. 饮食习惯变异	15
19. 夫妻多次吵架	35	41. 休假	13
20. 中等负债	31	42. 圣诞节	12
21. 取消赎回抵押品	30	43. 微小的违法行为（如违章穿马路）	11
22. 所担负工作责任方面的变化	29		

　　这些分值有什么意义呢？如果总分超过 300 分，则患抑郁症或其他疾病的危险性就很高，如果介于 150～299 分，则有中度危险，低于 150 分，则应激水平相对低。

（四）应激与抑郁症关系的解释模型

1. Henderson 应激与抑郁症关系模型　有关生活事件与抑郁症的关系是复杂的，Henderson（1988）将应激性生活事件与抑郁症及其他有关因素关系归纳如下：

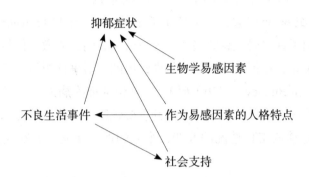

2. 抑郁症的素质的应激理论　抑郁症的素质的应激理论不是一种具体的理论，它是一种解释抑郁现象的理论框架。素质 - 应激理论最早（20 世纪 60 年代）是由精神病学界提出的，1963 年 Bleuler 和 Rosentha 提出了精神分裂症的素质 - 应激相互作用理论，开始把素质和应激结合起来解释抑郁的发生，即认为在应激条件下，具有高抑郁素质的个体更易产生抑郁，但素质与应激之间的关系如何？至今还未取得一致的看法。Monroe 和 Simons（1991）认为，在抑郁产生过程中，应激和素质之间至少存在三种关系：

（1）素质和应激共同构成抑郁症产生的必要条件。在这个模式中，素质以两种不同水平的方式起作用，它提高了应激产生的可能性，这是抑郁症产生的必要条件。但素质推动的事件并不是抑郁症产生的必要条件，因为与素质或个人行为无关的事件也可以激发素质并产生抑郁。

（2）素质是抑郁产生的唯一必要条件。应激对病因起着很小的贡献，或只是一种副现象，所以应激并不是决定抑郁产生的重要因素。

（3）抑郁产生的唯一必要条件是应激。特定的应激是引发抑郁的基本要素。素质在该理论模式中不是基本成分。没有素质的作用，抑郁也可以发生。素质的存在仅仅是增加应激产生的可能性。

二、应激性生活事件与抑郁症

生活中凡是能造成强大精神压力、严重的精神创伤或不愉快的情感体验等事件都可能成为导致抑郁症的因素。当重大生活事件发生时，个体生理和心理处于适当的紧张状态，有利于动员机体的潜在能力，去应付非常事件，这是一种正常适应现象；当事件过于重大，或长期持续频繁出现，引起不愉快的情绪体验越强烈、越持久，使个体正常的适应机制受到威胁，则可导致个体产生焦虑、抑郁等紧张情绪，而导致心理障碍。

自20世纪60年代起，应激性生活事件（stressful life event）与精神障碍的关系引起了许多研究者的兴趣。大量研究表明，应激事件与抑郁症的发病存在密切关系，抑郁症发病前一年内经历的生活事件明显高于一般人群。Leff、Roatch和Bunney（1970）研究了40位抑郁症病人，发现每位病人在症状之前都曾面对多种压力事件。依其重要顺序，这些事件可归类为：婚姻困难；工作迁移或工作情况的改变；个人的严重疾病；家庭成员的死亡或疾病。

研究显示，大量的生活事件出现在抑郁症发病前数月内。然而，同样大量的生活事件也出现在自杀企图、神经症和精神分裂症发作之前。为了评价在每种特定障碍中应激生活事件的重要性，Paykel（1978）应用流行病学研究方法，发现严重生活事件后6个月出现抑郁症的危险度升高了6倍，比精神分裂症增加了2~4倍，比自杀企图增加了7倍。Brenner（1981）注意到，西方的经济萧条常预示着精神科的住院人数和自杀者增多，且有理由推测，此时抑郁症也有可能增加。Bebbington（1985）对生活事件与抑郁症的关系进行了较详细的再研究，研究表明，在临床实践中，不良经历与轻度抑郁症的联系，比与重度抑郁症的联系要紧密。而且，即使有些生活事件确可引起抑郁症，这些生活事件也多发生在发病之前2~3个月。

单个的生活事件与抑郁之间的关系在近几年研究得很多，例如由于交通事故、环境变化、自然灾害、经济状况不佳等事件引起的创伤性抑郁；慢性的长期的紧张（chronic stress）对抑郁的作用也是最近关注的一个热点。最早开始研究的是长期性的工作紧张对心理健康的影响，以及长期的婚姻问题和抑郁症之间的关系。从这些研究中人们发现慢性的、与角色有关的紧张和长期性的抑郁心境明显相关。慢性紧张往往是紧张性生活事件的结果，因此，有研究把慢性紧张作为生活事件和抑郁症之间的一个中介因素；还有些研究开始涉及强度低、发生频率高的日常琐事与抑郁的关系，有人认为这种类型的应激可以更好地预测抑郁症的发生。

三、对移民、难民的研究

有学者对移民、难民与抑郁症的关系进行了研究。发现无论是移民，还是因种种原因而沦为难民，对当事人都会产生种种不利影响，尤其是在开始的一段时间内。在美国进行的若干研究认为，东南亚的难民中，抑郁症较为常见。研究还发现，未婚的老挝和越南难民中在新到美国的 1～12 个月内的抑郁症最多。不过，随着在美居留时间的延长，症状会逐渐减轻。

研究显示，难民的抑郁症可归因于他们受到虐待，生活状况的不稳定，物质生活的匮乏等。对移民而言，离开本土到另一个不同文化的国度去生活，这对大多数人是一种应激因素。因此，移民中的精神障碍成了一些研究者感兴趣的课题。Vega 等（1986）对移居美国的墨西哥妇女进行研究，采用定式的症状检查量表，结果发现，量表分数与她们在美的居留时间成反比，即时间越长，症状越少。另外的研究表明，移居美国的墨西哥妇女中的抑郁症非常多见，认为与种族歧视，失业，居住环境拥挤、不卫生，移民身份不合法等因素有关。

Kessler（1997）总结了近几年的研究结果，得出四个方面的结论：

1. 紧张性生活事件与随后的抑郁症的发生有肯定的联系。

2. 生活事件和抑郁症之间关系的强弱受生活事件测量方法的影响，与简单生活事件核查表相比，用生活事件的等级评定得到的结果显示出生活事件和抑郁症之间的联系更紧密。

3. 紧张性生活事件与抑郁症之间呈一种剂量反应关系，即生活事件越多，程度越严重，抑郁症的发病率就越高，症状也越严重。

4. 在抑郁症病人中紧张性生活事件出现的比率很高，与正常对照组有显著性差异。

四、疾病与抑郁症的关系

在诱发抑郁的各种生活事件中，疾病也是一项很重要的身体因素，但很容易被忽略。如果频繁地发生脑血管障碍、痴呆等脑疾病，甲状腺功能减退等内分泌疾病，或者是服用降压药物、强力镇静剂等都有可能引发抑郁症。

研究表明，癌症也会引起抑郁症，这种现象从心理方面来看似乎是理所当然的事情。不过，值得注意的是，病人在被诊断为癌症之前，就已经出现了抑郁状态。有关研究显示：在被诊断为抑郁症的 94 个病例中，就有 15 例被发现患上了癌症。这个数据可能让人觉得有点偏激，不过，也提醒我们有必要探索人体在抑郁状态下究竟会发生什么变化。医生在对一些 50～60 岁的女性进行 MRI/CT 拍摄的时候也曾发现过恶性脑肿瘤。在发现恶性脑肿瘤之前的几个月，病人就已经出现了抑郁状态。所以，也可把这种状态称之为警告性抑郁症。

五、其他研究

国内的丁新华、王极盛（2002）采用青少年生活事件量表和中学生抑郁量表对 558 名中学生进行了研究，发现青少年生活事件量表中的多数项目均与中学生抑郁呈显著正相关。其中学习负担重、受人歧视冷遇等 12 类生活事件对抑郁的预测作用较大。国内有关大学生应激事件与抑郁的关系研究较少，陈树林（1999）用大学生最近的生活体验问卷研究了大学生消极生活体验与认知和抑郁的关系，结果表明有较多的与自我成就和人际关系有关的消极生活事件发生的学生出现更多的抑郁情绪。上述国内外的有关研究都从不同方面证实了应激和抑郁之间有着密切的联系，但是有些研究者未考虑应激以外的其他与抑郁相关的变量。

一些研究探讨了极端生活事件对抑郁症发生的影响，Tennant 等（1986）对一组曾在缅甸铁路和日本长崎监狱受过极端粗暴对待（包括强迫劳动、体罚、羞辱、饥饿等）的澳大利亚人进行调查，发现 40 年之后他们的抑郁症患病率仍然高于一般人群。Helzer 等（1979）对曾在越南服役的美国军人进行调查，以社区中符合征兵条件而未被征用的人为对照组。结果发现，退伍军人中抑郁症的患病率比对照组高，且参战者比未参战者高。

在女性的青春期、哺乳期、绝经期等引起荷尔蒙变化的不平衡时期，也都可能引起抑郁症。在人们进入老年阶段、体力下降等情况下，也容易引发此类抑郁症的产生。

有学者认为，病人在抑郁症发病之前是否使用过其他药物也是发病的危险因素之一。很多抑郁症病人在发病之前都服用过药物，这些药物都很有可能引发抑郁症。有报道表明，一种治疗肝炎的药物（steroid, interferon）就曾经导致病人服用此药物后自杀；还有如镇静剂、降压药也可能导致抑郁症的发生。

尽管大量研究证明，应激性生活事件与抑郁症的发生、发展存在关系，但研究结果并不完全一致。Tennant（1983）在一篇综述中考察了若干前瞻性研究，认为"并未发现生活事件与神经症之间的因果关系。"通常认为，与分离或死亡等丧失有关的事件在抑郁症的发病中起着重要作用。但非所有的抑郁症状都报告有丧失经历。比如，Paykel 综述了 11 项有关近期分离的研究，其中 6 项研究提示，抑郁症组报告的分离经历比对照组要多，提示了某些特异性；而其中的另 5 项研究中，抑郁症组并未报告有分离经历。

临床工作中发现，抑郁症常常在紧张性生活事件之后发生。而当生活事件发生于那些长期身处逆境的人身上时，则会起到"导火索"般的作用。然而，我们不能据此认为是紧张性生活事件导致抑郁症的发生。分析起来，有如下几种可能：①这种联系可能是巧合；②这种联系缺乏特异性，因为在其他障碍发生前也可能有应激性生活事件；③可能根本就没有什么联系，病人可能在为自己的病寻找病因时，回顾性地认为某事件是一种应激性、紧张性生活事件，或者，是因为事件发生时他（她）已有抑郁体验，因而才认为该事件是应激性事件。也有人认为，生活事件是否会引起疾病，还与个体的易感性（vulnerability）有关，易感性既可以是生物学方面，也可以是个人的社会心理方面，如前所述的长期身处逆境。因此，有关生活事件的特异性有待进一步研究。

第二节　人际关系与抑郁症

人际关系包括人与人在相互交往过程中所形成的各种关系，包括亲属关系、朋友关系、同学关系、师生关系、同事关系等，本章主要介绍亲属关系与抑郁症的相关研究，其他人际关系更多通过社会支持起作用，所以在社会支持章节中介绍。

一、人际关系与抑郁情绪的相互影响

人际关系的矛盾本身就会引发抑郁情绪。某些人与人关系上的失败，尤其是婚姻关系，会在各个不同方面造成较大影响，因为失去了与最亲密伴侣分享的机会，人就会开始封闭自己，不愿意与他人交流，这些都极可能成为抑郁的诱因；另一方面，抑郁情绪也同样会给人际关系带来负面影响。有抑郁症状的人，总是喜欢离群索居，不愿意和周围人一起去参加集体活动。抑郁的情绪阻隔了自己和大家的联络，这无疑会对人际关系产生不良的影响，孤立自己久了就会被所有人所孤立。或许有抑郁症状的人没有意识到，抑郁

的时候更需要有人关心自己，更需要去依赖朋友的帮助。朋友在身边的时候，自己才会尽情发泄，他们会提供比平常多好几倍的安慰和肯定。不过，抑郁的自己同时也会认为，尽管需要朋友对自己伸出援手，但是这么一来他们也会被自己带入抑郁的环境中，以至于很难去应对现在的问题。他们总是在这样两难的境地里徘徊着，一方面不想被孤立，想有朋友相伴解决抑郁问题；另一方面，又害怕因此成为他人的负担。

二、亲密关系与抑郁症

许多研究证实，亲密关系（尤其是亲密异性）的缺乏，是导致抑郁症的危险因素。Brown 和 Horris（1978）分析易患抑郁症的社会因素时发现，如果女性没有亲密伙伴关系，尤其是没有丈夫和男友，发生严重生活事件或重大困难是其他人的 4 倍。婚姻质量也是影响抑郁症的发生的重要因素，抑郁症患病率以分居和离婚者最高，已婚或单身者较低。Weissman（1987）报告婚姻不和者患重症抑郁的危险性高出婚姻和睦者 25 倍以上，男女均不例外。

还有研究显示，未婚、离婚或丧偶的女性与男性相比，前者抑郁症的患病率比后者要低。解释这一现象很难，很可能不是婚姻本身所致，而是与婚姻相关的种种义务、社会角色等使得已婚女性的抑郁症患病率增高；也有可能是婚姻使得女性陷入不利的地位。社会地位说（social status hypothesis）认为，实际上存在的社会性别歧视，使得女性无法通过直接的行动及自主来掌握自己的命运。习得性无助学说则认为，女性的成长经历不鼓励她们自立、自持，女性的角色与抑郁症的特征性表现——习得性无助相似。Weissman 和 Kleiman 对此提出了不同的意见，认为无论对男性还是女性，婚姻都具有保护作用，使他们少患重性抑郁症。

婚姻与抑郁之间存在着明显的关联早就引起人们的注意。就抑郁症而言，它与婚姻和家庭的关系可从两方面来看。一方面，婚姻和家庭在抑郁的病因及转归中起一定作用；另一方面，抑郁又对婚姻和家庭产生种种影响。基于此，在评估、治疗抑郁时，应结合婚姻和家庭问题，进行全面的考察。

有研究显示，与对照组相比，抑郁症病人和配偶间经常充满冲突和气愤。Gotlib 和 Whiffen（1989）对精神科的抑郁症病人，内科的非抑郁症病人，社区中无抑郁的正常个体进行研究，结果显示，几乎所有的人对配偶均有负性及批评性的言语，但相比之下，患抑郁症的女性此种倾向更显著，且抱怨、批评的时间长。

20世纪70年代进行的研究也显示，抑郁症病人对配偶甚至子女表现出较多的敌意。女性抑郁症病人由于在家庭中与他人的摩擦较多，性满足度低，交流困难，夫妻缺乏柔情，因而，她们作为妻子及母亲的角色功能受损。

早期的精神分析学派认为，抑郁症病人不会向他人表现敌意和愤怒，他们只会将愤怒向自身投射。但大量的临床经验显示，这种观点缺乏现实依据。临床上常见到一些抑郁症病人满是怒气，而这怒气对外人或在外人面前常无从发泄，因此，他们常常只能将自己的怒气发泄到自己的配偶或其他家人身上。

还有研究显示，抑郁症病人常会使他们的配偶或家人感到内疚。此时，家人通常会产生愤怒和敌意，却因为担心表露情绪加重病人的病情而不予表达，进而造成家人与病人的关系疏远。

关于抑郁症和家庭的关系，有的人认为，抑郁症不应仅仅看成是一种纯粹个体的障碍，相反，应把它视为家庭这个系统运行障碍的表现。但另一些人则认为，抑郁症更主要的是一种生物性障碍，其原因及其涉及的对象主要是病人本人。较为折中的观点是，对具体病例的情况进行具体分析，尤其注意症状与家庭功能的关系。

第三节　社会阶层与抑郁症

任何国家和地区，其社会总人口都可以按社会经济状况划分出不同的社会阶层。社会阶层是客观存在的事实。社会阶层的划分可以从多方面进行，其中包括：权力范围、职业受推崇程度、收入及财富情况、教育及知识水平、宗教信仰的纯粹程度、家庭及家族的地位以及当地社区的状况。这些因素常常独立或结合起来与精神障碍的发生、发展产生一定关系。

尽管抑郁症是一种很常见的疾病，影响到各种各样的人，无论其年龄多大，属于哪一种族，都可能罹患抑郁症。但人口统计学资料表明，某些人群仍然比其他人群患病率高。抑郁症可见于各种社会阶层的人士，从无家可归者到富豪。社会经济地位低的人抑郁症患病率略高，这一点是不足为奇的。贫富差异加剧了不能控制自己生活这一状况，增加了患轻度抑郁和重症抑郁的危险。但躁狂 - 抑郁性精神障碍是个例外，躁狂是社会经济地位高的上层人士患病率更高的一种精神障碍。

在美国，少数种族人口（如黑人、亚洲人、印第安人及西班牙裔人等）抑郁症患病率略高于白人。即使在控制了混杂因素如社会经济地位和文化水平，当黑人与白人在社会地位、文化程度、职业、居住区等方面尽可能匹配一致时，结果发现黑人抑郁症发病率高于白人。社会学家认为，少数种族的抑郁症患病率高是因为种族歧视带来的消极影响所致。

近年来，人们对社会阶层与情感障碍及一些神经症的关系进行了研究，但迄今为止的研究结论尚不一致。如有的人认为，抑郁症多发于富裕阶层，认为是"富贵病"，也有的认为，此病在下层人中更多见，因为他们的社会经济状况较差。孰是孰非，尚有待进一步的研究、探讨。

Brown 和 Harris（1978）在伦敦的研究显示，劳动阶层的女性抑郁症的患病率较高，比中产阶级女性的患病率高 3 倍。另一方面，有人对高度同源的人群进行研究发现，社会阶层与抑郁症的关系不明显。Hagnell（1966）发现，以年收入 6000 瑞典法郎为分界线，低于及高于这一收入的两组人抑郁症的患病率并无差异。Bebbington 等（1981）也发现了一种倾向，即劳动阶层的男性和女性患抑郁症的比率似乎较高。他们还发现，现症检查（PSE）的总分值与社会阶层之间有一定程度的相关性。

在美国进行的流行病学挂片区研究，以大样本为基础，其样本涉及社会各阶层。该研究对研究对象受教育水平及患病率进行考察，结果表明，受过高等院校教育的人患焦虑障碍（含恐惧症）的比率较低，而重性抑郁症和情绪恶劣在不同教育水平的人群中无显著差异。

一些对东方社会进行的研究也发现有类似倾向。Carstais 和 Kapur（1976）曾对印度的一个村庄进行调查，结果发现，在教育程度很低的男性和女性中，其轻性精神障碍的患病率较低。Bagley（1973）认为，情感障碍在社会状况较好的阶层中患病率其实并不高，而是因为求治、诊断造成的假象。

研究表明，某些职业会引起更多应激相关问题，工作压力大的人如警官、医生、经理及需要对他人生命负责的人患抑郁症的患病率高于工作压力小的人。这并不是说工作压力小的人就不会患抑郁症。低应激性工作经常很枯燥乏味也可使一些人抑郁。

第四节 社会支持与抑郁症

社会支持具体是指来自社会各方面的包括家庭、亲戚、朋友、同学、伙伴、党团、工会等组织所给予个体的精神上和物质上的帮助或支援，反映了一个人与社会联系的密切程度和质量，社会支持从性质上可以分为两类，一类为客观的、可见的或实际的支持，包括物质上的直接援助以及社会网络、团体关系的存在和参与，如婚姻、家庭、朋友、同学等或不稳定的联系如非正式团体、暂时性的社会交际等；另一类是主观的、体验到的情感上的支持。

一、社会支持的相关研究

20 世纪 70 年代初，精神病学文献中引入社会支持（social support）这一概念。社会支持是个体与个体之间、或个体与团体之间的依存关系。可以从三个方面来理解这个定义：其一是客观社会支持，指实际的或可见的社会支持，包括物质上的直接援助和社会关系网络；其二是主观社会支持，指的是能体验到的或情绪上的社会支持，即个体感到在社会中被理解、被尊重、被关怀的主观体验和满意程度，以个人的主观感受或体验为标准；其三是社会支持的利用度，指的是个体面对挑战或应激，有意识或无意识地利用自己社会支持系统来应对挑战或应激。

社会支持通常被看作是影响抑郁症病人病情变化的一个环境因素。可以作为应激事件和抑郁关系的调节因素和中介因素，起着重要作用。良好的社会支持系统能缓解应激性生活事件给个体带来的影响，对健康起着间接的保护作用。此外，社会支持还具有独立性，不一定要在应激的情况下才能发挥作用，而在于平时维持个体良好的情绪体验，从而有益于健康。研究发现，病人得到的主观社会支持明显高于正常对照组，可能由于发病，家庭成员等对病人的关注程度较发病前明显增加，但病人对这些社会支持的利用度却不如正常对照组。

二、社会支持与抑郁症之间的关系

Coyne（1991）认为，在生活事件与抑郁症之间，还有其他一些因素在起着较为复杂的影响，其中以社会支持最为明显。社会学和精神病学、心理学界对社会支持与身心健康的关系进行了大量的研究。多数学者认为，良好的社会支持有利于健康，而不良社会关系的存在则损害身心健康。

社会支持一方面对应激状态下的个体提供保护，即对应激起缓冲作用，另一方面对维持一般的良好情绪体验具有重要意义（Coyne，1991）。已有研究发现，社会支持与抑郁等消极情绪存在明显的负相关，抑郁往往并不是生活中各种压力直接造成的，社会支持作为个体应对压力的一种重要资源，其特征与个体的特定情境下的抑郁反应有着重要的内在联系（Herman，1996；Lamothe，1995）。

对于成年人的研究则发现，在遇到强烈的应激事件时，社会支持是必需的。有人对到精神科就诊的神经症及抑郁症病人研究，发现他们的亲密关系减少、个人交际网缩小。而社会支持的缺乏，尤其是在病人需要支持时不能及时提供，会使当事者出现精神障碍。如 Henderson 等（1981）在澳大利亚的堪培拉进行了一项研究，研究者让病人评定自己的社会支持情况，结果显示，自觉社会支持不足与此后在不良经历下出现神经症症状有关联。Brown 等（1986）在英国进行了另一项研究，研究者以大约 400 名劳动妇女为样本，证实社会支持差，尤其是当需要支持时缺乏社会支持者易患抑郁症。

社会支持与抑郁的关系在国内也有一些研究。李伟等（2003）考察了 394 名大学生的压力感与抑郁、焦虑情绪的关系，探讨了社会支持在其中所起的作用。结果显示，高压力低社会支持大学生的抑郁、焦虑情绪相对最多；不论压力高或低，社会支持良好的大学生比社会支持不良的大学生的抑郁、焦虑显著减少；即使压力感较低，如果社会支持不良，大学生抑郁、焦虑也相对较多。王玲、陈怡华（2002）研究了师范院校大学生抑郁与社会支持的关系，相关分析显示，抑郁与客观支持度和主观支持感没有显著相关，但与社会支持中的对支持的利用度有显著负相关，说明对支持的利用度越低，抑郁程度越高。陶沙、李伟（2003）的研究则着重从抑郁大学生的社会支持结构特点和个体对社会支持的满意度进行研究。通过对 456 名大学生实施社会支持提名及满意度评定问卷测查，考察抑郁倾向大学生社会支持的结构及其对不同支持源支持的满意程度，结果显示，抑郁倾向大学生既相对缺少大学中的同伴支持源，满意度较低，而且其对大学老师与心理辅导员的支持提名和满意度也较低，表明抑郁倾向大学生社会支持结构上存在明显缺陷，且其获得支持的可利用程度不足。文科大学生的抑郁水平显著高于工科大学生，贫困生的抑郁水平明显超过非贫困生。应激源与抑郁存在着广泛的相关关系。

　　抑郁的人在社会上经常扮演的角色是获得他人的同情、支持和照顾——并因此受到强化。然而，正强化并非总是像他们期待的那样发生。抑郁的行为有时也会引起他人的负向感觉和拒绝，这些反应可能是潜伏的。甚至，抑郁的人通常也能正确预期到这些负向反应。实际上，经常与抑郁的人相处也可能会引起抑郁的感觉。Coyne（1976）曾指出，他人的支持与否往往取决于抑郁者是否有足够的技巧来先发制人，把他在他人身上容易引起的负向感觉转为有利的方向，特别是当他人有罪恶感的时候。一个有技巧的抑郁症病人可以获得大量的同情与支持，至少在短期内。但通常最终的结果是一种螺旋下降的关系，他人最后撤回同情和关心，使得病人的抑郁状态更加恶化。

　　这样的观察也提出一个问题：抑郁症是否能作为一种不当的手段，被试着去影响或利用他人，对这个问题，尚未有可靠的答案。但是我们多数人在与抑郁症病人互动时都有一种"处于压力之下"的感觉，仿佛我们被苛责缺乏某些基本的同情心。因为我们经常对他们模糊的暗示没有作立即的反应，病人往往抱怨"你为什么这么慢才为我做呢？"我们自身容易有一种无助的不愉快的感觉。我们已经清楚，抑郁的人可能对权力线索相当的敏感。他们并不反对在人际环境中运用这种影响力，这些考虑有助于我们理解以依赖为主要表现的抑郁症病人。

　　抑郁的反应通常也被视为个人传达愤怒、沮丧和失望的感觉。其反应像是在说："我有某些你不能满足的需求。"然而，很多时候这种沟通未受到注意。因此，在失败的婚姻中（通常与抑郁反应有关），我们可看到夫妻之一试着沟通他（她）以满足其预期和依赖，而当另一方无法适当地回应时，就逐渐变得抑郁和不安。

（戴家隽　王佳丽）

第三章

精神分析理论对抑郁症的认识

精神分析（psychoanalysis）理论是奥地利精神科医生西格蒙德·弗洛伊德（Sigmund Freud，1856—1939）创立的一种治疗神经症的理论、方法和技术。自体心理学家科胡特认为，精神分析是研究复杂心理状态的科学。经过一百多年发展，精神分析理论形成了一个庞大的理论体系，一大批优秀的新精神分析学者创立了带有自己独特视角的理论，用以解释心理发展过程及病理心理学现象。如以安娜·弗洛伊德为代表的自我心理学，以梅兰妮·克莱茵为代表的客体关系学派，以科胡特为代表的自体心理学派等。了解精神分析领域对抑郁症研究所进行的工作，首先需要了解精神分析的创始人弗洛伊德及后继者们所创立的理论与工作。

第一节　经典精神分析的理论观点

精神分析学派是现代西方心理学主要学派之一。经典精神分析产生于19世纪末20世纪初的欧洲。弗洛伊德根据自己临床治疗的实践经验，系统地阐述了潜意识、人格的结构、内驱力、发展、治疗及改变的理论。弗洛伊德的精神分析学说不同于当时的任何心理学流派，它对于人性中本能的、自然的和非理性的一面给予了极大的关注。以无意识心理过程和内驱力为其理论系统的出发点和核心，从而开启了经典精神分析的研究进程。后来的荣格和阿德勒都深受弗洛伊德理论的影响创立了自己的理论体系，即荣格的分析心理学、阿德勒的个体心理学，因此二人也是经典精神分析阵营中的重要成员。本节简要介绍精神分析的基本观点。

一、潜意识理论

潜意识（unconsciousness）是指人们对自己的一些行为的真正原因和动机不能意识到，在人们清醒的意识状态下还有一个潜在的心理活动在暗暗地进行，不为人们所知，却无时无刻地影响着人的行为。

弗洛伊德（1915）在《无意识》一书中详细介绍了潜意识理论。他把人的精神结构划分为意识、前意识和潜意识三个层面。

（一）意识

意识（conscious）：它由人能随意想到、清楚觉察到的主观经验组成，就是在清醒状态下能够觉察到的各种有目的的心理活动。

（二）前意识

前意识（pre-consciousness）：在意识下面，平时并不为人所知，但集中注意或加以提醒可进入意识。主要起检查作用，即不许那些使人产生焦虑的创伤性经验、不良情绪、原始欲望和本能冲动进入意识领域。

（三）潜意识

潜意识（unconsciousness）：不曾在意识中出现的和曾是意识的但已受压抑的心理活动，通过分析可被揭示出来。

潜意识的内容主要是各种本能冲动和人的原始欲望，当被觉察到时会引起难堪和焦虑，所以常常被排斥在意识之外，但也常常在不经意中流露出来，如日常生活中的口误、笔误、做梦等。弗洛伊德正是通过对催眠、神经症症状、梦、口误等现象的研究才发现潜意识的存在。

弗洛伊德强调，潜意识主要来自于早期生活，特别是童年期压抑的、被遗忘的心理内容。因此，它往往是个人的、经验的，并总是在很大程度上与个人被压抑的"性欲"有关。

二、人格结构理论

在精神分析的理论中，人格被视为从内部控制行为的一种心理机制，这种内部机制决定着一个人在给定情境中的行为特征或模式。1923年弗洛伊德在潜意识理论的基础上提出了人格结构理论，认为一个人的人格由本我、自我和超我三部分组成。

（一）本我

本我（id），所谓本我就是本能的我，初生的婴儿只有本我，完全处于潜意识之中；是与生俱来的、具有生物的基本属性。本我充满原始的活力和本能，遵循趋利避害原则或"快乐原则"，即追求个体的舒适、逃避痛苦并维持生存及繁殖。

本我是人格结构中的原始部分，也是人格活动的能量库，需要寻求本能欲望的释放和满足，但常常只能在无意识中表现。

（二）自我

自我（ego）是现实的我，是在本我的基础上后天发展起来的。自我在人格结构中代表理性和审慎，是自己可意识到的执行思考、感觉、判断或记忆的部分。其功能为对外适应环境的要求，满足自身的需要；对内调节本我驱力及作适当宣泄，起着"泄洪闸"样的延迟作用。自我的活动主要在意识范围，但也有部分是无意识中。自我遵循"现实原则"，即成人的思考方式。

自我既满足"本我"的要求，又接受"超我"的监督，在两者之间起着重要的协调作用。自我的重要功能是现实检验能力，即区分外部客观现实与内部主观愿望或想象的能力。自我是本我的执行者，但同时又要反映现实的要求。

弗洛伊德在《自我与本我》一书中把自我与本我比作骑士（自我）与马（本我）的关系。马提供能量，而骑士则指导马朝着他想去的地方前进。自我不能脱离本我而独立存在。

（三）超我

超我（superego）是从自我中分化和发展起来的，代表一个人的良心、道德与抱负。超我是人格中的监控机构，遵循"道德原则"。是道德的维护者。超我是从儿童早期的奖赏和惩罚的内化模式中发展来的，通过自我典范（即良心和自我理想）确定道德行为的标准，通过良心惩罚违反道德标准的行为，使人产生内疚感。

弗洛伊德指出，超我代表着道德标准和人类生活的高级方向。自我控制的是本我盲目的激情以保护机体免受损害；超我则不仅力图使本我延迟得到满足，而且也会使本我完全不能获得满足，以避免道德与法律的惩罚。超我在人身上按照文化教育、宗教要求和道德标准采取行动。

人格结构中的三个部分，以不同角色相互协调而发挥作用，同时也可发生相互矛盾和冲突。这种人格结构的划分在临床实践中有着重要的意义，不但可以解释现实生活中的各种心理现象，而且可以解释某些神经症、精神疾病的机制，并用于精神分析治疗。

三、心理发展阶段的理论

弗洛伊德认为个体的心理发展主要是"力比多"（libido）的投注和转移，大致需要经过几个阶段的"力比多"转移，每一阶段的性活动都可能影响人的人格特征，甚至成为日后发生心理疾病的根源。其中，儿童早期的经历对一个人其后的心理发展起着至关重要的作用。

（一）口腔期（the oral stage，0～1岁）

口腔期的"力比多"投注到口腔。婴儿通过吸吮、哭喊等方式获取营养及满足。这种方式使婴儿依赖于母亲，加强了母婴关系，或称为共生（symbiosis）态，从而获得了安全感，是人格发展中信任及自信的重要源泉。如果这种依赖关系没有很好形成，婴儿缺少安全感，就会出现如咬手指、恐惧、自卑、自恋等行为。

（二）肛门期（the anal stage，1～3岁）

肛门期的"力比多"投注转移到排泄区域。幼儿在排泄过程及对排泄的控制中获得快感。弗洛伊德认为此时的心理发展与形成自主控制和攻击性（施虐）有关，同时也逐步建立起与父母的关系。如果这一时期没有得到很好地满足或心理的发展受挫，则"力比多"也会"固结"在这一阶段，表现出所谓的"肛门性格"，也是日后产生"强迫症"的重要心理基础。

（三）俄狄浦斯期（the phallic stage，3～6岁）

俄狄浦斯期的"力比多"转移到生殖区域。儿童开始对自己的性器官产生兴趣，性器官成为全身最敏感的部位，并以父母中之异性者为"性爱"的对象。在正常发展的情况下，儿童通过对同性父母的认同，吸取他们的行为、态度和特质发展出相应的性别角色顺利度过这一心理发展阶段。

（四）潜伏期（the latency stage，6～12岁）

处于潜伏期的儿童将对性的兴趣转移到学校、玩伴、运动及其他活动中去。向外发展，与人交往，是社会化作用发生的阶段。

（五）性器期（the genital stage，12～18岁）

青少年具有了成人性爱情感，异性恋开始。青春期，性全面成熟。有强烈的性欲。

四、心理防御机制

心理防御机制（psychological defense mechanism）是指个体面临挫折或冲突的紧张情境时，在其内部心理活动中具有的自觉或不自觉地解脱烦恼，减轻内心不安，以恢复心理平衡与稳定的一种适应性倾向。

弗洛伊德认为，防御是自我为处理、控制导致神经症冲突所采取的措施。防御因焦虑而起，其功能是保护自我。焦虑来源于本能的张力、超我的压力和现实的危险。

（一）心理防御机制的分类

1. 自恋性防御机制（narcissistic defense mechanism） 5岁以前儿童、成人的梦境和幻想及精神分裂症病人经常使用的防御机制。对使用者来说，可以不用面对现实。但在旁观者看来，他们行为却是古怪的。主要有精神病性否认、妄想性投射、分裂作用和歪曲等。

2. 不成熟防御机制（immature defense mechanism） 3～16岁的儿童和青少年、人格障碍和情感障碍以及神经症病人经常使用之。对使用者来说，可以减轻或消除由于体验到亲密关系受到威胁而引起的焦虑。在旁观者看来，他们的行为是适应不良的。主要有非精神病性投射、被动攻击、见诸行动等。

3. 神经症性防御机制（neurotic defense mechanism） 神经症病人及处于应激状态下正常人经常使用之。使用该机制的目的在于改变自身的感觉或本能的表达，故常以个性怪异的方式显现出来。主要有压抑、置换、退行、隔离、反向形成、抵消、合理化等。

4. 成熟防御机制（mature defense mechanism） 是向好的方面去做补偿，均为整合了的良知、现实、人际关系及个人情感，出现于恰当的场合的行为方式，是建设性的。主要有利他、升华、幽默等。

（二）常见的心理防御机制

1. 压抑（repression） 是指把那些不能被意识所接受的冲动、观念或回忆、情感等压抑到潜意识中去。这是一种不自觉的主动遗忘和抑制，是最古老的防御机制之一，也是使用其他防御措施的先决条件。

2. 情感隔离（isolate） 指个体将自己与某种不愉快的情感隔离开来，以避免由此引起的焦虑不安。

3. 合理化（rationalization） 指无意识地用一种似乎有理的解释或实际上站不住脚的理由来为其难以接受的情感、行为或动机进行辩护，以使其可以接受。如"打是亲骂是爱"。

4. 理智化（intellectualization） 尽量使用理性思维以避免内心情感的表达。预测与准备接受即将降临的内部心理冲突与潜在的可悲结局。

5. 反向形成（reaction formation） 对难以接受的观念或情感以相反的态度与行为表现出来。如"此地无银三百两""以退为进"都是反向形成的表现。

6. 转移（displacement） 无意识地将指向某一对象的情绪、意图或幻想转移到另一个对象或其象征物上，以减轻精神负担获得心理安宁。

7. 被动攻击行为（passive aggressive behavior） 通过被动、受虐或把冲动转向自身表达对别人的攻击。

8. 投射（projection） 将自我不能接受的冲动、欲望或观念归因于客观或别人。

9. 认同（identification） 无意识中取他人之长归为己有，作为自己行为的一部分去表达，以排解焦虑与适应环境。

10. 否认（deny） 有意或无意地拒绝承认那些不愉快的现实，似乎事情根本就没有发生，以此减少心灵上的痛苦。如有的人听到亲人突然死亡的消息，短期内否认有此事以减免突如其来的精神打击。

11. 疑病（hypochondriacs） 将不被接受的（被拒绝感）、孤独及攻击性冲动由对别人的责难转变为疑病的观念和相应的情绪苦恼。疑病可使病人将痛苦和不适反复向别人诉说，以替代对别人的直接要求或不满。

12. 见诸行动（acting out） 指无意识欲望的直接表现，其目的是避免认识到所伴随的情感，如冲动的、甚至犯法的行为。

13. 退行（regression） 个体用回到"力比多"发展的早期阶段的方式来应对心理冲突。弗洛伊德认为，个体的、甚至是人类的婴幼儿期永远存在于潜意识中。

14. 升华（sublimation） 将一些本能的如饥饿、性欲或攻击内驱力转移到一些自己或社会所接纳的范围。有一种观点认为：所有的升华都依赖于象征化的机制，而所有的自我发展都依赖于升华机制。

15. 幽默（humor） 是指以潜意识的语言或象征来应付紧张的情境或表达潜意识的欲望。通过幽默来表达攻击性或性欲望，可以不必担心自我或超我的抵制。

16. 利他（altruism） 替代性和建设性为他人服务，并且本能地使自己感到满足。个体通过自觉的不图回报的利他行为，获得社会赞赏和他人感激（无意识动机），最终获得自我的满足。在某些极端情况下，人们可能会不惜放弃自己的需要来满足别人的愿望。

第二节 新精神分析学派的理论观点

精神分析创立至今，在理论研究上大体经历了三个发展阶段：第一阶段指早期的精神分析，又称为古典精神分析，主要包括弗洛伊德本人的理论及阿德勒、荣格的理论研究。第二阶段指精神分析从欧洲传到美国后，一些精神分析学家在新的社会条件下对弗洛伊德理论和方法进行修正和扩充，主要包括自我心理学与社会文化学派。第三阶段指 1975 年至今，精神分析的客体关系理论和自体心理学的发展，使精神分析进入了一个新的繁荣发展时期。自从弗洛伊德始创精神分析以来，由于他及身后无数追随者不懈的研究、修正与拓展，使精神分析的理论体系不断完善，为精神分析理论跨越式发展做出了卓越贡献，使精神分析蓬勃发展，历久不衰。

一、基本概念

客体关系理论（object-relations theory）是指以客体和客体关系为基础，在精神分析的理论框架中探讨人际关系。

客体关系理论认为，人类行为的动力源自寻找客体。在人类的各种不同关系中，最重要的是与早期抚养者的关系，婴儿与母亲的关系影响个体的精神结构及个体的成长。客体关系理论相信：人的精神发展在很早、很短的时间内完成，人格的发展与形成是客体关系、尤其是婴儿与母亲的关系不断内化的结果。

1. 客体关系（object relation） 是指人际关系以及塑造个体当前人际互动特征的既往人际关系在其内心世界的残迹。

2. 客体（object） 是与主体（subject）相对应的概念，指个体的意愿、情感、行为所指向的人。

3. 部分客体（part object） 初生婴儿只能根据他所体验到的客体的"好"或者"坏"来代表这个客体，此时他所体验到的只是客体的部分特征，故称之为部分客体。

4. 完整客体（whole object） 当婴儿能够同时体验到客体既能给他带来满足，又会使其受到挫折等多面性时，他是将客体作为一个完整的整体在体验，这就是所谓完整客体。

5. 过渡性客体（transitional object） 是温尼科特（Donald W.Winnicott）创立的一个概念。指当婴儿意识到与母亲的非共生性以后，为缓解由此引起的对现实的焦虑与孤独感而创造出的一个部分主观取向、部分现实取向的过渡性情景。最典型的过渡性客体有柔软的毯子、玩具，甚至入睡前的某种特定的物品或声音等。

6. **客体表象**（representation of object） 是指客体在个体内部精神世界的反映。个体体验到的客体与现实环境中的真实客体往往并不完全吻合。决定个体对该客体的内在感受和现实关系的是这个内在的客体表象。

7. **自我表象**（self representation） 是指个体与客体相处时，有关自我的精神表达。这种自我表象可影响个体对自己的评价以及在现实中如何发展或处理与他人及环境的关系。值得一提的是，婴儿在早期与客体是处于一种共生的状态，不能区别他与客体之间的差异。

8. **共生**（symbiosis） 指婴儿对与母亲处于一种未分化的融合状态的内在精神体验。

二、客体关系理论的基本观点

（一）克莱茵的理论观点

克莱茵（Melanie klein，1882—1960）是德裔英国著名儿童精神分析学家，客体关系理论的创始人。克莱茵最突出的贡献是讨论了 1 岁以前儿童的精神内部状态。克莱茵发现，即便是很小的儿童也必须应付爱与恨的矛盾情感。她详细论述了儿童早期的无意识幻想；重新界定了超我与俄狄浦斯情结的形成时间及相互关系。

克莱茵的基本假设：婴儿即使是刚出生时就有一种丰富的幻想生活。这些幻想是潜意识本我，本能的精神象征，它不同于意识层面的幻想。

克莱茵认为，初生婴儿潜意识层面具有"好"和"坏"的形象。例如一个饱满的胃就是好的，空腹就是坏的。婴儿吸吮着手指睡着了意味着他幻想着他正拥有着母亲好的乳房。饥饿的婴儿哭泣、踢腿意味着他幻想着在抗议、攻击坏的乳房。

克莱茵把本能分为爱的本能和死亡本能。爱的本能是寻求与他人的关系。死亡本能是指与部分客体相联系的充满迫害、敌意、危险和焦虑的幻想世界，死亡本能是儿童早期将世界分为好与坏的原因，这些儿童接触到的客体依次被投射到儿童的内心，产生了一个内在的表象世界———一个被分成破坏性（坏的）和善良仁慈（好的）两个部分的世界，好客体和坏客体之间的动力性相互影响构成了克莱茵关于婴儿精神世界的观点。

克莱茵从新的角度看待人的发展，用偏执分裂状态和抑郁状态描述婴儿早期经历的两种基本的精神状态。偏执分裂就是将内在世界分成令人满足（好）和令人受挫的（坏）两个成分，且这两个成分独立存在。抑郁状态大约在五个月大时开始，当婴儿的能力增加到可以和完全客体或整个客体相关联时，婴儿表现出对客体既爱又恨的矛盾情感，这会引起婴儿新的焦虑和恐惧，由于担心好客体会死掉或消失而使用了否定与全能的机制来对抗愧疚、绝望及被消灭掉的感受，出现"抑郁性焦虑"。

（二）温尼科特

温尼科特（Donald Woods Winnicott）是英国客体关系理论中间学派（独立于克莱茵和安娜·弗洛伊德学派）的杰出代表。温尼科特认为，精神病起因于早期的丧失或环境缺陷，从而导致个体不能完成整合、人格化和现实化这些重要的发展过程。

温尼科特强调母婴环境，关注早期母婴关系中"足够好的母亲"对儿童人格发展的重要性。在温尼科特看来，足够好的母亲就是对婴儿足够敏感，并认为"婴儿从来都不是单独存在的"。儿童的心理发展过程有三个阶段：

1. 绝对依赖（absolute dependence） 在此阶段婴儿是母亲的一部分，婴儿甚至不知道母亲在照顾他，享受母亲提供的一切照顾。

2. 相对依赖（relative dependence） 婴儿意识到母亲的照顾区分"非我"与"我"通过整合而形成自体。

3. 趋向独立（towards independence） 在此阶段儿童的独立是通过母亲对其照顾的记忆、对自身需要的投射以及对母亲照顾细节的内射逐渐积累而获得的，同时伴随着增加智力和理解力，儿童对环境的信心也逐步发展，通过此阶段儿童开始真正的独立。

三、自体心理学的理论观点

自体心理学（self psychology）是海因兹·科胡特（Heinz.Kohut，1913—1981）在20世纪80年代对自恋型人格的研究中逐步发展起来的新精神分析学派，又称为微观精分。关注自体的发展及自体客体的转移关系；主张三极自体的结构，以及正常自体是镜映、理想化和孪生需求的平衡。科胡特的自体心理学理论在对自恋人格的研究和治疗上取得了巨大的成功，随着其理论和技术的进展与完善，治疗逐步扩展到对大部分心理障碍的治疗，并取得很好的疗效。他开创了新的理论和临床领域，为精神分析指出了新的方向。

（一）Kohut 的自恋的精神病理学分类学

1. 自恋型人格障碍（narcissistic personality disorder） 以抑郁、对微不足道小事的过度敏感、疑病的抱怨和缺乏生活的风趣为特征。

2. 自恋型行为障碍（narcissistic behavior disorder） 以性错乱、反社会和成瘾行为为特征。

3. 融合饥渴人格（merger-hunger personality） 以倾向于与他人有共生，满足融合的关系，并会有压倒性地要求他人保持让自己随手可及的距离等为特征。

4. 逃避接触型人格（contact-shunning personality） 当受到关系亲密者威胁时，以逃避和自我隔离来避免自体的崩解和失落的感受为特征。

（二）基本概念

要想理解自体心理学的思想，必须要理解几个基本概念。

1. 自体 自体（self）是人格的核心，由与儿童最早期的自体客体互动中获得的各种构成物所组成，自体的动力来自于志向的推动和理想化的引导，他促使个体运用自己的才能和技艺来从事现实的活动以提高自尊。

从结构上来说，自体有两个极、三个成分。一是促使个体为权力和成功进行奋斗的一极——志向；二是怀有基本的理想化目标的另一极——理想；三是介于两极之间的，由基本的才能和技艺所构成的中间区域。科胡特称之为张力弧。就是说，个体在志向的驱动下，在理想的指引下，运用其基本的才能和技艺来从事一定的活动。

2. 自恋 自恋（narcissism）= 自我价值感 = 自尊。科胡特认为，自恋是一种借助胜任的经验而产生的真正的自我价值感，是一种认为自己值得珍惜、保护的真实感觉。也就是说一般个体的自恋是健康的，而且社会也是允许适度自恋的。只有个体过度自恋，并超出了社会对于自恋允可的范围那才是不健康的。

3. 自体客体 自体客体（self object）是被自体经验为其自身的一部分，并为自体发挥某些重要心理功能的客体。

4. 另我即孪生（alter ego，twinship） 在此关系里，对方有如自己，双方都体验对方的感受有如自己的一般。

5. 夸大自体 夸大自体（grandiose self）指儿童会有想成为完美的期望，想去获得父母对其自尊和价值的赞同与肯定。在父母神入失败时，发展出病态的夸大自体。

6. 理想化 理想化（idealization）指贡献正向的特质（卓越、美丽、完美、全能、全知、不失败、神入、不转离的爱、无比的胜任）给另一个人、客体，或自体的心智表象。能够将父母理想化，并在理想化中摄入力量和舒适的结果，儿童会发展出自体方向以及一种去设定具挑战性且实际的目标的能力。

7. 镜映 镜映（mirroring）指父母对子女的正向反应，反映了自体价值的感受，并逐渐灌输内在的自体尊重。镜映需求被称为夸大表现癖的需求，因为它们支持婴孩关于"我是完美的，且（就是这原因）你爱我"的概念。镜映的自体客体是一种回应并确认儿童在活力、伟大与完美上的天生意识。

科胡特非常重视由社会文化变迁引起的人类精神活动的变化，他发现，在新的历史时期，社会文化、价值观以及社会、家庭结构与弗洛伊德时代已经大相径庭。弗洛伊德时代盛行的神经症已为新的心理疾病如边缘状态、自恋人格障碍及自恋行为障碍所代替。并且用传统精神分析的理论和方法来医治这类病人，既不能缓解其痛苦，也不能中止其不良行为。因此他另辟蹊径创立了自体心理学理论。

自体心理学认为，原始的、核心的自体在环境气氛里，透过自恋原欲的灌注，与镜映的和理想化的自体客体互动，在恰好的挫折与满足的携手合作下朝向统整的、成熟的自体发展，原始的自恋也得以转化为较高形式的自恋。如果一个人长期缺乏良好自体客体经验，或经历不恰当的自体客体回应，会产生自体方面的病理，如自恋暴怒、自体崩解、自体的解组等现象，以及导致轻重不等的自体疾患。

（程淑英）

第三节　精神分析与抑郁症

抑郁症在临床上有多种类型，严重程度也各不相同，试图用单一的理论解释其发生、发展与转归是不现实的。基于新的医学模式背景，心理因素也是抑郁症发病的一个重要因素。而心理治疗的不同流派对抑郁症有着不同的理解。比如认知治疗理论认为，抑郁症病人存在着认知歪曲，行为主义则认为是学习的结果。弗洛伊德在 1917 年首次发表有关抑郁的论文《悲伤和抑郁》以来，其后继者从不同角度对抑郁症的发病机制进行了广泛的探讨。限于篇幅，本节选出几位具有代表性的精神分析学家的观点进行探讨。

精神分析视角下抑郁症的发生有 3 个前提：爱的客体的丧失；对同一个客体爱恨并存的矛盾性；对象"力比多"的贯注退回到口欲期。

一、弗洛伊德的观点

（一）丧失促发抑郁

弗洛伊德对抑郁症的解释基于他对哀伤和抑郁差异的仔细观察，他认为，同样面临丧失，正常人的反应是悲伤，而病人的反应却是抑郁。弗洛伊德在《悲伤和抑郁》中认为，只有存在心理上的易感性时，丧失才会促发抑郁，这种易感性根源于病人与所丧失的客体的关系——是一种"自恋性的客体选择"。他相信抑郁只能在以自恋性的客体选择为优势的病人中得到发展，因为一个被爱的客体的丧失实际上就是他或她的自身部分的丧失。

人们在对丧失客体的痛苦做出反应时，自我被分裂成两个部分，从而组成了一个内部客体关系。在这个关系中，一部分被分裂出来的自我（批评执行者）愤怒地攻击另一部分分裂出来的自我（与客体认同的自我）。内部客体关系之所以产生，就是为了逃避丧失客体的痛苦。

（二）抑郁是一种指向自己的攻击形式

弗洛伊德认为，矛盾情感和攻击性在抑郁症的发生中起着重要的作用，这种作用可被抑郁病人的自我憎恨、自我折磨所证实。抑郁病人常因一些错误而尖刻、无情地谴责自己，但实际上这些错误是丧失的客体所"犯"的，并非病人自己。然而，由于丧失的客体目前存在于病人的自我中，对客体的攻击就采取了攻击自我的形式。弗洛伊德将自杀设想为自我企图用以破坏丧失的客体——目前是被憎恨的客体，但是因为丧失的客体现在存在于自我之中，病人必须将自己彻底毁灭，即使其目的仅仅是想毁灭其中的一部分。这一过程被描述为"抑郁是指向自己的愤怒"。

弗洛伊德主张除了必要的躯体素质外，抑郁症病人还存在一种发展于儿童早期的心理上的易感性，这种易感性是优势性自恋性客体选择的结果，后者可以导致针对丧失客体的不可解决的矛盾情感。根据这一过程，成年人就不是在为丧失而悲伤，而是将丧失作为一种自恋性伤害从而促发抑郁。

二、亚伯拉罕的观点

（一）对爱的客体失望

亚伯拉罕（Karl Abraham）最先从临床上观察到抑郁症病人存在口欲期问题。他们会拒绝进食和与之相反——利用进食（尤其是进食甜食）来消除抑郁，这些表面上相互矛盾的带有进食问题的抑郁症病人固着于口欲期，这种口欲期的满足是病人在儿童早期负性体验并且导致了病人成年后有抑郁倾向。

亚伯拉罕认为，抑郁症病人在儿童期必定经历了一种至关重要的失望体验。这种失望或许是一种儿童所经历的正常的发展阶段，它的强度比一般的失望要大。亚伯拉罕认为这种失望发生在俄狄浦斯（Oedipus）情结解决之前是关键的，因为如果顺利地完成了 Oedipus 期的发育任务，对母亲的"力比多"欲望就会削弱，伴随着的是对母亲不够强大的失望。亚伯拉罕得出结论：存在这些易感因素的成年人很容易被爱的失望体验所激发而患抑郁症。

（二）被爱和爱的焦虑

在面临失望和被拒绝时的人们会感到不被人爱，这种复杂的情绪状态激活了儿童期的恐惧，即惧怕不可接受的"力比多"和攻击性冲动会赶走客体从而威胁到他获得满足和安全感。正是这种对于被爱和爱的焦虑促发病人退行到口欲期，在此阶段病人以前曾获得满足和安全感。这样，病人企图通过退行到口欲期来以两种方式抵御抑郁：①通过获得快乐；②通过口欲期的整合（oral incorporation），牢牢抓住丧失的客体，包括现在的客体和儿童期幻想中丧失的客体。亚伯拉罕认为，口欲期的整合不仅用以紧紧抓住客体，而且也破坏和吞噬它（即释放病人施虐性的攻击驱力）。这样，矛盾的愿望在抑郁症的临床现象学中得以阐明，即吸收一切事物的愿望（抑郁病人的贪食、要求多）和破坏的愿望（可作为拒绝吸收一切事物的防御，如拒绝饮食）。

Rado 将口欲期扩展到包括所有婴儿在母亲乳房上经验到的愉快感觉。他注意到，导致抑郁的因素之一是内部被爱和赞美的渴望，他指出自尊作为中心因素的重要性。Fenichel 把抑郁的自恋性口欲性格描述为"一个固着在自尊被外界供应所调整的阶段的个体"。他通过给予在客体丧失后的自尊丧失以极大的重要性，详细解释了自尊与抑郁的联系。他指出，任何投向自尊的（爱的客体、工作、理念），一旦丧失，就会导致抑郁。他认为自尊的衰败是抑郁的关键因素。

三、克莱茵的观点

在精神分析理论家中，克莱茵是唯一认为抑郁是在非常早的发育阶段就被体验到的情感。她的发育理论包括自我和超我的发展及心理机制，所有这一切均出现于出生后第一年。她认为强大的攻击性驱力表明了死亡本能。

克莱茵认为，婴儿同外部世界的部分客体的相互作用既导致了满足感也导致了挫败感，它们形成了第一个内部的心理代表物。在某种程度上，婴儿认识到部分客体实际上是整体的一部分，恨的部分客体和爱的部分客体是不可分割的整体的部分。这导致了矛盾情感体验——即意识到一个人爱和恨同一个客体以及为了保护爱的客体必须抑制破坏的愿望。这些体验构建了"抑郁的位置"（depressive position），它包含了好与坏的部分心理代表物的整合及施虐性的、破坏性幻想的控制。一般来说，儿童伴随着与母亲在一起而得到的充分的爱的体验进入抑郁位置，获得了内部的、安全的心理代表物以及与强大的却又仁慈的客体的信任关系。这些积极的、内部的心理代表物使幼小的自我有力量去解决矛盾情感的痛苦。然而，如果由于先天的攻击性驱力、或者由于遭受外部客体的现实的虐待使得儿童的破坏性冲动非常强烈，儿童常会担心他（她）会破坏所憎恨的却有需要的客体。这些情况导致了抑制、内疚和抑郁。

克莱茵认为抑郁情绪不是由抑郁的位置本身导致的，而是源于不能成功地解决在抑郁的位置出现的矛盾情感，后者使人易患抑郁症。克莱茵最初的工作旨在解释成年期的抑郁情感，后来他将其扩展到也包含对抑郁症的解释。他认为抑郁源于起初母亲和儿童之间没有形成积极体验（positive experience），这一失败导致自我中形成了不够好的客体。其结果是使之对外部世界持愤怒和怀疑的态度，并在内部世界形成了广泛的"坏"感，这就表明了抑郁症病人为什么会有自我愤恨的症状。

四、Bibring 的观点

Bibring 提出了一个抑郁症的模型，即自我无助感与无力感状态下情感表达的冲突。他使精神分析对抑郁症的认识从本能驱力转变到自我心理学。他认为自我意识到无助是抑郁的核心，攻击和口欲期性格是恶化抑郁的条件，自我憎恨对自尊的打破是次要的。通过达到特定目标（成为可爱的、好的、强壮的）自尊可以重新获得。Bibring 的理论说明了自我的一种情感状态，与婴儿时期无助感状态有共鸣式的固着。这种状态在个体自尊受损时苏醒，并当自恋与无助感产生张力时导致抑郁。

舒适和自信的感觉构成了自尊，这依赖于 Bibring 称之为自恋的渴望的特定目标的获得。Bibring 区分了三组与特殊性心理阶段相联系的自恋性质的渴望：①希望被爱、被赞赏，希望成为有价值（口欲期）；②希望成为好的，成为可爱的（肛欲期）；③希望成为强壮、超级、巨大、安全（俄狄浦斯期）。在这种意义上，抑郁的脆弱不仅在于口欲期的固着，也可能发生在任何性心理发展层次。Anthony 进一步精细化了这种联系（表 3-3-1）。

表 3-3-1　心理发展阶段与抑郁的联系

发展层次	自恋渴望	防御需要	抑郁发生于下列产生	核心冲突
口欲期	被爱获得支持	被照料，被让独立	缺乏支持，不被爱	不被独立依赖的需要
肛欲期	成为好的，成为可爱的	成为干净的 不成为坏的和挑衅的	不成为有敌意的 不成为脏的，缺乏对冲动和客体的控制	感到无助 罪恶感，被控制
阳具期	被赞赏 成为注意中心	成为强壮的和成功的 成为温和的，不引人注意	成为顺从的，害怕被打败	害怕被嘲笑 害怕被报复竞争

五、其他学者的观点

（一）Blatt

Blatt 将抑郁症分为依赖型和内射型。依赖型，即怕被抛弃、无助感、无力感、依赖别人以得到爱、保护和营养，与童年时爱和重要关系的缺失有关；另一个是自我批评型（内射、对父母的认同），即感到自卑、无价值、内疚、经常批评自己。"完美主义"是抑郁症病人的重要性格特征，完美主义倾向主要来自童年期与父母的互动关系。完美主义者常常以为："如果我过去表现得再完美一些，父母是会爱我的。"他们在成年以后还会努力追求达到某种完美，以得到奖赏，即父母的爱。

（二）Roda 与 Fenichel

Roda 认为，易于患抑郁症的病人需要一种由外界供给的持久的强大的自恋性满足（被喂养）来维持一种良好的感觉。所以，这种病人是有风险的，因为供给的减少会削弱良好的感觉（一种自恋性伤害），其情感反应就是抑郁。一旦受到伤害，病人的第一反应就是抗议（即表示愤怒）。如果愤怒能够有效地重新建立与自恋性满足供给者的关系，那么就不会有什么异常。如果不能，那么，Rado 假设，心灵会通过唤起一套复杂的精神行为试图重建自恋的平衡状态；自我开始惩罚自己以此作为向所丧失客体的（即自恋的源泉）乞求。这些自我的运作产生了抑郁症的临床症状。Roda 认为自我的反应在某种程度上具有讽刺意味的公正性，因为正是病人的自我强烈的（贪婪的）自恋性需求，才使客体离他而去，所以自我的"道歉"式的反应也是恰当的。

Fenichel 把抑郁症的自恋性口欲性格描述为"一个固着在自尊被外界供应所调整的阶段的个体。"他强调口欲固着性格的依赖性和被所爱客体提供爱和给养的需要。他通过给予在客体丧失后的自尊丧失以极大的重要性来详细解释了自尊与抑郁的联系。他指出任何投向自尊的（爱的客体、工作、理念），一旦丧失，就会导致抑郁。他认为自尊的衰败是抑郁的关键因素。

（三）Bowlby

Bowlby 以"依恋理论"解释了婴儿的行为。他假设当母亲客体暂时无法获得时，依恋过程被打断，一系列如抗议、沮丧、分离的行为将会作为结果出现。这些还是正常悲伤的一部分，但可能会成为日后病理性抑郁的基础。

（四）Sandler

Sandler 提出一种儿童期"抑郁反应"的观点。他们认为一种心理生物的舒适状态存在于婴儿和母亲客体的动力关系中。当这种平衡被改变时，会带来这种状态的改变，即他们所说的"抑郁反应"。抑郁反应并非抑郁症的同义词，只有当无助感和放弃发生时，才可以谈论抑郁症。Sandler 注意到丧失的东西正是舒适的状态，在与客体联系中，心理生物的自我组织的整合。因此，客体扮演了一种对保持儿童安全感和舒适状态的障碍。它的丧失导致了自恋的（自我）整合的丧失。

总之，以 Freud 为代表的精神分析学派从不同的视角阐释了抑郁症的发生发展及转归。

（胡　建）

第四章

认知治疗理论对抑郁症的认识

　　认知治疗是伴随着认知观点在临床心理学中的复苏而发展起来的。它是认知心理学在临床上的具体应用，是根据认知过程影响情绪和行为的理论假设，通过认知和行为技术来改变不良认知的一类心理治疗方法的总称。目前，认知治疗已成为当代主要的心理治疗理论取向之一，是一种结构化的、短程的针对现在的治疗方法，对心理治疗产生了深远的影响。临床实践证明，认知治疗是一种非常有效的治疗方法，其应用实效已积累了大量的实证研究资料。

第一节　认知治疗理论概述

　　认知疗法（cognitive therapy）起源于美国，是 20 世纪 50、60 年代崛起的一支新的心理治疗流派。当时精神分析和行为治疗学派在心理治疗领域中是占有优势和领先地位的两大学派。认知治疗的创始人 A.T Beck 和 A Ellis 最初所接受的正是这两大学派的训练。在临床实践中，他们出于对精神分析治疗在理论上和实践中的缺陷的不满，逐步摒弃了精神分析学说，创立了自己独特的治疗理论和技术方法，即 A.T Beck 的认知疗法（cognitive therapy，CT）和 A Ellis 的理性情绪疗法（rational-emotive therapy，RET）。

　　两种认知治疗在基本原理方面有许多类似之处，都强调认知障碍在情绪和行为障碍中的重要性，认为发现和矫正认知将引起情绪和行为的好转。在转变认知的方法上，Ellis 强调教会病人理性生活哲学，同病人的非理性信念争辩；Beck 则将重点放在"协同检验"的步骤上，即医患双方通过讨论，采取适当的行为步骤对病人的认知（思维、想象、信念）进行严格的检验，类似于科学研究中对假说进行检验的方式。由于 Beck 的认知治疗吸取了前人心理治疗的有益经验，又借鉴了当代信息加工理论、认知心理学和现象学的研究成果，因此，在理论和方法上更为成熟。

　　A.T Beck 最初在 20 世纪 60 年代早期发展出这种心理治疗形式的时候，将其命名为"认知疗法"。现在人们所说的"认知疗法"很多时候在心理治疗领域中是"认知行为疗法"的同义词。诸多实践经验显示认知治疗是一种比较成熟、最为重要的心理治疗方法，Beck 因此被称为"认知治疗之父"。以下各项概念主要按 Beck 认知治疗方法介绍。

一、基本概念

（一）认知加工的各层次

Beck 和他的同事们定义了认知加工的三个主要层次：

1. 意识 是认知加工的最高层次，是一种知觉状态，在这种状态中我们可以在理性的基础上作出决定。有意识地注意可以使我们：①监视并评估与环境之间的影响；②将过去的回忆和当下的体验相联系；③控制并策划将来的行动。

2. 自动思维 是认知加工的第二层次，指在特定的情境或事件触发时，通常不易被意识到，常常是非理性的，不符合逻辑规律，貌似事实但通常对客观现实产生歪曲的认知，并伴有较强的情绪反应，使情绪相关的认知过程不易被发现。

3. 核心信念与中间信念 核心信念位于认知加工的最深层次，是更隐蔽的并影响基本认知模式的牢固的观点和看法。核心信念常常与早年的生活经历和重要生活事件的影响有关，是形成个体自动思维和态度、规则等的思想基础。中间信念是建立在核心信念基础上的内部行为规则、指令、态度和基本假设，尽管不如自动思维那么容易发觉和矫正，但仍然比核心信念更有延展性。

认知加工的三个主要层次的关系如图 3-4-1 所示。

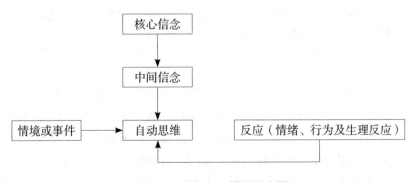

图 3-4-1 认知加工模型层次图

通常在认知行为治疗的过程中，治疗师鼓励诸如理性思考和问题解决等适应性意识思想的发展和运用。治疗师还会投入大量精力，在两个相对来说属于自动信息加工的层次上帮助病人认清并改变病态思想。

（二）自动思维

自动思维是 Beck 认知疗法中的核心概念。自动思维是每个人都具有的，并非只存在于心理障碍病人。在心理障碍病人中，自动思维往往是歪曲的、极端片面和负性的。Beck 认为，人们不能意识到自动思维，但它却形成他们歪曲的信念和认知，导致不良的情绪和行为。因此辨别、评价和改变自动思维是治疗成功的关键。

负性自动思维常常使人们产生痛苦的情绪反应和行为失调，诸如抑郁或焦虑等精神障碍病人经常会体验到潮水般涌来的负性自动思维，而这些自动思维是不良适应或歪曲的产物。这样事件、负性自动思维和情绪之间产生了一定相关性。表 3-4-1 中列出的是一位患有抑郁症病人的妇女玛莎的自动化思维，其中可以看出事件、自动思维和情绪之间的关系。

表 3-4-1　玛莎的自动思维

事件	自动化思维	情绪
我妈妈打电话问我为什么忘了妹妹的生日	我又搞砸了。我没办法讨她喜欢我什么事儿都做不好。有什么用	悲伤、愤怒
想着工作中马上就要到期的一个大项目	这真让我受不了。我从来没有及时完成过工作。我没脸见老板了。我将会失去这份工作以及我生活中的所有其他内容	焦虑
我的丈夫抱怨说我总是那么易怒	他真是瞧不起我。我是一个失败的妻子。我觉得什么事儿都没意思。为什么还有人会理我	悲伤、焦虑

在心理治疗过程中，治疗师首先要做的工作就是要确认病人那些歪曲现实的自动思维。但因自动思维很难被个体自身意识到，且通常来得很快，所以病人意识到的往往是情绪反应，而不是将他觉察到的情绪看成是思维的结果。因此，心理治疗师要不断向病人发问，帮助他区分情绪和思维，直至他觉察到自动思维。在帮助病人知觉自动思维的基础上，再探索其情绪和行为障碍的根源——信念，使他最终学会消除消极信念，建立新的合理信念。

（三）认知图式

在认知行为理论中，图式被定义为用于信息加工的模板和规则，这些模板和规则用于支持较为表层的自动思维内容，图式是持久的思维原则，形成于童年早期并被很多生活经验所影响，这些经验包括父母管教和示范，正式或非正式的教育性活动，同伴体验，创伤体验和成功体验。

Beck 认为，认知图式是一种比较稳定的心理特征，是一些核心信念，它形成了人们对自己、他人和周围环境的假设，在人类对来自于环境的信息进行筛选、过滤、编码和赋予意义的过程中，它们起着关键性的作用。认知图式不仅指导个体对新信息的知觉，而且影响对旧信息的回忆以及判断与推理，进而支配并评估行为。我们实施认知行为治疗的目标是识别并建立起适应性的图式，同时试图修正或减少各种不良适应性图式的影响。

这些图式可以是积极的、适应性的或消极的、适应不良的。抑郁症病人的负性图式会占有优势地位，以致在解释回忆自己的经历体验时形成系统的负性歪曲。这样，抑郁症病人很容易看到事情负性的一面，而看不到积极的一面。他们更容易回忆负性的生活事件，他们对事件出现负性结果的估计多于正性结果。表 3-4-2 列出了人们常见的适应型与非适应型图式清单。

表 3-4-2 适应型与非适应型图式

适应型图式	非适应型图式
不管发生什么事情，我总能想办法控制局面	如果我选择做一件事，我一定要成功
如果我钻研一件事情，我就一定能掌握它	我笨
我是幸运者	我是个骗子
别人能信任我	我和别人在一起从来我都不自在
我是可爱的	离开了男人（女人），我什么都不是
人们尊敬我	要赢得别人的接纳，我一定要完美无缺
如果我事先做好准备，我通常能做得更好	不管我做什么，都不会成功
没有多少事情能吓住我	这世界对我来说真是太可怕了

（四）认知歪曲

Beck 等人将个体信息加工过程中的推理错误称为认知歪曲，认为它决定了一个人的信念即认知图式，并发现这些认知歪曲更频繁地见于抑郁症病人而不是正常人。对有情绪障碍的病人来说，常见的认知歪曲主要包括以下几种形式。

1. 非黑即白的绝对性思考　病人坚持一种不现实的标准，认为自己达不到这个标准，就是失败。这种思考方式导致完美主义，害怕任何错误和缺点。如没有被聘为电视播音员，从而就产生："我感到非常沮丧，因为没有什么地方再会聘用我了；我现在连整理房间的能力也没有了，我成为一个无用的人了。""所有人都会拒绝我。"

2. 任意推断　指缺乏事实依据，草率地下结论。如街上见一位同事匆匆走过，未打招呼，于是心里想："我什么地方得罪他了？他生我的气了？"实际上，这位同事心中有事，没有注意到他。"我是无用的，因为我去买东西时商店已经关门了。"

3. 选择性概括　仅仅根据个别细节，不考虑其他情况，就对整个事件作出结论。如某青年向女同学提出一起去听音乐会的邀请，遭到婉言谢绝后，认定自己为女同学所讨厌，没有任何女青年再会和他交往了。"单位中有许多不学无术的人在工作，这是我做领导的过错。"这是一种盲人摸象式的"以偏概全"。

4. 过度引申　指在一个小小失误的基础上，作出关于整个人生价值的结论。如一位母亲不慎打碎一只碗，遂认为自己"不是一个好母亲"。"因为我不明白这个问题，所以我是一个愚蠢的人。"

5. 过度夸大和过分缩小　指夸大自己的失误、缺陷的重要性，而贬抑自己的成绩或优点。偶尔出现的一次失误，如拍照时手抖了一下，一张照片拍坏了，就觉得不得了，别人要把他看成无用的人了。当然这也是一种过度引申。而在做成一件事时，又觉得微不足道，纯属侥幸。"因为偶然的开玩笑，并无恶意地撒了一次谎，于是认为自己完全丧失了诚意。"

6. 个人化　个人化（personalization）指病人主动为别人的过失或不幸承担责任。将一切不幸、事故或别人生病均归因于自己的过失，引咎自责。如一位朋友生病去世，病人责备自己忙于个人的事务，未能照顾朋友的健康状况，为此内疚不已。"因为我的失败导致了婚姻的结束。"

7. 选择性消极注视　指选择一个消极的细节，并且总是记住这个细节，而忽视其他方面，以致觉得整个情境都染上了消极的色彩。如一位学生考试时答错了几道题，于是对这几道题念念不忘，甚至想到学校可能要她退学。而事实上，她考试成绩优秀。正是由于这种消极的信息选择倾向，使病人在某种情境中只让消极信息滤过，造成了不必要的烦恼。

8. 情绪推理 认为自己的消极情绪必然反映了事物的真实情况，例如："我觉得像一个失败的人，所以我是一个失败的人。""我觉得失望，所以我的问题不可能解决。""我有内疚感，说明我一定做了什么不好的事。""我感觉情绪低落，那么，我的婚姻也就没什么希望了。"这种"跟着感觉走"的情绪推理，阻碍了对事物真实情况的了解，使人陷于认知曲解而不能自拔。

9. 应该倾向 指病人常用"应该"或"必须"等词要求自己和别人。这意味着对自己坚持一种标准，如果行为未达到这种标准，就会以"不该"这样的字眼责难自己，产生内疚、悔恨。如果别人的所作所为不合自己的期待，就会觉得失望或怨恨，认为"他不该那样""我应该做好。如果我做不好，那么我就是个失败者。"

10. 乱贴标签 这也是一种以偏概全的形式，以为将问题贴上一个标签就可以完事。例如："我是令人讨厌的人。""他是一个极坏的人。""我这样贪吃，丑恶可恨，简直像一头猪。""我的神经天生衰弱，不堪一击。"其实，这是将对整个人的评价和人的某些行为失误混同起来了，而"人不等于人的错误"。

上述10种类型的认知歪曲是比较常见的。应该指出的是，几种类型的认知歪曲可以在同一个病人身上出现。通过分析客观事实和负性自动思维的关系，常常可以将其中的逻辑错误揭示出来。如果医生采用"协同检验"的步骤促进病人对自动思维的诘难，包括采用"作业"的形式，发现和改变认知歪曲是可以做到的。

二、认知治疗的基本原理

Beck认为，认知是情感和行为的中介，情感障碍和行为障碍与认知歪曲有关。人们常常把自己的心理障碍（如情绪抑郁、焦虑）产生的原因归结为受了某种外部刺激，其实这是一种误解。面对同样的生活事件，有的人出现心理障碍，有的人却不出现，这是因为他们对事件的认知评价、解释和信念不同的缘故。

人们早年经验形成的"功能失调性认知假设"或称为"图式"，决定着人们对事物的评价，成为支配人们行为的规则，而不为人们所察觉，即存在于潜意识中。一旦为某种严峻的生活事件所激活，则有大量"负性自动思维"在脑中出现，即存在于意识中。负性自动思维进而导致情绪抑郁、焦虑和行为障碍，情绪和行为反过来又加强了负性自动思维。负性认知和负性情绪、负性行为互相加强，形成恶性循环，遂使问题持续加重。

情绪障碍病人往往存在重大的认知歪曲，这是其痛苦的真正原因。因此，要使情绪和行为障碍好转，有两个关键。第一步是通过识别和改变负性自动思维，打破恶性循环；第二步是在此基础上识别和改变病人潜在的功能失调性假设，从而减少情绪障碍复发的危险性。

第二节　认知治疗理论框架下的抑郁症

在 17 世纪，英国学者罗伯特波顿（Robert Burton）在《忧郁症的解剖》（*The Anatomy of Melancholy*）一书中描述了大量的理论和他自身的体验。他认为忧郁症是非常可怕的疾病，"如果人间有地狱的话，那么在忧郁症病人的心中就可以找到"。19 世纪之后，抑郁症（depression）逐渐替代忧郁症而成为精神科医生常用的诊断名词。

一、抑郁症的认知解释

抑郁症主要包括抑郁发作、恶劣心境、心因性抑郁症、脑或躯体疾病病人伴发抑郁和精神病后抑郁等。

（一）抑郁认知三联征

抑郁症都可以用抑郁认知三联征（the cognitive triad）加以解释。所谓认知三联征，指病人消极地看待自我、自己的经验以及自己的未来。大多数抑郁症病人的负性自动思维都是围绕认知三联征展开的。

抑郁认知三联征的第一种是病人对自我的消极认知。他们把自己看成是有缺陷的、不能适应的或是被人抛弃的人，并将自己不愉快的体验看成是假设的身体、精神或道德缺陷的后果。他们认为由于这些假设的缺陷，他们是没有希望的或无用的，从而贬抑乃至厌弃自我。他们说自己是"天生的低劣者""失败者""没有用的废物""面目可憎，令人厌恶的"等。他们认为自己缺乏获得快乐的品质，甚至觉得自己不配得到快乐或满足。

抑郁认知三联征的第二种是病人对自己过去经验的消极解释。他们认为"回首往事，是一连串的失败""我没有做好过一件事"；如果有一件事做好了，那是"偶然的侥幸""微不足道"。他们把人生目标定得高不可攀，在实现目标的过程中将会遇到难以逾越的障碍。

抑郁认知三联征的第三种是病人对自己未来的消极预期。这种认知方式几乎存在于所有的抑郁症病人中。他们认为自己目前的痛苦将会无限期存在下去，"情况再也不能好转"。他们认定未来的生活充满了荆棘、失败和挫折，等待他们的是"一个又一个痛苦"，以致他们往往有无助和绝望的感觉。

抑郁症病人的认知三联征是消极的认知方式，往往影响抑郁症状的产生、维持与发展。如抑郁症病人的疲乏无力、兴趣下降，是因为他们的悲观和失望。由于他们觉得自己的一切努力都将以失败告终，因而他们不愿做任何事情，导致其活动能力明显下降。由于他们认为自己没有能力，令人厌恶，不能应付社交或其他生活问题，从而回避与人交往，萌生逃避现实的念头。自杀则是这种逃避愿望的最显著的表现。由于病人认为自己无能、没有希望，往往过高估计生活中各种问题的难度，或者将事情的结果看得很坏，致使他们总是犹豫不决，不能做出决断，也可能过分依赖他们认为有能力的人。

（二）认知图示

消极的认知方式来源于抑郁症病人潜在的认知图式、认知理论假设，这种潜在的认知结构是抑郁病人易患倾向（predisposition）的基础。个体的抑郁易患倾向源于童年期，并逐渐发展起来，其概念形成受个人经历、他对重要人物的认同以及对别人态度的感知等因素影响，遗传因素的作用也是不可忽视的方面。一旦形成了一种特殊的认知概念，又往往会影响其他概念的形成。慢慢地，这种认知概念就会成为一种比较稳定的认知结构或图式，成为潜在的支配行为的规则，指导人的信息加工过程。

这种认知图式在一定时间内可能隐而不见，但某些特殊事件会激活它们而使之显现。一样的道理，能够引起消极体验的情境就有可能触发抑郁。童年有过重大丧失体验的人，成年后遇到人际关系破裂的打击，则可能触发他潜在的丧失感。考试成绩不佳，降级，患病，遇到严重困难，遭受重大挫折等事件，都是诱发失败、失落体验的常见事件，在激活抑郁易患图式上具有重要作用。诚然，这些事件对每一个人来说都可能是痛苦的，但并不会使每个人都产生抑郁；除非他有易患素质，才会对这些情境特别敏感。对待同一事件，抑郁素质的人更易产生悲观的看法。随着抑郁加重，他们的思维逐渐充满了抑郁的内容，而不考虑现实情况如何。他们逐步失去客观看待自己消极思维的能力。

这种居于支配地位的认知图式干扰信息加工过程，包括信息的选择、真实性检验和推理。全面的认知错误，如任意推断和选择性概括，就会在这种图式的影响下变得更为显著，病人对现实境遇的评价更低，更缺乏客观性。

根据抑郁症的认知理论，不良的生活事件触发或激活了与失败、失落、悲观或自责有关的认知图式，派生出大量的负性自动思维，呈现抑郁认知三联征的内容，进而导致悲伤、兴趣下降、迟钝、活动减少，这种消极情感和智性的迟钝又加剧了病人失败或失落的体验，强化了病人的消极态度。这种恶性循环被认为是抑郁得以延续的一个关键因素。

二、抑郁症的认知治疗

（一）认知治疗的过程及任务

1. 对病人的问题进行评估　通过会谈，了解病人问题的发生发展，查明来龙去脉，询问抑郁的各种症状和有关的负性自动思维，也要注意病人的生活环境、应对能力和社会支持情况，以便对病人问题的理解形成一个初步概念。

在初期会谈中将病人感到困难的问题列成一致同意的问题表，能立即给病人一种感觉，即认知心理治疗是一种协作性的工作，医生正在努力理解他的问题和观点。由于问题被整理归纳，也有助于病人的自我审视，提高了解决问题的希望。

特别要注意了解病人有无绝望和自杀的想法，贝克抑郁量表（BDI）和绝望量表（BHS）是有用的评估工具，医生要注意评估自杀的危险性，如果有严重绝望和自杀危险，则应首先加以干预。

2. 决定治疗目标　在对病人的问题进行了大致评估以后，医生可以了解病人的期望和目标。决定适当的治疗目标可以使病人对治疗的期望更现实，也有利于监测治疗的过程。如果发现病人的期望不现实，医生应同病人讨论，以使目标符合现实。通常可以问病人：

"你希望医生怎样帮助你？"

"你希望通过认知治疗后你的生活会有什么不同？"

"是什么问题阻碍了你的能力？"

在认知治疗过程中，目标常有改变，由于新的问题被发现，可能又要决定新的治疗目标。但医患共同决定目标，互相协作以求目标实现，可使认知治疗更有计划性。

3. 向病人说明认知治疗原理 初期会谈中，在进行诊断评估和衡量病人对认知治疗的适应程度之后，可向病人说明认知治疗原理。首先说明抑郁与负性的思维、信念有关，负性思维和情绪低落之间的恶性循环，使抑郁不愈。其次，说明状态的改变是可能的，只要病人能学会"捕捉"和检验抑郁性的想法，并努力寻找比较现实的替代想法，采取行动打破这种恶性循环，情绪感觉必将获得改善。病人无需完全掌握认知治疗原理，也不必要求病人对治疗毫无保留，只要病人觉得认知治疗的说明有一定道理，愿意试试，就可达成治疗协议。要询问病人对认知治疗的态度，鼓励他们说出自己的怀疑和保留，然后，鼓励病人以行动来检验治疗效果。常用的问题有："对于内容消极的想法和抑郁情绪之间存在恶性循环，你认为是不是这样？"在说明治疗原理后，可告诉病人治疗次数（如12～24次）、大致疗程（3～6个月）、频度（每周1～2次，过渡至每2周1次或间隔更长些）和家庭作业的应用，使病人明确治疗需要一个过程，并需要他们的积极参加。

4. 增强病人活动性的家庭作业 对于抑郁症病人，开始治疗时首先针对的干预目标通常是促进病人的活动。医生说，"抑郁是一种恶性循环，它使你活动减少、反应迟钝、思考困难，你责备自己，相信你不能做任何事，于是，你更加抑郁，也觉得更难做任何事情。你看看能不能做一些力所能及的事，打破这种恶性循环呢？""我想知道你在治疗开始时病情的严重程度如何？抑郁对你生活的影响怎样？如果你能将一周的生活进行计划，以小时为单位作出活动安排，然后将完成的情况和自己的满足程度用评分反映出来，将对以后的治疗大有帮助。你觉得这个想法怎么样？"也可以用每日活动安排的作业，鼓励和增强病人的活动性。同时还可布置自我监测作业和阅读有关抑郁病人认知治疗的科普文章等。

（二）认知治疗的主要技术

1. 识别和矫正负性自动思维

（1）识别负性自动思维：这是认知治疗的关键之一。在向病人说明抑郁症是由负性自动思维和情绪低落的恶性循环所维持的原理之后，医生应和病人讨论，一起练习识别负性自动思维，然后通过认知治疗日记、监测负性自动思维等家庭作业发展病人的识别能力。

抑郁症病人的负性自动思维表现为抑郁认知三联征，即对自我、以往经验和未来的消极看法或解释。由于它们有习惯性，所以可能难于识别；由于它们是自动的，不随意的，所以可能觉得难于控制；又因为它们貌似有理，所以病人往往觉得难于提出不同的解释或替代；最后，由于它们涉及的范围广泛，可以表现为对治疗本身的消极态度，从而阻碍病人参加治疗。因此，应当把负性自动思维识别出来并加以盘诘。

负性自动思维和抑郁的全部症状有关，如不想做事和消极的预期有关，如"我已经不能做这件事了"；抑郁情绪和丧失的思维有关，如"我什么也没有了，我一无是处"。身体症状也可以由于消极的理解而增强，如"如果我还睡不着，一定要发精神病了"。前已说明，负性自动思维是认知歪曲的产物，往往包含一系列逻辑错误，如以偏概全、任意推断、过渡引申、非黑即白的极端推理、个人化等，由于认知失真，必将引起情绪障碍。

部分病人负性自动思维不难识别，另一部分病人则要先学习理解认知和情绪、行为的关系，然后指导他们学习识别负性自动思维。病人有情绪抑郁时，即为有负性自动思维存在的信号，医生应请他说明当时的情境和头脑内出现的思维或想象。如果病人谈不出什么思维，则问他"这种情境（或事件）对你有什么样的意义？"医生应当关注的是病人的思维而不是他的解释，所以，医生切记不要询问病人"为什么"。假如仍然不能查出负性自动思维，可用想象当时情境或角色扮演的方式来探查。负性自动思维问卷（ATQ）是一个有用的识别、评估自动思维的工具。

（2）矫正负性自动思维：由于负性自动思维和全部抑郁症状有关，改变负性自动思维就成为抑郁好转的决定性步骤。要使病人改变其负性自动思维，认知治疗并不采取说服的方法，而是采取"协同检验"方法，即医患协作把病人的负性自动思维当作一种"假说"加以检验。由于病人的负性思维或想象没有得到证据支持或面对相反的证据，病人的负性思维将会发生改变。

矫正负性自动思维主要有两种方法，一为言语盘诘法，即通过系统而且敏锐的提问引导病人重新评估自己的思考，寻找比较积极和现实的替代思维。另一种检验方法叫做行为实验，即通过医患协作的方式设计一种行为作业，以检验病人负性思维（预测）的真实性。做法上首先要明确什么是需要检验的思维，作为一种预测，如"我的丈夫好像不爱我了"，接着回顾支持这种思维的证据和相反的证据，然后共同设计一种行为作业，以"无丧失方式"鼓励病人实施，记录结果，最后做出结论。如果行为实验表明负性思维不真实，那么他的思维将发生改变。如果实验结果是负性的，也要看成有价值的资料，可以用于改进治疗计划。

2. 识别和盘诘功能失调性假设 潜在的功能失调性假设是指病人的一种易患倾向，一旦被某种严峻生活事件激活，则可派生出大量负性自动思维，伴随出现抑郁症状。因此，改变负性自动思维虽可使情绪改善，但如不改变潜在功能失调性假设，那么还不能预防复发的危险。

特别需注意的：一方面潜在的功能失调性假设是早年形成的认知图式，是一般性行为规则，比自动思维更难识别。通常应在学会对付负性自动思维若干种之后，才有识别功能失调性假设的可能。功能失调性态度问卷（DAS）是一种有用的工具。另一方面图式具有相当的稳定性，不易改变。长期形成的规则不可能一下子改变，因此，言语盘诘要反复进行，并以行为实验的方式检验和强化。在反复盘诘和检验负性自动思维之后，功能失调性假设的改变也就容易了。

附表1 贝克绝望量表（beck hopelessness scale，BHS）

姓名　　　年龄　　　性别　　　日期　　　编号

请根据你近1~2周来的情况回答下列问题，如符合，请圈"是"，如不符合或完全相反，请圈"否"。请逐项回答和选择。注意：每项回答只能选择"是"或"否"，没有中间选择

*1. 我对前途充满希望和乐观	（是）（否）
2. 因为我做不好任何事情，所以我会放弃一切努力的机会	（是）（否）
*3. 一旦事情变糟了，会有人来帮助我的， 因为我知道人们是不会袖手旁观的	（是）（否）
4. 我不敢想象10年后我的生活会是啥样的	（是）（否）
*5. 我有足够的时间来做我最想做的事	（是）（否）
*6. 我希望在将来我能取得一些成绩	（是）（否）
7. 将来对我来说可能是一团漆黑	（是）（否）
*8. 我想我生活中的好事会比一般人多	（是）（否）
9. 如果给我的工作当中不能休息的话， 那么不要指望我会有什么发展前途	（是）（否）
*10. 我目前的经验和资历足以使我的前途光明	（是）（否）
11. 我认为我周围的一切充满了悲观，没有任何值得高兴的事	（是）（否）
12. 我认为我不会得到真正想要得到的东西	（是）（否）
*13. 当我憧憬未来时，我想我会比现在幸福得多	（是）（否）
14. 事情的结局总是出乎我的意料之外	（是）（否）
*15. 我对未来充满信心	（是）（否）

续表

16. 由于达不到我所希望的，因此我认为一切事情都是无聊乏味的　　（是）（否）
17. 将来我会心满意足，这是绝对不可能的　　（是）（否）
18. 将来对我来说似乎很模糊和飘渺　　（是）（否）
*19. 我对将来的憧憬是好多于坏　　（是）（否）
20. 我想没有必要再做任何努力去得到什么了，因我不可能会得到　　（是）（否）

注：* 为反向评分，即"是"为"0"分，"否"为"1"分

附表2　自动想法问卷（the automatic thoughts questionnaire，ATQ）

姓名　　性别　　职业　　文化程度　　过去史　　家族史
编号　　年龄　　日期　　健康状况　　近半年有无重大生活事件

下列是出现在人们头脑中的各种想法，请阅读每种想法并指明其过去一周内出现的频繁程度。请仔细阅读每个项目，按下列方式回答询问表的问题（1.没有，2.有时出现，3.比较经常出现，4.常常，5.一直有），写在表的左边。然后，请指出当它出现时您相信的程度怎样。按下列方式回答问题，写在右边（1.不相信，2.有时相信，3.中等程度相信，4.很相信，5.完全相信）。

频繁程度	项目	相信程度
1 2 3 4 5	（1）我觉得我为这个世界所不容	1 2 3 4 5
1 2 3 4 5	（2）我没有一点好的地方可言	1 2 3 4 5
1 2 3 4 5	（3）为什么我总不能取得成功	1 2 3 4 5
1 2 3 4 5	（4）没有人理解我	1 2 3 4 5
1 2 3 4 5	（5）我让人感到失望	1 2 3 4 5
1 2 3 4 5	（6）我觉得我不能再前进了	1 2 3 4 5
1 2 3 4 5	（7）我如果是一个比较好的人就好了	1 2 3 4 5
1 2 3 4 5	（8）我太软弱了	1 2 3 4 5
1 2 3 4 5	（9）我的生活正走向一条我不希望走的路	1 2 3 4 5
1 2 3 4 5	（10）我对自己太失望了	1 2 3 4 5
1 2 3 4 5	（11）再没有什么东西觉得是美好的	1 2 3 4 5
1 2 3 4 5	（12）我对现在这种状况再也不能忍受	1 2 3 4 5
1 2 3 4 5	（13）我不能使自己开始行动	1 2 3 4 5
1 2 3 4 5	（14）我出了什么问题啦	1 2 3 4 5
1 2 3 4 5	（15）我要是在别的地方就好了	1 2 3 4 5
1 2 3 4 5	（16）我不能把东西聚集在一起	1 2 3 4 5
1 2 3 4 5	（17）我恨我自己	1 2 3 4 5
1 2 3 4 5	（18）我一点用处也没有	1 2 3 4 5
1 2 3 4 5	（19）我真希望自己能够消失不见	1 2 3 4 5
1 2 3 4 5	（20）我发生了什么事	1 2 3 4 5

续表

1 2 3 4 5	（21）我是一个失落的人	1 2 3 4 5
1 2 3 4 5	（22）我的生活一片混乱	1 2 3 4 5
1 2 3 4 5	（23）我是一个失败者	1 2 3 4 5
1 2 3 4 5	（24）我从未取得成功	1 2 3 4 5
1 2 3 4 5	（25）我感到太无能，无依无靠	1 2 3 4 5
1 2 3 4 5	（26）一些事情不得不改变了	1 2 3 4 5
1 2 3 4 5	（27）我一定出了什么错了	1 2 3 4 5
1 2 3 4 5	（28）我的前景暗淡	1 2 3 4 5
1 2 3 4 5	（29）我是毫无价值的	1 2 3 4 5
1 2 3 4 5	（30）我什么事也不能完成	1 2 3 4 5

频度总分：　　　　相信程度总分：

附表3　功能失调性态度量表（dysfunctional attitudes scales，DAS）

姓名　　　性别　　　职业　　　文化程度　　　过去史　　　家族史

说明：下列是一些人们有时呈现的态度或信念，请仔细阅读每句话，然后表明你对每句话所持有的态度（同意或不同意）。请注意要根据你平日大多数时候所持有的态度，决定哪种态度表达了你典型的处世方式。

对每一种态度，在认为最恰当地表达了你的思想的那一栏中画圈，每种态度只能选一种答案，答案因人而异，无所谓正确答案与错误答案（1.完全不同意，2.不同意，3.稍许不同意，4.中立，5.稍许同意，6.同意，7.完全同意）。

（1）一个人除非漂亮、聪明、富有、有创造性，否则很难高兴起来。	1 2 3 4 5 6 7
（2）快乐更多的是我对自己的态度，而不是他人对我的感觉。	1 2 3 4 5 6 7
（3）如果我做了错事，人们可能会轻视我。	1 2 3 4 5 6 7
（4）如果我不是时常都能把事情做好，人们将不尊重我。	1 2 3 4 5 6 7
（5）即使是一次小的冒险，也是愚蠢的，因为损失有可能酿成一场灾难。	1 2 3 4 5 6 7
（6）没有特殊的才能，绝不能得到别人的尊重。	1 2 3 4 5 6 7
（7）只有我认识的大多数人都羡慕我，我才能感到高兴。	1 2 3 4 5 6 7
（8）一个人请求帮助是软弱的表现。	1 2 3 4 5 6 7
（9）如果我做事不能和别人一样好，意味着我是一个能力低下的人。	1 2 3 4 5 6 7
（10）如果我在工作中失败了，我就是一个失败者。	1 2 3 4 5 6 7
（11）如果你没有做好这件事，再做就毫无意义。	1 2 3 4 5 6 7
（12）犯错误是好事，因为我能从中学到东西。	1 2 3 4 5 6 7

（13）如果某人和我意见不一致，可能表示他不喜欢我。 1 2 3 4 5 6 7

（14）如果我有部分失败，这同完全失败一样糟。 1 2 3 4 5 6 7

（15）如果人们真正了解了你，他们将会轻视你。 1 2 3 4 5 6 7

（16）如果一个我爱的人不爱我，我就完了。 1 2 3 4 5 6 7

（17）一个人能从一项活动的本身得到快乐，就不必管它的
后果如何。 1 2 3 4 5 6 7

（18）人们做任何事之前，应有成功的合理的可能性。 1 2 3 4 5 6 7

（19）我的人生价值很大程度上取决于他人对我的看法。 1 2 3 4 5 6 7

（20）如果我不用最高的标准要求自己，这一生只能成为
二流人物。 1 2 3 4 5 6 7

（21）如果我要成为一个有价值的人，至少必须在某一方面
出类拔萃。 1 2 3 4 5 6 7

（22）有好想法的人比那些没有好想法的人更有价值。 1 2 3 4 5 6 7

（23）如果我做错了事就会感到心烦意乱。 1 2 3 4 5 6 7

（24）我对我自己的看法，比别人对我的看法更重要。 1 2 3 4 5 6 7

（25）要成为一个良好的、有道德的、有价值的人，
我必须帮助所有需要帮助的人。 1 2 3 4 5 6 7

（26）如果我向人请教问题，就表明我能力欠缺。 1 2 3 4 5 6 7

（27）对于你很重要的人，不赞成你的看法是可怕的。 1 2 3 4 5 6 7

（28）如果您没有人可以依靠，您一定会感到悲哀。 1 2 3 4 5 6 7

（29）我用不着督促自己，也能达到重要目标。 1 2 3 4 5 6 7

（30）一个人虽受到责骂，但可能不觉得气恼。 1 2 3 4 5 6 7

（31）我不相信别人，因为他们对我无情。 1 2 3 4 5 6 7

（32）如果别人不喜欢您，您就不高兴。 1 2 3 4 5 6 7

（33）为了取悦别人，最好放弃您自己的利益。 1 2 3 4 5 6 7

（34）我的快乐更多地取决于别人而不是自己。 1 2 3 4 5 6 7

（35）为了快乐，我并不需要别人赞赏。 1 2 3 4 5 6 7

（36）如果一个人回避问题，此问题就没有了。 1 2 3 4 5 6 7

（37）即使我错过了生活中许多美好的东西，
我仍会感到快乐。 1 2 3 4 5 6 7

（38）别人怎样看我，这很重要。 1 2 3 4 5 6 7

（39）受到他人冷遇，注定会不幸。 1 2 3 4 5 6 7

（40）得不到另一个人的爱，我同样能找到幸福。 1 2 3 4 5 6 7

评定次数： 评定人： 总分：

（姜长青 刘建新）

第五章
其他心理治疗理论对抑郁症的认识

精神分析理论认为早期亲子关系的建立及个体潜意识中的自我惩罚观念会导致抑郁症的产生，同时抑郁个体倾向于采用的消极心理防御机制会导致抑郁症状的持续。认知治疗理论认为具有抑郁易感特质的个体在经历负性生活事件后，其自身的不合理认知、非理性信念是抑郁产生的根源，个体更倾向于以消极的方式处理外部事件，表现出一种无价值感和无望感，从而产生抑郁反应。与精神分析理论和认知治疗理论不同，本章将从其他不同的心理学角度阐释抑郁症产生的原因，主要包括学习理论、行为主义理论和后现代心理学理论。

第一节　学习理论

学习理论是对学习的本质、规律及影响因素的归纳和概括，主要探讨个体学习后的结果是什么，学习是如何实现的，怎样才能进行高效的学习等问题。本节主要对学习的认知主义理论、人本主义理论和建构主义理论做一个系统的阐述。行为主义理论也是一种重要的学习理论，将在本章第二节进行详细的介绍。

一、认知主义的学习理论

在行为主义的理论观点盛行的时期，部分心理学家开始关注刺激和反应之间的内部机制，认为人不是被动的刺激物接受者，人脑积极地进行着对所接受信息的加工过程。

（一）格式塔的顿悟学习

格式塔学派强调完形的概念，认为心理应该作为一个整体、一种组织，而不是刺激 - 反应之间的联结。学习就是知觉的重新组织，是对各种信息及相互之间关系的整体认识，学习不是逐渐地尝试错误，而是突然地顿悟，顿悟是对问题和解决问题途径之间的关系的突然领悟。学习的实质是在主体内部构造完形，即对事物之间的相互联系和相互作用的整体认知。格式塔学派的主要代表人物有魏特海默、科勒和考夫卡。

科勒对黑猩猩的实验研究证实了学习是一个完整的过程，是对整个情境的突然顿悟。将黑猩猩关在笼子中，笼子外摆放着香蕉，但黑猩猩的手臂碰不到香蕉，笼子内放着几个竹竿，任何一根竹竿也都碰不着香蕉，只有将杆子接起来才能够取得香蕉。刚开始黑猩猩试图用杆子够香蕉，但没有达到目的后，黑猩猩就停了下来，开始观察周围的环境。过了一段时间，黑猩猩突然将两根竹竿连接起来，用拼接起来的长竹竿取到了香蕉。科勒认为，黑猩猩不是通过尝试——错误的方法来学习如何拿到香蕉，而是通过在认知结构中将获得的信息进行重新组合，最终找到了取到香蕉的方法。学习是通过顿悟实现的，是个体利用原有的认知结构对当前问题及问题情境的关系进行顿悟，对原有的认知结构进行改组和重新塑造的过程。

（二）托尔曼的认知学习

托尔曼受到行为主义和格式塔学派的影响，主张心理学应该研究客观的行为，但同时应重视刺激和反应之间有机体内部的变化，从整体水平上推断出两者之间存在的中介变量，以了解行为的目的，托尔曼被认为是目的行为主义的创始人。

1. 位置学习 托尔曼训练白鼠走迷宫，发现白鼠学到的不是一系列刺激 - 反应的联结，而是整个迷宫的空间布局，即形成了自己的"认知地图"。将白鼠放在迷宫的出发点，从出发点到食物箱共有 3 条长短不同的通道。实验开始后，让白鼠自己在迷宫中探索，一段时间后，检验它们的学习结果。结果发现，不管对通道如何进行设置，白鼠总能选择通往食物箱的最优道路。说明白鼠学到了迷津的位置信息，对整个环境的方向、距离和路径建立起了一个整体的系统，形成了"认知地图"。

2. 潜伏学习 潜伏学习是指个体学习后内部的认知结构已经发生变化而外在行为上没有任何改变，但只要条件合适，个体就会将已经学会的技能表现出来。托尔曼认为，强化不是学习的必要条件，不强化也会学习。这一观点是托尔曼通过白鼠走迷津的实验提出的。将白鼠分为三组：A 组为强化组，白鼠成功跑到目的地后，每次都获得食物奖励；B 组为非强化组，白鼠成功跑到目的地后，每次都没有食物作为奖励；C 组为实验组，前 10 天白鼠跑到目的地后，没有食物奖励，但从第 11 天开始，白鼠成功跑完迷津给予食物奖励。结果发现，A 组的错误次数逐渐减少，B 组的错误次数维持在较高的水平，C 组在前 10 天和 B 组表现的一样差，但是从第 11 天给予食物奖励后，表现的和 A 组一样好，甚至超过了 A 组。实验证实：白鼠在未获得奖励前，认知结构已经发生了变化，学习已经发生，只是未表现出来而已，托尔曼将这种学习称为潜伏学习。

（三）信息加工的学习理论

20 世纪 70 年代受信息加工理论的影响，心理学家将人的学习过程类比为计算机的信息加工过程，从信息获得、存储和提取等方面揭示学习的本质。

人类的信息加工模式首先从刺激的接收开始，通过视、听、嗅、味、触等感受器来接收外界的环境信息并将其存储在感觉登记器上，这是第一阶段。此阶段的信息只能保留很短的时间，大约 1～3 秒，只有引起我们注意的部分信息会被转入下一阶段，没被注意的信息将迅速消失，并被遗忘。第二阶段为短时记忆阶段，又被称为工作记忆阶段，是信息编码、组织和提取的加工场所。进入这一阶段的信息将被重新编码，以语义的形式存储下来，但这一阶段的存储空间有限，为（7±2）个信息或信息块，保持时间也很短暂，大约在 2.5～20 秒，通过复述、精细加工和组织等策略可以将这些信息转入第三阶段——长时记忆阶段。长时记忆阶段的信息存储空间是无限的，存储时间是永久的，由于衰退、干扰、遗忘等原因，我们从长时记忆中提取信息时也会发生提取困难的情况，但被成功提取出的信息会通过反应发生器的信息转换功能作用于反应器，将信息转换为动作，使学习者产生行为，至此信息加工过程完成，学习产生。

在这个模式中，执行控制和预期贯穿整个加工过程，其中执行控制是已有经验对现在学习过程的影响，预期是动机和兴趣对学习过程的影响。

二、人本主义的学习理论

人本主义心理学反对行为主义学派简单地将人作为刺激的被动反应者，也反对精神分析学派只关心心理异常的个体，人本主义心理学关注正常个体，强调人的价值和尊严，关注人性中积极的一面，引导学生充分发挥自身潜能，学会学习，最终促进其自我实现。主要代表人物有马斯洛和罗杰斯。

（一）马斯洛的学习理论

马斯洛被认为是"人本主义心理学之父"，创立了自我实现的理论。他认为每个人都有自我实现的需要，即渴望通过自身潜能的发挥和完善完成自己渴望完成的事、成为自己渴望成为的人的需要，在自我实现的过程中人格得到发展，人性趋向成熟。要达到自我实现，个体需要形成正确的自我概念，体验到一种无条件的尊重，然后才能依据真实的自我发挥自身潜能，因此，教育者应该提供一个有利的学习氛围，使学生自身的潜能自主实现，如果教育者按照自己的意愿强制安排学生的学习，会阻碍学生的自我实现。

马斯洛还倡导内在学习，反对外在学习。所谓外在学习就是传统学习，是一种被动的、机械的学习方式，学生所学的知识都是教师强制灌输的。而内在学习是一种主动的、自觉的学习方式，学生根据自己的内在需要，自主选择自己想学的学习内容和方法。教师的作用只是辅导，认真地倾听，与学生友好地交流，激发他们的学习动机，帮助他们发掘自身优势，使其潜能得以发挥、个性得以发展。

（二）罗杰斯的学习理论

罗杰斯提出的"自由学习"的学习观和"学生中心"的教学观对教育产生了重要的影响。同马斯洛一样，罗杰斯特别强调人所具有的天生学习的愿望，认为每个人都有学习潜能，只要在合适的环境下学生理解到学习与自身需要的联系时，就能自愿学习。他还提出了"知情统一"的思想，把学生看作是认知和情感的统一体，认为教学不仅是传授知识、改变学生的认知，更应该关注学生的感受。

罗杰斯将学习分为两种类型：认知学习和经验学习。认知学习的很大一部分内容不涉及个人感情或个人意义，所以对应的是无意义的学习方式，而经验学习是以学生的经验生长为中心，以学生的自发性和主动性为学习动力，把学习和学生的兴趣、需要和动机有机结合起来，所以对应的是有意义的学习方式。

罗杰斯认为学习应该是情感与认知全面参与的活动，老师简单地向学生灌输知识并不能激发学生自身的学习潜能，只有学生自己发现并加以内化的知识才能满足自我的需要，因此教师应是学生学习的"促进者"，为他们提供良好的学习氛围，提供各种学习资源，充分地信任他们，让其自由学习，最终学生会掌握自己的学习方法，形成自己的学习风格，学会学习。

三、建构主义的学习理论

建构主义是认知主义的进一步发展，它以独特的视角对知识、学习等学习领域的重要问题进行诠释，掀起了一场波及全球的全新学习观点。建构主义认为人们对事物的解释并不取决于事物本身，而是取决于我们已有的知识经验，个体的知识经验不同，对事物的解释也不相同。

在建构主义的学习理论提出之前，皮亚杰和维果斯基的思想中已经有了学习的建构思想。皮亚杰重视学习者的主动建构对个体认知活动的作用，在儿童认知发展的理论中，就明确提出人的认知活动是一个主动建构的过程，个体在与周围环境的相互作用中建构起关于外部世界的知识，并运用同化、平衡和顺应的观念来解释个体的意义，建构对已有的知识结构的发展和改造过程。维果斯基特别强调社会文化在意义建构中的重要性，认为人的经验是在社会活动和交往中形成的，我们原有的知识经验与所处的社会环境密切相关，所以社会文化在个人的学习中起核心作用。

建构主义的理论流派众多，目前主要有激进建构主义、社会建构主义、社会文化取向的观点和信息加工建构主义等。虽然建构主义各理论流派的侧重点不同，但它们的主要观点基本一致：

1. 知识观 建构主义认为知识并不是对现实的准确表征，不是最终的正确答案，只是个体对世界的一种解释和假设，它会随着社会和技术的不断进步而被更新，甚至可能出现新的假设，因此知识并不是解释经验的法则，在具体的情境中，需要进行针对性地再创造。

2. 学习观 建构主义认为学习是主动构建的过程，并不是直接从外界环境获得信息和被动地接受权威知识，学生对知识的获得必须与学习者已有的经验建立联系。当学习新知识时，个体需要主动地从长时记忆中提取相关信息，对新知识按照自己的看法和思维方式进行解释，获得意义。当新旧知识之间发生冲突，个体需要对新旧知识经验进行反复的、双向的构建，完成观念的转变和认知结构的重组，因此学习不是知识的简单积累，而是知识的相互作用和转换。

3. 教学观 建构主义认为，教学不能无视学生的背景知识，另起炉灶，应该把学生现有的知识经验作为新知识的生长点，引导学生从原有的知识经验中生长出新的知识。个体在学习和生活中获得知识经验，由于学生背景知识的差异，原有的知识经验和思维方式也千差万别，个体在对新知识进行建构和解释时会存在差异，这种差异本身也是一种学习资源，教师应组织学生针对某个问题进行探讨，提出质疑、互相沟通、彼此交流、做出调整，从而加深对知识的理解。

第二节 行为主义心理学

　　行为主义心理学是西方心理学史上最主要的一个心理学流派，也是影响最大的一个学派，由美国心理学家华生于 1913 年创立。行为主义心理学坚持用实验的方法研究客观的行为，反对内省的经验。行为主义的学习理论认为，人类的行为都是从过去的经验中习得的，不论是正常的行为还是病态的行为都是个体在过去的生活经历中，通过学习形成和固定下来的。行为习得的过程受到外界环境的影响，因此可以通过学习或训练的方式改变个体的行为。这一理论其他的代表人物还有桑代克、巴甫洛夫、斯金纳和班杜拉。

一、桑代克的试误说

　　桑代克是动物心理学的创始人，他的经典实验是饿猫开迷箱。将一只饥饿的猫关进迷箱中，迷箱外放有食物，箱内有一个开关，饿猫只有碰到开关才能打开迷箱吃到食物。一开始，猫不知道开关，只是在箱内四处乱窜、抓、咬，偶然一次猫碰到了迷箱上的开关，逃了出来，吃到了食物。多次将猫放回迷箱中，发现猫经过多次尝试，学会了控制开关打开迷箱的行为。

　　在此实验基础上，桑代克提出了他的观点：学习的实质就是在刺激和反应之间建立联结，这种联结是通过逐渐尝试错误而建立。后来，他又提出了三条学习规律：准备率、练习律和效果律。所谓准备率是指个体准备做出反应的预期，个体有准备并让其做出反应就会感到满意，有准备而不让其反应就会感到烦恼，个体无准备而让其做出反应同样会感到烦恼。练习律是指不断地练习和使用会使刺激与反应之间的联结变强。后来，他又发现只有奖励的练习才能使刺激 - 反应之间的联结增强，单纯的重复练习并不能增强这种联结。效果律是在特定的刺激情境中，个体做出反应后带来积极的结果，那么在此情境下这种反应出现的次数会增加，如果反应带来消极的结果，那么这种反应出现的次数就会减少。

二、巴甫洛夫的经典条件作用

　　巴甫洛夫是俄国著名的生理学家，是应用条件反射的方法对动物和人的神经活动进行实验研究的创始人。经典条件作用是巴甫洛夫在 20 世纪初提出来的，源于对狗消化腺的实验研究。在给狗食物之前先给铃声，食物与铃声总是配对出现。在初期，狗只有吃到食物才分泌唾液，后来狗只要听到铃声就分泌唾液。其中，狗吃到食物分泌唾液是不需要学习的，称为无条件反射，食物是无条件刺激。铃声是一种无关刺激，本来与唾液分泌没有联系，但是和食物多次配对出现后，狗只要听到铃声也会分泌唾液，这称为条件反射，铃声为条件刺激。

条件刺激与无条件刺激之间建立联结，从而导致条件刺激单独出现就能引发条件反射的过程叫做习得。习得是有条件的，不是自动的。首先条件刺激必须先于无条件刺激出现，其次两者同时出现或时间间隔较短，才能获得条件反射的习得过程，否则条件反射不会发生。当条件反射习得后，如果没有强化作用，即只呈现无条件刺激而不与条件刺激相结合，那么已经建立的条件反射就会逐渐消失，这种现象称为消退。此外，条件反射建立一段时间后，与条件刺激相似的刺激也能引起条件反射的发生，这种现象称为泛化。与泛化相对应的是分化，即只对某种特定的刺激反应，对相似的刺激不反应。

三、华生的行为主义观点

华生曾用经典条件反射的原理做了一个恐惧形成的实验。实验对象是一名叫阿尔伯特的 11 个月大的婴儿，刚开始时，给阿尔伯特一个小白兔的玩具，小阿尔伯特没有一丝惧意。随后华生选择小白兔作为条件刺激，每当小阿尔伯特想去触摸小白兔时，就敲击铁棒，此时小阿尔伯特会变得不安、恐惧，开始哭泣。当铁棒敲击声和小白兔结合出现几次后，小阿尔伯特就出现了对小白兔的恐惧反应，随后又出现了泛化现象，对其他带毛的物品也产生了恐惧。

通过这一实验，华生认为个体是被动的环境刺激的接受者，人类的行为可以通过控制刺激经后天的训练而习得。华生否认遗传的作用，认为环境和教育是行为发展的唯一条件，并提出了"环境决定论"和"教育万能论"。华生曾说"给我一打健康的婴儿，在我自己设定的特殊环境中养育他们，那么随意挑选其中一个婴儿，不管他的嗜好、倾向、能力、天资和种族，我能把他训练成任何一种专家——医生、律师、艺术家、小偷"。

四、斯金纳的操作性条件反射

斯金纳认为人类存在两种类型的学习，一种为应答性行为，即对刺激做出反应；一种为操作性行为，与刺激无关，是有机体自主发出的反应。操作性行为的发生与强化有关，强化是行为塑造的基础，在行为发展过程中起着重要作用。反应得到强化，行为保持；反应得不到强化，行为消退。

斯金纳的操作性条件理论也是在动物实验的基础上提出来的，他对桑代克的迷笼进行改进，设计了"斯金纳箱"。斯金纳箱内装有一个特殊的装置——杠杆，杠杆同食物获得有关，当动物按压杠杆时，食物会从通道进入笼内。刚开始，斯金纳将一只饿猫放入笼内，猫在笼内四处乱窜，偶然一次饿猫按压到杠杆获得食物，后来发现，猫按压杠杆的次数逐渐增多，最后，猫学会了在饥饿时就按压杠杆获得食物的方法。斯金纳将这种行为命名为操作性条件反射。

斯金纳认为，猫之所以会习得按压杠杆的行为是由于食物作为强化物增加了这种行为出现的频率，行为是由伴随它的强化物所控制的。后来，他又区分了两种类型的强化物：正强化物和负强化物。其中，正强化物是指由于该强化物的出现而使个体行为出现的概率增加。例如猫按压杠杆得到食物，食物就是正性强化物。负强化物是指由于该强化物的消失而使个体行为出现的概率增加。例如鸽子啄键免除电击，电击就是负性强化物。特别需要注意的是，负强化不同于惩罚。负强化是由于刺激的减少使行为反应增加，而惩罚是指由于刺激的增加使行为反应减少。

同经典条件反射一样，操作性条件反射也存在消退、泛化和分化现象。与经典条件反射不同的是，操作性条件反射认为人类的行为不是由特定刺激引起的，人类的行为大多数都是操作性行为，行为固定或消失的关键在于作出这种行为后所得到的结果即强化，强化在行为的建立和改变上具有非常重要的作用。斯金纳还提倡用消退代替惩罚，强调强化的积极作用。他的操作性行为的原理在行为矫正领域得到了广泛的应用。例如，利用消退原理矫正和控制有机体的攻击性和自伤性行为。

五、班杜拉的社会学习理论

班杜拉是社会学习理论的创始人，强调人与社会环境的相互作用。他认为人的行为既不是仅由遗传因素决定的，也不是仅由环境因素控制的。人通过自己的活动创造环境并产生经验，同样环境和经验也会反作用于人的行为，人习得一种新行为不一定是刺激和反应的联结，也可以通过观察学习即对周围他人行为活动的观察和模仿来进行。

观察学习是班杜拉社会学习理论中非常重要的概念。所谓观察学习，是指个体通过观察他人所表现的行为及其结果进行的学习。例如，小学生看到有人因为打架而受到批评，他就有了打架会受到惩罚的经验，会抑制和削弱这种行为的发生。这种学习是通过观察别人的行为及其后果间接获得的，并不是自己直接经验得来的。班杜拉认为，除了直接强化以外，替代强化和自我强化也可以塑造行为。其中，直接强化是指个体做出的某一行为因受到表扬而使该行为出现的概率增加；替代强化是个体观察到他人因某种行为而受到赞扬，增强产生同样行为的倾向；自我强化是个体通过对自己行为产生的评价反应来调节行为的过程，当某种行为达到自己心目中的标准或令自己满意时，该行为出现的概率就会增加。

观察学习一般包括四个过程：①注意过程，这是观察学习的首要阶段，也是观察学习的前提，只有观察者对榜样或示范者的行为加以注意，学习才有可能发生。研究表明，不仅榜样和行为特征会影响注意过程，观察者自身的能力和人格等因素也会影响注意的选择。②保持过程，是观察者将他人的行为以表象或符号的形成进行编码保存在记忆中，此阶段可以通过复述或心理演练等形式增强保持时间，提高熟练程度。③动作再现过程，是观察者将记忆中已经习得的行为转变为外在的行为表现的阶段。在第一次转变时，很少有人能做到正确无误，需要通过自己的调整，逐渐掌握该行为，同时观察者自身的动作能力也制约着这种转变的程度。④动机过程，是指观察者愿意将从榜样身上学到的行为展示出来，这一过程主要受到强化的影响。

第三节 后现代心理学

后现代心理学（postmodern psychology），产生于 20 世纪 80 年代，是后现代主义时期的精神产物。后现代主义时期是一个历史分期，是指现代化的后期或资本主义发展的后期。"后现代主义"一词最早出现在建筑学中，后来艺术、文学、社会学领域也经常使用这一概念，形成了后现代主义思想。后现代主义思想是对后现代主义时期的政治、经济、文化、艺术及社会意识等方面的认识、反映和概括。后现代主义心理学深受后现代主义思想的影响，同时又是后现代主义思想体系的重要组成部分。在一定程度上后现代主义心理学反映了后现代时期人们的思维方式和社会心态。目前，无论是后现代主义、后现代主义思想，还是后现代主义心理学都没有明确的定义，多数是一些描述性的概念。

后现代心理学包含了许多不同的理论流派，如社会建构主义心理学、叙事心理学、释义心理学、话语心理学、后实证心理学、后现代女权主义心理学和多元文化论等。这些理论流派之间存在着许多差异，有时也存在着对立与冲突，有人曾描述"有多少个后现代主义者就有可能有多少种后现代主义的形式"，所以到目前为止，后现代主义心理学尚未形成明确清晰的理论体系，但这些理论流派之间也存在着一些共同之处。

一、社会建构的研究取向

在现代主义心理学中占主流地位的是科学主义心理学。科学主义心理学认为人生活在两个世界中：一个是客观的物质的世界，一个是主观的心理的世界，人的心理、知识都是对客观世界的反映。在后现代主义心理学中占主体地位的是社会建构心理学，社会建构心理学反对这种简单的区分主观与客观、主体与客体的主客二元论，认为一切知识、经验都是社会建构的，心理不是主体对客观世界的不偏不倚的反映或摹写，是在具体的情境中通过人际互动而建构出来的，是社会互动的结果。因此，知识、真理和世界也是建构出来的，它们的意义因时、因地、因人而异，不存在超越社会群体之上的普遍性。

二、强调历史文化的作用

科学主义心理学认为心理是人与客观世界相互作用的产物，人的认知、意识和行为都与它所产生的社会文化背景无关，这种机械反映论将人从其所处的文化背景中抽离，社会文化的内容被忽视。而后现代心理学注重对心理生活的背景性考察，更注重心理的社会、文化、历史背景，强调心理是一种在具体的历史条件下和特定的社会生活中的共同建构，是特定历史文化条件下的产物。建构并非个体独自进行，是通过人与人、人与社会的互动和协商来完成。

三、注重语言的作用

后现代主义心理学在元理论的层次上对主客二元论进行了批判和解构，把关注的焦点从心灵与世界的关系转移到语言与世界的关系。语言在社会发展、人际交往和思想沟通等方面起着十分重要的作用，后现代主义心理学主张语言是心理建构的媒体或中介，人们在社会互动的过程中需要借助语言建构心理，换言之，心理是人与社会互动所形成的语言建构物或语言产物，后现代主义心理学家认为根本不存在脱离语言而独立存在的心理。

四、倡导多方法的研究

现代主义心理学认为实证方法是心理学研究的唯一科学的方法，以方法论为中心，无视社会现象，脱离社会价值和文化意义，使理论探索居于次要位置。后现代主义心理学反对将所谓科学的实证方法视为心理学唯一的研究方法，它认为所谓的方法只不过是一个特定时代被人们所采用的一个特定视角而已。后现代主义心理学倡导多方法（如叙事的、释义的、解构的方法等）的研究取向，主张心理学应以问题为中心，研究人的思维、意识、人际关系等高级心理过程，并与其文化背景、生活环境相衔接，使心理学成为能够指导人类日常生活、解决复杂社会问题的科学。

（孙宏伟）

第六章

认知风格与抑郁症之间的关系

认知风格作为心理健康的一个重要成分，是个体在认知过程中感知事物使用的习惯化的思维方式、思想和信念的集中体现。在生活中，人们的行为表现、情绪情感状态和人格差别都与他的认知风格有密切的关系。认知心理学家认为，个体可以通过改变自己对外界客观事物的行为认知调整自己的情绪，不同认知风格的个体对相同的情境也会给予不同的反应。认知风格在个体心理调节中起到重要的作用，如果选用恰当的认知方式去积极客观地思考问题，进而采用有效而合理的策略，可以有效地防止和减轻抑郁的发生，提升心理健康水平。

本章将对认知风格的分类做一个总结和回顾，重点探讨认知风格与抑郁症之间的关系，最后讨论自动思维和抑郁症的关系，以期从认知角度对抑郁症的了解和把握给予一些可行的建议。

第一节 认知风格概述

认知风格（cognitive styles）是个体如何获得知识并处理这些知识的方式，一般将它理解为个体组织和表征信息的一种偏好性、习惯化的方式。认知风格是稳定而持久的人格和动机因素，它影响着我们价值观、态度以及社会互动等多方面内容。

一、认知风格的概念

认知风格起源于对个体差异的研究。奥尔波特第一个正式把风格结构和认知关联起来，提出了"生活风格"的概念。而"认知风格"这一概念是由美国心理学家威特金（Witkin）提出来的，他将认知风格定义为"个体对环境的刺激的知觉，组织、使用信息方式上的个体差异"。他在空间定向和垂直知觉的经典实验基础上提出的"场依存-场独立"对认知风格的研究产生了广泛而深远的意义。在之后三四十年，学者们在知觉、记忆、思维等领域做了大量的工作。关于认知风格的命名众多，复杂多样，如场依存-场独立、沉思 - 冲动、聚焦 - 扫描等，许多认知风格的分类都是相同维度的不同名称，多数类型缺乏科学论证。

从 20 世纪 90 年代开始，个别差异心理和儿童学习障碍等问题的研究引起了研究者的关注，学者们再次把认知风格作为探究个体差异的载体，出现了认知风格的研究热潮，以斯滕伯格和赖丁为代表的美国和英国心理学家们积极努力，将大量的经验性研究进行了整合，随后，一些整合的模型和测量工具相继提出，对认知风格结构的认识也逐步深入起来。

随着脑电和脑成像技术的成熟和发展，人们开始用神经生理学的方法来探寻认知加工过程，如事件相关电位（EPP）、fMRI、EEG 和眼动仪等。关于认知风格的研究也逐步展开，眼动研究多集中在中西方文化差异，磁共振等其他研究方法多与决策研究相关联，大脑偏侧化也引起了大脑半球认知风格不同，如左脑主管逻辑和言语信息加工，右脑主管图形和空间信息加工。此外，认知风格与其他心理学领域的交叉研究也越来越多，如在教育学上关于视觉信息搜索加工的研究，工业心理学中的应用，教育心理学中关于工作记忆、思维与认知风格的研究，以及临床心理学中，一些抑郁症、焦虑症的病人的认知风格的研究。

二、认知风格的分类与模型整合

（一）早期理论

在认知风格的早期研究中，研究者从知觉、记忆、问题解决、推理、思维和信息加工等认知的每个具体的过程出发，讨论认知风格的分类问题，这些研究作为以后认知风格研究的理论基础，同时也拓展了认知风格的研究领域。

1. 场依存 - 场独立型、拘泥 - 变通型 从认知的知觉角度，研究者将认知风格划分为场依存 - 场独立型、拘泥 - 变通型。

20 世纪 40 年代，美国著名的心理学家威特金（Witkin）和他的同事 Asch 进行了视觉定向的研究。在镶嵌图形测验、棒框测验和身体调节测验等垂直视知觉的研究中发现了个体认知风格的差异。比如，在棒框测验中，当框与地面不垂直时，一些人不容易受框的影响，能够将棒调整到与地面垂直的状态，而另外一些人很难将棒调节到与地面垂直，而是跟随框的状态，与框的底边垂直。由此就发现了有些人在信息加工时参考内在的标志主动加工，被称作场独立者。另外一些人在信息加工时依赖于环境，不那么主动地进行信息加工，被称作场依存者。场独立型的人心理分化水平较高，善于从复杂的背景中识别出独立的个体，与人交往时，很少能体会他人的感受。而场依存性的人的心理分化水平较低，在处理问题的过程中往往依赖于外部的标准，注意从别人那里获取信息，而在与别人交往的过程中较能顾忌对方的感受。

在 1954 年，根据个体在受到外界刺激因素干扰的时候注意力能否集中，心理学家克雷恩提出将认知风格划分为拘泥型和变通型两种。拘泥型的人容易因外界刺激因素的变化的影响而分心，而变通型的人不容易受到干扰，能够很好地控制自己。

2. 粗放 - 敏锐型、复杂 - 简约型 从认知的记忆角度，研究者将认知风格划分为粗放型和敏锐型、复杂型和简约型。

1954 年，心理学家霍斯曼和克雷恩在最早用粗放型和敏锐型来描述认知风格。粗放型的人对于感知过的东西倾向于放弃细节，吸收新知识的过程中采取迅速同化的方法；而敏锐型的人对于感知过的东西倾向于仔细斟酌推敲，仔细分辨，在吸收新知识过程中采取辨别的方法。

1955 年，凯利等人使用段落完成法，将认知风格划分为复杂型和简约型。复杂型认知风格的人对于知觉的事物考虑和尝试运用各种不同的线索。而简约型认知风格的人不能全面运用多种线索，喜欢运用简单的法则办事，不能处理复杂的问题情境。

3. 沉思 - 冲动型、概念 - 知觉型 从认知的问题解决角度，研究者将认知风格划分为沉思型和冲动型、概念型和知觉型。

1964 年，卡根将认知风格划分为沉思型和冲动型，用来描述在某些不确定答案的条件下个体的反应速度的差异。也就是测查人们是倾向于深思熟虑还是迅速反应。测量沉思型和冲动型认知风格的方法为匹配相似图形测验（MFFT）。在测试中，先向测试者出示一幅物体的图画，要求被试从其他图画中选择与这幅图的主题相同的图画。沉思型的人总是认真仔细地检查完各种假设，确定没有其他可能情况时才给出答案，对每次选择都花费较长时间，表现为反映缓慢但正确率高。而冲动型的人对问题没有考虑全面就迅速给出问题的答案，表现为迅速反应但正确率低。

1960 年，根据在问题解决过程中，面对新的问题情境对问题性质的理解不同，布罗弗门将个体的认知风格划分为概念型和知觉型。概念型风格的人能够形成概念性的认知，面对困难的问题情境，可以把握问题的关键；而知觉型的人不能形成系统的概念认知，只观察到问题的表面现象。

4. 跳跃 - 渐进型 从认知的推理角度，将认知风格划分为跳跃 - 渐进型，也称为扫描 - 聚焦型。1972 年，帕斯克等提出将认知风格分为跳跃型和渐进型。跳跃型的人偏爱通过浏览大量学习材料寻找问题解决的方法，验证研究假设。而渐进型的人查看较少的学习材料，偏爱使用逐步推进的方法验证他们的假设。

5. 聚合思维 - 发散思维型 从认知的思维角度，将认知风格划分为聚合思维 - 发散思维型与分析考量 - 非分析考量型。1959 年，吉尔福特将认知风格分为聚合思维和发散思维，用来描述个体在问题解决过程中思维方式的差异。聚合型风格的人在面临问题情境时会根据已有信息提出一个明确而固定的解决策略。而发散型风格的人思维开阔，能根据问题情境从不同角度出发提出多种不同的解决方法。

1963 年，麦西克在研究概念形成过程中，发现个体思维的出发点不同，因此将认知风格划分为分析考量型和非分析考量型。分析考量型的人倾向于从认知任务的显著特征出发解决问题，而非分析考量型的人倾向于从与问题有关的因素出发进行思考。

6. 同时加工 - 继时加工型 从认知的信息加工方式出发，将认知风格划分为同时加工 - 继时加工型。在神经心理学家关于脑研究的基础上，达斯提出了这个类型的认知风格。同时加工型的人偏爱将信息整合成具有一定空间关系的组织，再对该空间组织进行整体反应。继时加工的人偏爱先将各种信息按时间顺序排成连续序列，再对问题做出反应。

（二）认知风格的整合

近三十年，认知风格的研究出现了整合的趋势，其中有三项研究最值得关注：第一个是 Curry 关于风格测量的三层"洋葱"模型；第二个是 Sternberg 关于风格的整合理论，认为认知风格的研究存在三类取向；第三个是 Riding 和 Cheema 建立的认知风格模型，设计了认知风格的测量工具（Li fang, 2000）。

1. "洋葱"模型 Curry 认为，人格、认知风格和行为风格三者是相互作用、有机结合的。三者彼此的关系好像一个"洋葱"。人格是最稳定、最不轻易改变的，处在模型的最深层，它是基本的、相对稳定的风格维度。风格既受人格因素的制约，又受环境影响，信息加工风格或认知风格处在中层，中层比外层稳定，但是也可以改变。行为受环境的影响最大，处于最外层，也最容易改变。

2. 认知风格研究的三种取向 20世纪50年代以后，认知心理学家开始将目光投注到认知风格的研究中，对认知风格的兴趣逐渐增强。Sternberg即是其中的代表人物之一。1997年，Sternberg和Grigorenko对众多认知风格理论进行归类，认为可以分为三个类别：认知中心取向、人格中心取向、活动中心取向。

（1）认知中心取向：认知中心取向的研究者关注的是在认知过程中反映出来的风格特点。认知中心取向的研究集中在三个方面：知觉、学习和问题解决。例如：卡根的概念速度模型，沉思-冲动型认知风格；吉尔福特的思维风格模型，提出的聚合-发散思维；Kirton提出的适应-创新认知风格维度；Paivio的个体差异问卷（IDQ）；Sternberg的思维风格理论，他认为思维风格是个体心理自控差异的反映。另外，他还将思维比喻为政府机构，认为思维从功能维度上可分为立法型、评判型、执法型、等级型、君主型、独裁型和无政府型；从水平维度上可分为整体-局部型；从范围维度上可分为内向-外向型；从倾向维度上可分为自由-保守型。

（2）人格中心取向：研究者将认知风格的研究放置在人格研究的理论背景中，关注个性在风格形成中的作用。学者们认为认知风格不仅仅是认知的，而且认为认知风格中包含着动机、情绪以及情感的成分。人格中心取向的两个代表理论是1923年Jung提出的心理类型理论和Gregore的能量理论。心理类型理论是从向性和心理功能两个维度对人格进行了分析，向性包括内倾和外倾两种类型，外倾的人喜欢交往，受客观现实所支配，适应性良好，内倾的人以自我为中心，注重内心体验，以主观因素为准则。心理功能包括感觉型、思维型、直觉型和情感型四种。向性和四种心理功能组合成八种人格模式。

Gregore的能量理论包括个体对空间的利用和对时间的利用两方面。是在时空两个维度上对信息获得和加工进行分析。对空间的利用是指获取和表达信息的知觉模型（具体-抽象型）；对时间的利用指排列事物的不同方式（有序-随机型）。能量理论把个体分为具体-有序型、抽象-有序型、具体-随机型和抽象-随机型四种类型。

（3）活动中心取向：以活动为中心的观点是心理学中关于风格研究的典型代表，也是对认知风格的动态认识。活动中心取向的认知风格理论以教学风格和学习风格理论为代表。教学风格是指教师为了顺利而有效地完成某种教学活动而采取的方式，教学风格可以分为合作计划型、学习中心型、任务指向型、情感兴奋型、学科中心型和儿童中心型六种。根据教学指导态度的不同，将教学风格分为权威型、民主型和放任型三种。学习风格是学生为了适应教师的教学活动而采用的方式，学习风格可分为发散型 - 聚合型和顺应型 - 同化型两个维度。

　　Sternberg 认知风格理论三种取向的提出标志着关于风格理论的研究开始走向整合阶段。Sternberg 等学者的研究是认知风格系统理论整合研究中非常有影响力的研究之一。为各种具体的认知风格类型设置了一个上位的概念，改变了风格领域混乱的局面。但是，Sternberg 等学者在提出认知风格的三类取向之后，没有建立起自己的独立的认知风格的理论体系。Riding 等继承和发展了前人的研究，构建了认知风格的系统模型。

　　3. 认知风格系统模型 英国心理学家赖丁和基玛等回顾了以往提出的 30 多种认知风格类型理论，利用因素分析法对这些风格模型进行系统整理，分析了认知风格理论的基本描述、评价方法、对行为的影响和模型间的相关。利用计算机呈现的测量，Riding 把已有的认知风格类型归纳成两个基本的维度：整体 - 分析和言语 - 表象维度（表 3-6-1、表 3-6-2）。

表 3-6-1　认知风格整体 - 分析的维度

整体 - 分析维度		
场独立性 - 依存性	个体在分析作为场的一部分时依赖于知觉场的程度	Witkin，Asch（1948）；Witkin（1964）；Witkin（1971，1977）
粗放型 - 敏锐型	个体在加工信息时采用迅速同化的方式，还是强调细节，并转化成新信息	Klein（1954）；Gardner（1959）
聚合思维 - 发散思维	倾向于使用聚合的、有逻辑的、归纳总结的思维方式，还是宽阔的、开放式的、发散性的思维方式	Guilford（1967）；Hudson（1966，1968）
整体思维 - 序列思维	习惯于以整体方式还是逐步推进方式来思考和解决问题，完成学习任务	Pask，Scott（1972）；Pask（1976）

整体 - 分析维度		
具体的顺序性 / 具体的随机性 / 抽象的顺序性 / 抽象的随机性	习惯于随机的还是有序的，具体的还是抽象的经验来思考问题	Gregorc（1982）
同化者 - 探索者	倾向于追求熟悉的内容还是寻求新颖的内容，有创造性的来解决问题	Kaufmann（1989）
适应者 - 革新者	倾向于遵循保守和固定的程序，还是重新建构想法，使用新观点来解决问题	Kirton（1976，1987）
推理型 - 知觉主动型 - 周密思考型	倾向于使用推理、自发的反应还是顿悟来获得对问题的理解，喜欢在学习活动中主动参与还是被动等待反应	Allinson，Hayes（1996）

表 3-6-2 认知风格的言语 - 表象维度

言语 - 表象维度		
抽象思维者与具体思维者	偏好于水平性思维，还是具有抽象能力	Harvey（1961）
言语型 - 视觉型	在表征知识和思维过程中应用言语或视觉策略的程度	Paivio（1971）；Riding，Taylor（1976）；Richardson（1977）；Riding，Calvey（1981）

（1）整体 - 分析型：整体型的人倾向于情境的整体，重视情境的全体，对部分模糊区分或不区分。整体型的人的积极方面是他们对整体产生了均衡的看法，能够看到整体的图景；消极方面是他们将整体的信息划分成有逻辑的部分时有困难。分析型的人把情境看作是部分的集合，经常将注意力集中在一个或两个部分而无视其他部分，倾向于信息组织成很多个小概念集。分析型的人的积极方面是他们能够将信息分析成部分，善于找出其中的相似性和差异性，因此他们能够快速地进入问题的核心。消极面是他们不能形成整体的均衡概念，可能注意了一部分特征而不顾其他，难以形成整体的图景。

（2）言语 - 表象型：认知心理学家 Paivio 提出了长时记忆信息加工的双重编码理论，他认为长时记忆中的信息是以视觉表象和言语表征两种形式存储的。言语型的人倾向于在思维中以"词"来表征信息，表象型的人喜欢用"图形"来表征信息。Riding 等将言语 - 表象维度作为认知风格的基本维度。

鉴于认知风格的整体 - 分析和言语 - 表象两个维度，Riding 等提出了认知风格分析系统模型。如图 3-6-1 所示：第一级水平是初级资源，包括个体对过去经验和知识的记忆、人格资源、性别等；第二级水平是认知控制，它包括认知风格的整体 - 分析和言语 - 表象两个维度。把内部状态与来自外部信息联系在一起，以自身的结构和形式赋予行为反应。认知输入包括知觉、工作记忆加工系统，对输入的信息进行分析。认知输出包括学习策略。如果某些表征方式更容易运用，个体产生赞赏的感觉，就会把新输入的信息"转译"成自己偏好的表征方式，学习策略就形成了。经验的知觉以认知控制层面为中介，与个体的认知历史和主要的个性来源产生相互作用。

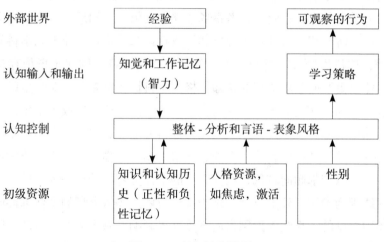

图 3-6-1　认知控制模型

第二节　认知风格与抑郁症之间的关系

认知心理学家认为，情绪和行为的产生要通过认知的中介作用，而不是由环境刺激直接引发，即通过大脑对现实的理解和评价才能产生情绪的反应。正常的认知产生正常的情绪反应，错误异常的认知产生异常的情绪反应（如抑郁）。在抑郁症的发生中，原发的症状是认知歪曲，继发的症状是抑郁发作。美国心理学家贝克（Beck）假设，某些个体可能由于早年学习形成了对环境世界的消极认知模式，当他遇到与其固有模式相符合的消极情境时，病态的思维就被激活而产生抑郁症。

一、场独立 - 场依存认知风格与抑郁症

有研究表明，场依存的人倾向于罹患抑郁症，场独立型的男性更容易出现幻想。酗酒的人、过度肥胖的人、溃疡的病人、气喘的人多是场依存者，有强迫观念的人、歇斯底里病人、偏执病人多是场独立的人。

裴开国（2007）比较场独立和场依存认知风格的被试在失败前后焦虑、抑郁情绪的差别，结果表明认知风格和状态情绪显著相关，无论是场独立组还是场依存组，情绪得分在失败前后均有显著差异。失败前，两组的得分无显著差异，失败后两组的情绪得分差异显著，场依存组和场独立组均表现出更多的焦虑和抑郁，但场依存组比场独立组更多。

西南大学学者梁欢欢（2013），采用镶嵌图形测验和心理健康症状自评量表对大学本科生进行测查，考察场独立和场依存认知风格与抑郁倾向的关系，与前人研究相一致的是场独立和场依存认知风格在专业上和学科间的差异显著，理科生倾向于场独立的认知风格，而文科生倾向于场依存认知风格，艺体生更倾向于场依存的认知风格。学科性质有差异，对学生思维结构的要求也不同，随之而来进行的教育训练也不同，这就促成了学生认知方式和个性品质的差异。不同认知风格在抑郁得分上也有差异，场独立型的个体不容易受到外界环境的影响，心理分化水平相对较高，参照内在线索进行信息加工，所以抑郁倾向较低；场依存型的个体更容易受到外界环境的影响，以外在线索为参照，外部行为表现为服从权威。场依存型的个体抑郁倾向明显。场独立型的人喜欢支配别人而不受外界影响，做事果断、主动，所以场独立和场依存的人在认知风格上差异显著。可见，认知风格表现在认知过程当中，通过对信息的加工、编码，对各种情绪体验进行组织，在思维过程中，抑郁情绪可以影响思维对信息的加工和组织，抑制或组织对信息的准确加工和处理。

二、隐性认知风格与抑郁症

在临床工作中，抑郁症病人除了有明显的抑郁情绪症状外，还伴有焦虑症状和认知功能受损，伴焦虑症状的抑郁症比单纯的抑郁病人症状更重，内

心更痛苦，自杀的危险也更大，认知功能受损更严重。

Riskind（1997）提出，个体将威胁性事件感知为快速增强的和临近的是理解伴发焦虑状态的重要认知因素。Riskind 和他的同事提出的这种倾向叫做隐性不适应风格（looming maladaptive style，LMS）。以往的一些前瞻性的研究表明，隐性不适应风格是一种在与压力生活事件相互作用的影响下产生的认知影响因素，增强了焦虑发生的风险。高隐性易感的个体会过高地评价环境和偶然性的潜在威胁，表现为高水平广泛性焦虑状态。高隐性易感性的个体倾向于过高估计潜在威胁的强度和严重程度，低估自己的应对资源，过度地使用认知和行为回避等补偿式的自我应对策略。

山西医科大学王艳（2001）依据 HAMA 得分将抑郁症病人分为无焦虑症状组、低焦虑症状组和高焦虑症状组。高焦虑组和低焦虑组的得分显著高于无焦虑组；抑郁症状方面，高焦虑组、低焦虑组和无焦虑组两两比较，差异显著；认知功能损害方面，高焦虑组显著高于低焦虑组和无焦虑组。说明了伴焦虑的抑郁症病人，无论是抑郁症状、隐性认知风格还是认知功能损害比无焦虑症状的病人严重。焦虑症状越严重，隐性认知风格得分越高，这一结果也为隐性认知风格是关于焦虑症状的认知易感性提供了依据。

三、抑郁型认知风格与抑郁症

近年来，关于抑郁症的病因研究中，经历应激性生活事件后个体会产生抑郁症状，研究者们把发生应激事件时个体产生抑郁症状的倾向看成抑郁易感性。以往研究中，抑郁易感性的研究主要认为包括遗传或生物学因素，最近各种心理社会因素不断受到心理学者的重视。

（一）抑郁型认知风格的概念

认知易感性是指个体在生活中显现出来的一系列功能失调观念，有抑郁症状的人，他们对疾病敏感，过于担心身体健康状况，陷入各种负性情绪状态中，认为自己是无价值的并对将来丧失信心。认知易感性（cognitive vulnerability）也被称作抑郁型认知风格（depressive cognitive styles）或负性认知风格（negative cognitive styles）。常见的解释抑郁型认知风格的机制有 Beck 的消极自我图式模型，Martin E.P.Seligman 的习得无助模型，以及 Abramson L.Y 提出的绝望模型等。

抑郁型认知风格的个体对外界事物没有兴趣，抑制和退缩，思维迟缓，构思困难，理解力和脑功能减弱，记忆力和注意力下降等。

（二）抑郁型认知风格与抑郁症

抑郁是一种正常的情感，当人们遇到负性生活事件的时候或遭遇挫折产生压力时，抑郁情绪就会产生。抑郁情绪是基于客观事实的，有现实基础的正常的情感反应。但是我们常提到的通常指的是病理性的抑郁情绪，即抑郁症。

抑郁型认知风格在抑郁症的病人身上表现明显，比如对外界事物丧失兴趣，退缩抑制、行为被动，思维迟钝，缺乏主动性，理解力下降，记忆力和注意力下降等。负性认知风格与抑郁存在显著正相关，虽然两者关系密切，但差别也很明显。

抑郁型认知风格是一种生活事件影响下的负性认知风格，可能对个体认知过程产生影响，也可能对某一个体的某一认知环节如感知觉、思维、记忆或言语等有影响，或者某一学科、某一情境、某类人群产生影响。抑郁型认知风格是在持续的重复遇到负性生活事件的时候，伴随着抑郁的情绪产生的不断强化自动化、习惯化的负性认知倾向，这种倾向的产生与负性生活事件和生活的环境有关，但并不一定与抑郁症相并存，抑郁症病人有一定的负性认知图式，归因推论和自我评价，以偏概全，片面地扩大事件的影响等。但有这些表现的不一定都是抑郁症，还需要做临床病因诊断。

第三节　自动思维与抑郁症

Beck 在 20 世纪 60 年代提出了抑郁症的认知理论，他使用观察法研究抑郁症病人，并做了许多抑郁症病人与正常人思维的对照研究。他发现，认知因素在抑郁症中占据相当重要的地位。Beck 在 1967 年提出了情绪障碍的认知理论，抑郁是消极认知的结果，人们之所以形成抑郁是因为他们用消极的思维方式来解释自己的体验，相似的环境刺激会对不同的个体产生不同的影响。Beck 在 1977 年创建了抑郁症的认知行为治疗方法，他还提出了抑郁症的病理心理学模型。抑郁症以认知过程的歪曲为主要表现，产生了对自我、对未来和世界的消极看法，有四种主要成分：抑郁认知三联征、自动思维、认知歪曲和潜在的抑郁性认知图式。

一、自动思维

（一）自动思维的概念

Beck 将自动思维（automatic thoughts）定义为是一种特定抽象的、会自动出现的、难以改变的认知。它是介于外部事件和个体对外部事件的不良情绪反应之间的那些想法。大多数病人不能意识到在不良情绪之前会存在这些思维，因为这些思维已经是他们思维方式的一部分。

贝克认为，自动思维影响情感和行为，思维歪曲和消极的思维是抑郁症的最主要的特征，抑郁症的其他症状，比如消沉、丧失兴趣、自杀意念等都受到歪曲的思维的影响。并且这些自动思维的出现是不随意的、自动的、持续的。受自动思维影响，抑郁的个体对特定的事件的看法和客观现实是不一样的，个体对事件的主观解释对情绪反应影响非常大。

近年来，学者们对自动思维的看法并未形成统一的看法，大多数人将自动思维理解为消极自动思维，但有些学者也认为个体除了存在消极自动思维之外，也存在积极自动思维。吴志霞等将自动思维描述为内容消极、常常和不良情绪相互联系的一种思维，存在于意识的边缘，它的发生迅速而且简单，似乎是自动出现的，而不是理性思考的结果。自动思维可以被人们意识到，但人们更多的感知到的是自动思维诱发的情感反应。姚树桥认为自动思维是抑郁症病人处于特殊情境中出现的一种思维，出现是自动的、持续存在的、不随意的，伴有失落感的。吴思廉认为自动思维是个体处于特殊情境中出现的与抑郁有关的消极的思维方式，它的出现是不随意的、持续存在的、自动的，并伴有失落感。以上的学者对自动思维的讲法不一，但他们都将之看成是一种消极的思维方式。

（二）自动思维的理论

Beck（1976）提出的情绪障碍的认知理论强调信念和思维在决定感觉和行为中的重要作用，认知过程是行为和情感的中介，适应不良行为或情感与不适当的认知方式有关。

人们通过生活经验，对自我、他人和世界形成了一定的信念，信念的最基本环节被称之为核心信念，这种信念是根深蒂固的。即使本人不能清楚地表达这种信念，他们仍然认为这些信念绝对真实和正确。核心信念影响信念中间阶段的发展，中间信念包括假设、态度和规则。人们的有些假设是极端的、消极的，就表现为功能失调。潜在功能失调的假设可被日后某些严峻的生活事件所激活，一旦激活就会产生"负性自动思维"。自动思维是抑郁性认知的较为浅层次的表达，能被意识察觉，但产生和表达是由失调性假设图式派生而来，会自动反复出现在意识边缘。

二、自动思维与抑郁症的关系研究

（一）正常人群自动思维的研究进展

刘俊丽等以军人为研究对象的相关分析表明，抑郁情绪与自动思维呈现显著正相关，路径分析结果表明自动思维对高原地区的军人抑郁水平有显著预测效力。

冯正直等使用 Beck 抑郁问卷、抑郁自评量表、自动思维问卷和自编调查表对初一到高三的中学生进行测查，分析中学生抑郁症状的影响时发现，人际关系和学习成绩对自动思维影响较大，自动思维是引起中学生出现抑郁症状的直接主要因素。钱少月等用自动思维问卷和症状自评量表等工具，研究自动思维与心理健康的总分、强迫、人际敏感、抑郁、焦虑、躯体化、敌对、恐怖、偏执和精神病性显现显著正相关，可见自动思维对抑郁症有预测作用。张月娟等研究了生活事件、负性自动思维和应对方式对抑郁的影响，结果表明，负性自动思维与抑郁情绪显著正相关，生活事件对抑郁情绪的影响通过负性自动思维和应对方式的中介作用实现。

汪涛等使用抑郁自评量表、自动思维问卷和艾森克人格问卷，用自动思维和人格问卷的四个维度预测抑郁，表明负性自动思维、神经质的人格特征在应激事件和抑郁情绪之间起着重要的中介作用，内向情绪不稳定型人格是导致大学生抑郁情绪的易感人格。宋锐的研究表明，自动思维在儿童心理虐待和抑郁之间起中介作用，表明可以从认知方面改善遭遇心理虐待的初中生的抑郁状态。

（二）抑郁症病人的相关研究进展

曹日芳等使用自动思维问卷和 Beck 抑郁问卷作为测查工具，测量了抑郁症病人、精神分裂症病人和大学生被试，发现抑郁症病人自动思维得分高于其他人群，与抑郁程度呈正相关。黄车白将抑郁症病人作为实验组，同期的非抑郁症病人为对照组，发现实验组自动思维高于对照组，可见抑郁与负性自动思维有关。姚树桥、郭文斌的研究比较了抑郁症病人治疗前后的自动思维、应对方式的变化对抑郁的影响，结果显示，自动思维对正性生活事件的整体维度的归因方式对抑郁程度有显著影响，并且自动思维的变化对抑郁的变化直接影响最大。饶冬萍的研究表明抑郁症病人存在广泛的认知损害。负性自动思维越重，抑郁程度更严重，执行功能损害更明显，抗抑郁治疗效果越差。

（于晓宇）

第七章

人格倾向与抑郁症之间的关系

　　根据人格心理学理论，不同的人格流派对抑郁症也做出了不同的解释，认为抑郁是一种转向内心的愤怒、一种稳定的特质、一种天生倾向、低自尊、缺乏强化物、或消极的思维方式。不论哪一种解释，都认为人格倾向对抑郁症的发生具有重要作用。本章将分别从自尊、应对方式、述情障碍以及人格特征等方面阐述人格倾向与抑郁症之间的关系。

第一节　自尊与抑郁的相关性

　　自尊是一种较为稳定的人格变量，对个体的认知、动机、情感和社会行为等均有重要的影响。近几年来，关于自尊的理论与研究出现了一种新的倾向，即越来越多地把重点放在引起或伴随抑郁情绪的认知因素上。下面就分别阐述自尊涵义以及自尊与抑郁症的相关性。

一、自尊的涵义

　　自尊（self-esteem）的概念是由詹姆斯（1890）最先引入心理学的，在其《心理学原理》中提出：自尊 = 成功 / 期望。按自尊公式的内涵，自尊取决于成功与渴望成功的比例关系。成功是个体是否具有能力的外在标志，是人现实自我（real-self）的表现形式；而渴望成功是人力求达到成功的内在动机，是人理想自我（ideal-self）的表现形式。所以，人要获得自尊的体验，就必须将理想自我转变为现实自我，而实现这种转变的决定因素是能力的大小（competence）。因此，詹姆斯认为能力感是构成自尊的主要成分。

　　另一些研究者则从人的社会性方面提出，个人的价值感才是构成自尊的主要内容，如 Morris Rosenberg（1969）从社会学角度提出价值感是构成自尊的主要成分。他指出，自尊是人朝向自我的积极或消极态度，如高自尊的人具有"相当好"和"很重要"或"受尊重"的感觉，并认为感觉体验依赖于个体的行为是否符合社会标准，符合，个体就能获得社会的承认、他人的认可，产生高自尊的体验，反之，就会形成无价值感。因此，Rosenberg 更加重视认知在自尊中的作用，强调价值取向对自尊的影响。

在自尊的基本成分是能力还是价值尚存在争论的同时，Nathaniel Branden（1969）在《自尊心理学：人类本质的新概念》一书中提出：自尊是由两个互相关联的方面，即能力感与价值感构成的。他认为自尊是一个人有能力生存和有意义或有价值生存下去的一种信念。其后，Tafarodi（1995）提出自尊的结构应该包括两个基本维度：自我喜爱感（self-liking）和自我能力感（self-competence），并以此为基础编制了新的自尊量表（SLCS-R），他的后续研究结果也都证实了自尊的确是同时存在自我喜爱感和自我能力感两个维度。而另一个研究者 Christopher Mruk（1995）则从现象学的研究视角对以往自尊的概念进行分析后，提出了一个"综合性"的描述，他认为"自尊是个体能不断地以一种有价值的方式应付生活挑战的能力状态"，指出能力感和价值感是构成自尊的两个主要因素，并指出两个因素结合后的自尊内涵尤为重要。国内研究者也认为能力感和价值感共同组成了自尊（张向葵，刘双，2008）。

由此可见，自尊是人们对自身价值、长处、重要性、总体的情感上的评价，它是人格特征中关于自我价值感的核心概念，是对个人价值、能力的全面性评估。自尊代表着一个人喜欢自己的程度，同时也是一个人相信自己、对自己有自信的程度（Podesta，1990）。因此，一个人的自尊感是自己赋予的，而一个人自尊水平的高低，也显示出一个人看待自己的方式与接纳自己的程度。

二、自尊与抑郁症

（一）低自尊与抑郁症

自尊与抑郁症之间的关系，一直有大量学者进行研究并得出了较为一致的结论，即自尊与抑郁呈负相关。低自尊个体的环境适应能力较差，个性敏感，自我评价较低，容易出现抑郁情绪。路径分析也发现，自我评价不仅可以直接影响抑郁的发生，也可以在一定的条件下，充当中介间接地影响抑郁的发生；与此同时，抑郁作为一种消极的心境，对自我也会形成一种负性的评价，在解释外界信息时通常使用一种扭曲的思维方式，必然会影响到自尊水平，抑郁对自尊也具有直接影响作用，因此，低自尊与抑郁症在相当程度上存在潜在的重叠，低自尊既可能是抑郁症状的原因，也可能是抑郁症的结果。

（二）自尊稳定性与抑郁症

自尊稳定性是指个体对自我价值的暂时感受。有研究发现自尊稳定性也与抑郁相关，并且在某些情况下决定个体在压力事件中的抑郁反应时，自尊稳定性要比自尊水平更重要（Butler，Hokanson，Flynn，1994；Kernis，Grannemann，Mathis，1991；Roberts，Monroe，1992）。研究发现，自尊稳定性差的人很关心外界的评价（Kernis，Cornell，Sun，et al，1993）。具体地说，稳定性差的人对别人对他们的反应非常敏感。当得到消极的反馈时，他们的自我感觉就趋于糟糕，而当得到了积极的反馈时，他们又会趋向于自我感觉良好。譬如一个坏分数、一个不友好的交谈、或者一次违约都会引起他们对自我怀疑，而一个好分数、一句恭维话、或者一次愉快的交谈则会让他们感到骄傲和喜欢自己。从某种意义上说，这些个体不断地把他们的自我价值感放在一条分界线上（Greenier，1995）。由于他们与他人的关系不可避免地要经历上下波动，于是他们的自我价值感也注定要上下波动，因此这种自我价值感的快速波动就要付出额外的代价，即自尊稳定性差的人就会更容易陷入到抑郁和焦虑之中（Crocker，Luhtanen，2003）。由此可见，自尊稳定性比自尊能更好地预测被试的抑郁水平。因此，目前自尊稳定性被认为是在任何一个时间点上都是比外显自尊要好的抑郁易感性指标。

总之，自尊是一种复杂的心理现象，其多面性和层级性的特点已经被大家广泛认可。纵向分析法的发展使得研究者可以系统地考察自尊与抑郁、焦虑等问题的关系及其相互作用机制。结合自尊与抑郁症的纵向研究结果，采用团体辅导、萨提亚治疗模式、注意偏向训练等多种方法对低自尊者进行干预将是未来自尊应用研究的重要内容。

第二节　应对方式与抑郁症的相关性

弗洛伊德的心理防御机制理论认为，心理应对是指个体在应激面前，不自觉地使用一些习惯化了的、内隐的心理活动机制来解释和处理主客观之间的冲突，避免和减轻消极情绪状态，以保持心理平衡和适应环境。个体的应对方式与其心理健康有关，应对过程在抑郁心境的维持和加剧过程中具有关键的作用。下面就分别阐述应对方式的涵义以及应对方式与抑郁症的相关性。

一、应对方式的涵义

应对方式（coping style）又译为应对风格，目前还没有统一的定义。综合以往的研究，目前主要有 2 种不同的概念模式，一种是自我心理学模式，即认为应对是人格的一个方面，人格特质决定个体采用的应对方式，具有习惯性和稳定性的特征；另一种是应激的关联模式，即认为应对是个体用来处理内部和（或）外部要求的一系列不断变化着的思考和行动。基于 2 种不同的概念模式，应对方式又有不同的分类和维度，如主动应对和被动应对，问题中心应对和情绪中心应对（也称为积极应对和消极应对），成熟型应对、不成熟型应对以及混合型应对等。目前比较一致的分类是问题中心应对和情绪中心应对，即积极应对和消极应对。然而，两者并不是独立的维度，而是相互联系、相互渗透的，有时兼具两种功能，很难确定是问题中心的，还是情绪中心的。其中，问题中心的应对（problem- focused coping）包括了调动心理资源以应付应激情境的各种活动，包括解决问题、寻求帮助、积极的重新建构等应对策略；而情绪中心应对（emotional-focused coping）则包括缓解应激而引起的消极情绪的各种努力，包括自我责备、忍耐、逃避、情绪发泄、幻想 / 否认等。积极与消极两种不同的应对方式可能导致不同的事件结果，从而对个体的心理情绪状态产生影响。

二、应对方式与抑郁症

多数研究主要从积极应对方式和消极应对方式两个方面来探讨与抑郁症之间的关系。Veiel 等（2007）研究发现，抑郁症病人通常采用消极的应对方式，较少采用积极的应付方式。邢超等（2011）在对 2348 名青少年进行应对方式与抑郁、焦虑情绪的关系研究中指出，积极应对方式与抑郁、焦虑呈负相关；此外还指出，积极应对是抑郁、焦虑情绪的保护因素，消极应对是抑郁、焦虑的危险因素。李凌等（2007）在对 98 名老年抑郁症恢复期病人的心理社会危险因素的研究中发现，消极应对方式得分高会增加抑郁症发病的危险性，消极应对方式是抑郁症发病的危险因素之一。Hans Steiner（2002）研究表明，回避应对会导致更多的危险行为。刘宇宁等（2001）考察大学生的抑郁情绪及其相关因素，结果显示，高抑郁组和低抑郁组大学生的积极应对方式没有显著差异，而其消极应对方式则存在显著差异。张月娟等（2005）研究发现，应对方式对抑郁产生直接的影响，自动思维可直接影响抑郁，也可通过应对方式间接影响抑郁；生活事件对抑郁的影响是经由负性自动思维及应对方式的中介作用而间接实现的。张馨等（2012）对303例重症抑郁症病人与正常人的应对方式进行对照研究表明，重症抑郁症病人组的积极应对方式得分明显低于正常人组；重性抑郁症病人遇到困难或受到挫折打击时较多地采取以情绪为中心的消极应对措施；重性抑郁症病人的积极应对能力越差，其反复自杀的风险就越高。陈策等（2012）研究发现，抑郁症病人的自动思维及退避、自责、求助、解决问题4种应对方式随抑郁症状的严重程度而变化，具有状态性特征，具体体现为积极应对方式随着抑郁症状的减轻或缓解而增加，而消极应付方式随着抑郁症状的减轻或缓解而减少；而幻想及合理化应对方式则变化不明显，具有相对稳定性。

综上所述，应对方式与抑郁存在相关性。在今后临床工作中，通过对它们的研究可有助于预测抑郁症状的严重程度，对病人采取针对性的心理干预措施，可减轻病情、缩短病程、预防抑郁症的发生。另外，积极开发适合中国文化背景、语言特点和行为习惯的应对方式量表也是未来研究的重点，将有助于我们相对一致、客观地研究应对方式，以及这些应对方式的产生和变化与心理危险因素、社会环境等因素的关系。因此，无论从临床医学还是从心理卫生的角度来看，积极探索应对方式的测量、产生机制以及应对方式与健康的关系对丰富心理治疗理论，完善和补充健康行为干预都有着非常积极的意义。

第三节　述情障碍与抑郁症的相关性

近年来，述情障碍与抑郁症的关系已经引起学者们的广泛关注。普遍认为两者存在相关性。但是，述情障碍究竟是一种与抑郁症相关的、高风险的人格特质还是抑郁症导致的一种状态反应，或者既是一种人格特质同时也是抑郁症的一种反应状态，目前学术界还没有达成共识。下面就分别阐述述情障碍的涵义以及述情障碍与抑郁症关系的主要观点。

一、述情障碍的涵义

述情障碍（alexithymia）也译作"情感难言症"或"情感表达不能"，是一种对情感的表达和感受能力方面的障碍（张作记，2001）。主要的临床表现为情绪体验受限或减退、想象力下降；不能用语言恰当地表达内心态度、感受、希望和动力；不善于辨别情绪状态和躯体感受，常常只描述躯体不适而不谈自己的情绪；对他人的情绪识别困难、难以向他人描述情感。因此，他们常常是姿态僵硬、缺乏面部表情的、人际关系淡漠、刻板、僵化和保守（Taylor，2000）。

述情障碍是多种心身疾病和精神障碍的一个重要心理危险因素，越来越多的研究在多种病患身上发现了高水平的述情障碍，这些疾病包括原发性高血压、胃溃疡、病理性赌博、进食障碍、药物依赖、纤维肌痛、惊恐障碍以及创伤后应激障碍等（Lumley，Neely，Burger，2007）。尽管述情障碍并不是一种独立的精神障碍，并不属于 DSM-3-R 或 DSM-4 的任何一个类别，但它出现于广泛的精神障碍和心身疾病中，也会降低对这些病患进行治疗的临床疗效，而且述情障碍在普通人群身上也有体现，所以它受到心理学和临床医学等领域研究者的广泛关注。

二、述情障碍与抑郁症

（一）述情障碍是一种人格特质，是抑郁的易感因素

Taylor（1991），Matrinez（2003）认为述情障碍是一种人格特质，与抑郁是两个独立的不同概念，述情障碍可作为抑郁的易感因素。杜爱玲等（2011）在构建大学生述情障碍、应对方式与抑郁的关系模型时发现，述情障碍、应对方式不仅对抑郁有显著的直接预测作用，述情障碍还通过影响应对方式进而影响个体的抑郁情绪，表明述情障碍是一种与抑郁症相关的人格特质。另外，追踪研究更能阐明这一问题，如 Salminen 等以一般人群为研究对象，追踪了 901 名芬兰人 5 年间的述情障碍得分的变化，发现重测信度在 0.61 ~ 0.71 之间，表明述情障碍具有较高的跨时间稳定性，符合人格特质的一般特征，因而推断述情障碍是抑郁症的一种易感的人格特质，具有特质性和一定的稳定性。

（二）述情障碍是抑郁症的一种反应状态

有研究认为述情障碍是抑郁症的一种反应状态，并将其命名为"继发性述情障碍"（Freberger，1977）。在述情障碍与抑郁的关系中，很多学者认为述情障碍与抑郁是相互重叠的。Wise（1988）在其研究中，用 SSPS（Schalling-Sifneos personality scale）测量述情障碍，结果发现 SSPS 与 HRSD（Hamilton rating scale for depression）的抑郁分相关显著。在随后的研究中，Wise 又发现内科病人的述情障碍与抑郁显著相关，故 Wise 认为述情障碍是

抑郁的一种防御性状态反应。杨程甲等（2010）选用多伦多述情障碍量表20项（TAS-20）中文版和汉密尔顿抑郁量表17项版本（HAMD-17），对82例抑郁症病人和80名健康志愿者进行了评定，发现抑郁组TAS-20总分和因子分均显著高于对照组；轻-中度组TAS-20评分低于重度组，且TAS-20总分、情感描述不能因子和外向性思维因子与HAMD-17总分、焦虑躯体化因子、睡眠障碍因子、阻滞因子和体重因子呈显著正相关关系；述情障碍随抑郁症的病情加重而更加突出；相关结果初步提示抑郁症病人存在着明显的述情障碍，述情障碍可能为抑郁症的一种状态反应，其特征与抑郁症的功能性躯体不适症状密切相关。

（三）述情障碍既是一种人格特质，同时也是抑郁障碍的一种反应状态

有研究认为述情障碍包含了特质因素和能力因素两方面的内容。从特质的角度看，述情障碍体现了人们在成长过程中长期形成的情感体验、识别和描述能力上的差异以及思维和认知方式的倾向性，是一种人格特质，国内外研究也充分显示述情障碍与其他多种人格结构存在相关性（Luminet，1999；Honkalampi，2000）。从能力因素的角度看，述情障碍是一种在情感、内心活动的识别、表达以及想象活动上的能力缺陷。这种能力缺陷一方面是受遗传、成长环境、个体经验等影响长期形成的，具有一定的稳定性。另一方面这种能力缺陷会受到精神症状的影响，会随着症状的变化而改善或加重，具有一定的状态性和反应性。因此，述情障碍既是抑郁症的一种易感的人格特质，也是抑郁症的一种反应状态，与抑郁症的多种精神症状相互影响，既具有特质性和相对稳定性，也具有状态性和反应性（吴限亮，2013）。

总之，对于述情障碍与抑郁症的关系，学者们见仁见智，以上主要阐明了当前学术界比较认同的3种观点。述情障碍与抑郁之间关系的阐明将有利于修正临床上抑郁症、述情障碍病人的治疗方案。如果述情障碍是独立的人格特质，是抑郁症的易感因素，那么团体治疗、鼓励情感的表达将有利于抑郁症的预防与康复；如果述情障碍是抑郁症的一种状态反应，那么主要治疗是抗抑郁治疗，述情障碍则会随着抑郁的康复而好转。

第四节 人格特征与抑郁症的相关性

抑郁是个体自身特征与环境等多方面因素综合作用的结果，人格因素作为抑郁症发生的病因学因素已经成为很多研究关注的焦点。Bagby等（1994）

认为无论是低阶人格特质（lower-order personality traits）（如自我批评、依赖性、回避性、敏感性、完美主义、强迫等）还是高阶人格维度（higher-order personality dimensions）（如神经质、稳定性、外倾性等）都与抑郁有高的相关性。下面分别阐述神经质、依赖和自我批评、完美主义与抑郁症的相关性。

一、神经质与抑郁症

神经质（neuroticism）作为抑郁症的一种易感因素，已经得到大量的研究支持（Surtees，1996）。Andrea 等（2005）采用大五人格因素量表、Beck无望量表（Beck hopelessness scale，BHS）及 Hopkins 症状校核表对 219 名大学生进行了调查，以探讨人格维度与抑郁症状、无助感、自杀意念的关系。多元回归分析结果显示抑郁症状与神经质、宜人性呈正相关，与外向性呈负相关；无望感与神经质正相关，与外向性负相关；自杀意念与神经质正相关，与外向性负相关；神经质可以预测自杀意念。Parker 等（2007）对2692 名网民进行研究，确定了 6 种与抑郁情绪关系紧密的人格因素，分别是焦虑性担忧、完美主义、自我保留、易怒、社会性回避和人际拒绝敏感，它们分别对应于大五人格中的神经质（焦虑性担忧、人际拒绝敏感、易怒）和内向性（完美主义、自我保留和社会性回避）。其研究结果发现，这些连续性的人格特征使得个体在遭遇抑郁时各自表现出不同的应对方式，并对应于不同的抑郁症状。郭文斌等（2003）采用抑郁自评、焦虑自评及艾森克个性问卷等对 88 名抑郁症病人进行测量，结果显示抑郁症病人神经质、精神质两个维度的得分明显高于正常对照组。

Bas Steunenberg 等（2006）对 1511 名非抑郁的 55～85 岁中老年人进行包括神经质、掌控性（mastery），自我效能（self-efficacy）及自尊（self-esteem）等人格因素的测量，并在初次测量后的第 3、6、9 年进行随访，结果发现低掌控、高神经质特征与 CES-D 所测量的抑郁症状强烈相关，而且人格因素比生理健康和社会资源能更强地预测抑郁的发生。另外，Bas Steunenberg 等（2009）对有过抑郁发作的 3107 例年龄在 55 岁以上的中老年人进行了研究，结果发现在 6 年的随访中，4596 名抑郁恢复病人抑郁症状再发，神经质和低水平掌控能力（low level of mastery）是复发的显著预测指征。

二、依赖和自我批评与抑郁症

心理动力理论家 Blatt（1974）根据心理治疗理论中的素质概念提出了以人格为基础的两种抑郁类型，即情感依赖型抑郁（anaclitic depression）和内射型抑郁（introjective depression），与之相对应的人格为依赖（dependency）型人格和自我批评（self critical）型人格。研究者认为这两种人格的形成都来自于儿童时期与抚养早期的不安全依恋，如母亲没有对孩子提供足够的关心、养育和支持，或是父母在孩子需要独立和自主的时期没有给予合理的指导。依赖型人格来源于儿童与最初养育者之间基本关系的中断，而自我批评型则是由于苛刻的、惩罚性的、无情的批判造成的（Besser，2003）。高依赖性的个体渴望与他人积极交往，希望建立一种安全的人际关系以提高自尊，这些个体对被接受、被理解和社会支持有强烈的需求，如果这种需求得不到满足，他们就可能体验到情感依附型抑郁，即产生无助、虚弱以及害怕被抛弃的恐惧；自我批评型个体关心的是内化的标准和目标成果，追求一种结果的完美，但是常常因为对自己过高的期望和标准而感到担忧和压力，从而引发抑郁（Blatt，1976）。我国学者宁布等（2006）使用抑郁体验问卷和贝克抑郁问卷对 356 名被试进行问卷调查，发现依赖性和自我批评可以很好地预测抑郁的严重程度。Clara 和 Cox 等（2003）也发现自我批评和抑郁症状之间存在显著相关，如果个体对自身要求越苛刻，遇到挫折时越倾向于把问题归因于自身，抑郁程度就越高。Ian P 等（2003）对 276 例重性抑郁病人及 281 名大学生进行研究的结果显示自我批评似乎比依赖对抑郁的预测更为重要。Jex SM 等（2009）在大学生样本中进行抑郁与非抑郁对照研究中也发现：自我批评与依赖相比，自我批评得分更能有效预测抑郁的严重程度。在依赖和自我批评与产后抑郁和焦虑的相关研究中发现，自我批评与产后抑郁体验联系紧密，并且与抑郁和焦虑的严重程度显著相关。徐华春、黄希庭等（2009）发现高依赖性与自杀念头、失败感呈高相关，高自我批评与兴趣、快感缺失存在高相关；与高依赖性相关的症状有：①自卑感、人际中的自我专注及人际拒绝敏感；②内疚和自责；③焦虑。

三、完美主义与抑郁症

完美主义是个体重要的一种人格特质，它直接影响个体的自我效能感和自尊，是抑郁症的易感因素之一。完美主义（perfectionism）被描述为"苛刻的要求"，与现实情境相比，要求自己或他人有更高的工作质量和效率，设置并坚持不符合实际的高标准，并以是否达到这些标准来判断自我价值（Hewitt，1991）。完美主义具有四个核心特征：①自我强加的高标准；②自我评价过于依赖成功和成就；③较高的自我批评；④恐惧失败。Hewitt 和 Flett 将完美主义分为三个维度，朝向自我的完美主义、朝向他人的完美主义和社会规定完美主义。Flett 等（1991），Saddle 等（1993，1995）采用《多维完美主义心理量表》（multidimensional perfectionism scale，MPS）测量了大学生完美主义与抑郁的关系，结果一致显示：社会决定完美主义与抑郁症存在强相关，他人定向的完美主义与抑郁相关不显著。自我定向完美主义与抑郁的关系研究不一致。Hewitt 和 Flett（1991）采用了 HMPS 比较了抑郁、混合焦虑障碍和非临床组对比研究表明，抑郁症病人在自我定向完美主义的得分显著高于其他两组，同时抑郁和焦虑两组临床样本的社会决定完美主义得分显著高于非临床组，这说明，自我定向完美主义可能对于临床抑郁鉴别具有特异性。Hewitt 等（1996）的一项对非临床样本的纵向研究表明，自我定向完美主义与成就应激的交互作用能预测抑郁症状的变化，而社会决定完美主义不能与成就应激联合预测抑郁症状。Norman 等（1998）在临床样本中研究发现，自我定向完美主义与抑郁症状相关。Chang 和 Rand（2000）对大学生样本研究发现，社会决定完美主义是抑郁的重要易感因子。Flett 等（2007）研究发现，自我压制是社会决定完美主义和抑郁关系间的部分中介变量。Dunkley 等（2006）对 96 名临床抑郁病人进行了为期 3 年的追踪研究，研究发现消极社会支持、消极社会交流及回避型的应对方式是完美主义和抑郁的中介变量。随后 Dunkley 等（2009）对 107 个临床抑郁病人进行 4 年追踪研究，再次证实了消极社会支持是完美主义和抑郁的中介变量。多数研究者认为具有完美主义特质的个体更容易感受到失败、焦虑、无助、愤怒、失望等情绪，这些情绪与抑郁和自杀观念呈显著相关并指出完美主义可以预测抑郁症的严重程度，且完美主义与各种适应不良有关。

现有的完美主义与抑郁关系的研究表明，完美主义是抑郁形成和发展的重要人格特质基础。邱致燕等（2013）采用 Frost 多维完美主义量表、Hewitt 多维完美主义量表、近乎完美量表修订版（APS-R）对 105 名抑郁症病人进行测试，结果表明抑郁症病人完美主义各维度之间具有密切关系，其中社会决定完美主义对抑郁症的完美主义人格特质有重要影响。但是由于目前对完美主义的内涵和结构的理解不一致，所以完美主义与抑郁之间的关系的研究还有待进一步改进和完善。

　　总之，大量的研究结果显示，人格特征是抑郁症发生的一个重要因素，有研究者提出对于个体而言，不论年龄大小，人格因素都是抑郁症个体差异最一致、最重要的预测指标。人格因素对于抑郁症的治疗也具有重要的意义，如较高的自律性、自我意识和对经验的开放可以促进个体的治疗责任感。因此，开展人格特征与抑郁更深入的研究有利于我们对抑郁症的异质性及其心理病理机制的深层理解，同时区分可能影响抑郁临床表现的人格因素也有助于抑郁症的治疗和预防。

（杜玉凤　李晓敏）

第八章

社会心理因素在躯体疾病伴发抑郁症中的作用

　　躯体疾病往往伴随疼痛、日常生活能力和社会地位的丧失以及社会功能的下降，因此常常伴发抑郁情绪。躯体疾病共患抑郁症时两者相互作用，且互相加重。

　　多数学者认为，早期负性生活事件和不良经历，不良社会环境，具有较明显的焦虑、强迫、冲动等人格特质的个体易发生抑郁症。尽管抑郁症的病因目前并不明确，发病危险因素涉及生物、心理和社会等多方面。但可以肯定的是生物、心理与社会环境等诸多因素参与了抑郁症的发生发展过程。本章主要探讨社会心理因素对躯体疾病伴发抑郁的影响以及两者之间的相互关系。

第一节　脑器质性病变伴发抑郁

一、脑卒中后抑郁

　　既往研究发现，脑卒中病人发病后 2 周内抑郁症的发生率为 47%。脑卒中后抑郁（post-stroke depression，PSD）是脑血管病病人常见的并发症，大部分病人并没有表现出明显的无望、无助等情绪，反而更多以多种躯体症状（如易疲劳、早醒等）为主，因而不易被临床医生识别（苑杰，2016）。PSD 直接影响病人的神经功能康复和生活质量，给病人带来躯体和精神痛苦，不仅增加病人的住院时间、病死率和自杀率，而且增加了社会及家庭负担。

　　（一）概述

　　脑梗死（包括栓塞）和脑出血是 PSD 的最直接、也是最主要的原因。国内一项针对 30 家综合医院神经内科卒中病人的调查发现，卒中伴发抑郁的病人为 50%，并且抑郁症状在卒中后各个阶段都会高发。有研究显示，卒中后 1～2 周伴发抑郁的病人比例达 41%，卒中后 1 个月内的急性期、1～6 个月的恢复期以及 6 个月以上的慢性期，抑郁的发生风险分别为 32%、34% 和 38%。不同年龄发病率也不尽相同，统计显示，PSD 在青年组、中年组、老年组的发病率分别为 13.33%、43.18% 和 55.88%，老年人较青年人更易出现 PSD。目前较公认的 PSD 发病率为 30% ~ 50%。

（二）脑卒中后抑郁的生物学机制

PSD 的具体发生机制目前尚不明确，一般认为与下述改变有关。

1. 神经解剖学变化　较多研究发现，PSD 与卒中部位密切相关，但也争议较大。无论卒中损害发生在大脑半球左侧还是右侧，均可发生抑郁（付华斌，2010）。许多研究显示，PSD 与左侧大脑半球病变、尤其是左侧半球前部和基底节区关系更为密切。因此 Robinson 等提出 PSD 与左前额叶（特别是累及左额叶背外侧皮质）、皮质或皮质下病变明显相关。Kim 等对发病后 2 ~ 4 个月、单侧单一病灶的卒中病人研究发现，额叶卒中后抑郁的发生率为 75%，颞叶为 50%，枕叶为 13%，豆状核为 19%，丘脑为 11%，脑桥基部为 16%，延髓为 36%，小脑为 0。Vataja 根据磁共振研究发现，病灶影响前额叶皮质下环路，尤其是尾状核、苍白球和内囊膝部等，这些部位易产生 PSD，且以左侧为著。但也有研究显示右半球损伤和 PSD 也存在相关性。目前 PSD 的研究趋势着重于大脑半球内各个部位的重要性，而非偏向于哪一侧半球损伤。

2. 神经递质的变化　目前认为，抑郁发生的神经生物学基础主要是 5-HT 和 NE 系统的失衡。脑部病变可破坏去甲肾上腺素能神经元和 5- 羟色胺能神经元及其通路，导致这两种递质水平下降、失衡或功能缺陷，从而出现抑郁症状。Byrer 等发现急性 PSD 病人的大脑和脑脊液中 5-HT 的代谢产物 5- 羟吲哚乙酸的含量明显下降，而 PSD 病人使用增加单胺类神经递质含量的抗抑郁药物治疗后，抑郁症状能够缓解，则支持上述理论。

3. 神经内分泌的变化　卒中可引起 HPA 的激活，血浆皮质醇增高。PSD 病人除卒中本身应激外，中枢单胺类递质也可控制下丘脑激素的分泌，进而调节垂体前叶促激素的释放，影响 HPA 轴的功能，导致血浆皮质醇水平的明显升高。而增高的皮质醇对大脑神经元、杏仁核及扣带回有损害作用，影响情绪和精神的调节，促进和加重 PSD 的发生发展。许晶等发现急性期 PSD 病人血浆皮质醇含量增高，地塞米松抑制试验阳性率显著高于卒中后无抑郁组和正常对照组，提示急性卒中后地塞米松抑制试验脱抑制可能与卒中后抑郁发生有关。另外，PSD 病人还存在 HPT 和 HPG 异常。既往研究表明，卒中损害及应激可造成垂体、下丘脑功能紊乱，引起神经内分泌异常，而这种内分泌异常与生物胺的调节障碍相关，这两者之间的偶联作用也可能参与了 PSD 的发生和发展。

4. 神经营养因子 研究表明脑源性神经营养因子（BDNF）对中枢 5-HT 能神经元、DA 能神经元、GABA 能神经元有促进和再生作用，并参与其重塑，低水平的 BDNF 通过影响 5-HT 的含量参与抑郁的形成。也有人认为抑郁时中枢 5-HT 和 NE 的耗竭也可导致 BDNF 的减少，最终引起神经细胞死亡，影响神经可塑性而加重抑郁，两者相互作用。近年来，有关 BDNF 与抑郁症和抗抑郁药疗效的研究成为热点。

5. 炎症反应 脑卒中后存在炎性细胞因子水平表达增高，炎性细胞因子与 5-HT 通过吲哚胺 2，3- 双加氧酶的相互作用可能在 PSD 中起着重要作用。卒中后致炎性细胞因子，包括白介素 -1β（IL-1β）、白介素 -6（IL-6）、肿瘤坏死因子 -α（TNF-α）增高，导致边缘区炎性反应的增强和吲哚胺 2，3- 双加氧酶的广泛激活，进而促发旁边缘结构，如前额叶皮质、颞极皮质和基底节区域的 5-HT 耗竭，从而引起 PSD 的发生。C 反应蛋白（CRP）是反映机体炎性水平的敏感指标。当体内炎性水平被激活后，细胞因子可通过一系列级联反应诱导肝细胞产生大量 CRP。叶建宁等发现 PSD 病人早期 CRP 水平较卒中后无抑郁病人及正常人增高，且与抑郁程度正相关，认为卒中病人早期血清 CRP 水平可作为预测 PSD 发生及严重程度的重要预测因子。但也有研究发现经校正相关混杂因素后并未发现两者之间的相关性。因此，CRP 与 PSD 的关系有待进一步研究明确。

6. 卒中严重程度与卒中后抑郁 卒中严重程度或神经功能缺损程度不仅直接影响卒中病人的生存率和生存质量，也直接影响卒中病人的功能康复。Anu 等的随访研究发现，对卒中后不同时点采用斯堪的纳维亚卒中量表（Scandinavian stroke scale，SSS）评定其卒中严重程度，通过线性回归分析发现，在卒中后 6 ~ 12 个月（男性为 18 个月）卒中严重程度与卒中后抑郁明显相关。目前认为，卒中严重程度与 PSD 发病率明显正相关，随着神经功能的恢复，抑郁症状也随之好转。其原因可能是，神经功能缺损严重意味着脑组织受损严重，与抑郁相关部位和神经递质受影响的可能性增大。另外，神经功能缺损越严重，病人承受的心理打击越大，心理状态的自我调节越困难，两者相互作用，更易导致抑郁发生。

（三）社会心理因素

导致 PSD 发病的影响因素众多，主要与社会心理因素、年龄、性别、性格、文化水平、家庭关系等有关。

1. 社会心理因素　社会心理因素直接或间接地影响卒中后病人的情绪和精神状态。卒中一旦发生，会突然导致个人工作和独立生活能力的下降或丧失，社会关系和家庭秩序的改变或紊乱，应激能力下降，自尊心丧失等，由此产生一系列心理生理反应，病人无法正视和接受这一事实。如果病人家庭经济来源下降，家人关怀和社会支持不足等，人就会产生抑郁情绪和自卑感，从而引起外源性抑郁。其中"体验丧失"是 PSD 的常见诱因。早在1980 年，Zung 将体验丧失描述为：丧失亲友、丧失健康、丧失工作、丧失珍贵物品、丧失原来生活习惯、计划失败、丧失在集团或群体中的作用和地位、丧失宠物等。这些体验丧失在精神动力学中被称为"客体（对象）丧失"，尽管客体丧失并非 PSD 所特有，但它与幼儿期和亲人的分离体验有关。PSD 的心理原因与幼儿期所造成的分离体验和抑郁症的发生的关系十分相似。

2. 年龄　PSD 的发生与年龄有一定的相关性，但也存在争论。一种观点认为，年龄越大，PSD 的发生率越高。首先，老年人脑内单胺类神经递质5-HT、NE 浓度下降，这是抑郁发生的物质基础。其次，老年人生理心理老化、社会交流和社会支持减少、日常生活能力下降以及承受和缓冲躯体、精神创伤的能力下降，是造成抑郁的社会心理因素。另外，随着年龄的增长，脑血管病发病风险的增加，合并糖尿病、冠心病、房颤的可能性也加大，使病人对躯体疾病和应激事件的耐受力和适应能力减退，更易发生 PSD。但也有不少研究发现，年龄越小，发生 PSD 的可能性越大。原因是年龄低者认知功能尚未明显下降，对卒中后所出现的困难更易产生各种担心。其次年龄低者发生卒中时还承担着较重的社会和家庭责任，疾病造成的社会地位改变和工作能力下降使病人承受的精神压力更大，从而产生悲观抑郁情绪。但也有研究显示不同年龄病人卒中后抑郁的发生率并无显著性差异。

3. 性别　多数研究结果显示，女性卒中后 PSD 的发生率高于男性。可能的原因首先是女性的平均寿命高于男性，因而出现女性 PSD 较多的现象。其次是随着女性的年龄增长，多伴有神经内分泌失调，其本身存在潜在的抑郁危险因素，且女性更易受心理、社会等应激因素的影响，所以女性更易发生 PSD。

4. 家庭关系　卒中病人尤其需要家人的照顾和各种支持，如果这种支持低于某种水平，则 PSD 的发生率会明显增高。丧偶被认为是抑郁关系最密切的应激源之一，因此丧偶病人卒中后抑郁发生率高。Kim 等认为，东方国家与西方国家不同，东方国家卒中病人在急性期后多与自己的伴侣或子女一起生活，良好的家庭关系能够预防 PSD 的发生。另外，Astrom 发现，社会接触少、人际关系差及家人的责备是卒中后 2 年内发生抑郁的主要预测因素。

5. 性格 发病前性格与抑郁的发生密切相关。王大力等（2008）学者认为，既有自我封闭、悲观保守，情绪不稳定，又有易焦虑、紧张的个性的病人易在突发事件后引起抑郁。因为病人性格内向，内在适应性差，同时存在神经质、疑病倾向、癔症性人格者，常常易怒、冲动，情绪不稳，这类病人缺乏自信，处理问题和应激能力差。卒中后发生 PSD 的概率就会高于其他人。

6. 文化水平 既往研究发现，教育程度越高，学历水平越高的病人卒中后 PSD 的发生率越低。这可能与文化程度的差异使病人对疾病的理解和对未来的看法不同有关，而且受教育程度越高，其脑功能的储备相对也越多。

7. 应激性生活事件 离婚、失业、长期不良环境、贫困、家庭成员患重病、慢性躯体疾病 2 年以上等应激性负性生活事件均与抑郁发生有关。这些不良因素可以形成叠加致病作用，抑郁症发作前常常存在应激性负性生活事件，尤其是首次发作前出现应激事件的概率更高。研究发现，应激性生活事件数量与抑郁症发生显著相关，但应激性生活事件与抑郁症的中介机制仍不明确。

二、帕金森病伴发抑郁

帕金森病（Parkinson disease，PD）是一种常见于中老年人的慢性退行性中枢神经系统疾病，又名震颤麻痹。1817 年英国医生 James Parkinson 首先描述。该病主要以进行性黑质多巴胺能神经元变性、丢失和路易小体形成为其病理特征。临床主要表现：①运动症状：震颤、肌强直、运动迟缓和姿势步态异常；②非运动症状：抑郁、焦虑、自主神经症状、睡眠障碍、人格改变、认知障碍或痴呆等精神心理障碍。

（一）概述

临床上几乎所有 PD 病人都会出现精神症状，其中 PD 伴发抑郁（Parkinson's disease depression，PDD）是非运动症状中最常见的精神症状。Parkinson 最初对 PD 相关症状的描述就提到抑郁，可见两者联系密切。PD

病人中有 40% ~ 50% 共病抑郁症，其核心症状有持久广泛的情绪低落、快感缺失和兴趣减退。其精神症状可出现在发病前，也可以同时出现。

（二）帕金森病伴发抑郁的生物学机制

PDD 的病因和发生机制尚不明确。多数学者认为是内源性因素（生物学因素）和外源性因素（社会心理因素）的综合作用。内源性因素可能是 PDD 发生更为重要的因素。李淑华等研究认为 PD 发病年龄越早、病情分级越高、病程越长、有抑郁症病史、僵直型和女性病人更易发生抑郁。

发病机制涉及神经解剖学、脑血流变化、神经递质异常和神经遗传学因素等。

1. 神经解剖学变化　研究表明，抑郁发生时杏仁核体积缩小而功能增强，体积缩小减少了病人对情绪的评价和体验范围，对自我情绪的认知功能下降。而功能增强使病人对环境刺激的评价与体验全部倾向于负面，同时背侧皮质功能下降，病人对情绪的自我调节能力下降，导致抑郁症状的持续存在。赵英等发现，PDD 病人较 PD 病人的额叶、枕叶皮质细胞损害更为明显。扣带回属于大脑的边缘系统，与情感、学习和记忆功能有关，而 PDD 病人存在扣带回的损害，与病人出现的情感障碍有关。Phagen 等发现，PDD 病人左侧丘脑背中部和前额叶皮质中部皮质活动减少。赵志勇等使用定量 MRI 测量发现 PDD 病人的双侧眶额回、右侧颞区和边缘系统的灰质密度减少。

2. 脑血流变化　PDD 病人颞叶皮质脑血流量减少，尾状核、前额叶皮质和额眶下皮质的代谢活性下降，枕区较大区域既有血流增加也有血流减少。

3. 神经递质变化　中枢系统多巴胺能活动减少可引起快乐感的减少或丧失、情感淡漠和意志活动减少。PD 病人多巴胺递质水平严重缺失，且蓝斑、边缘区和纹状体腹侧与情绪产生的相关区域多巴胺能转运体水平下降，而 PDD 病人的多巴胺和多巴胺能转运体的缺失更明显。研究发现多巴胺受体激动剂可以改善 PDD 病人的情绪。提示多巴胺能异常在 PDD 中的重要作用。PDD 病人脑脊液中的 5-HT 水平明显低于无抑郁症状的 PD 病人。Remy 等研究发现，PDD 与边缘系统多巴胺和去甲肾上腺素的丢失有关。

4. 神经遗传学因素　PD 病人的一级亲属抑郁的发病风险增高提示帕金森病可能与抑郁有共同的遗传易感因素。具有短 5-HT 转运体等位基因突变的 PD 病人更易发生抑郁。

5. 多巴胺能药物 多巴胺能药物是值得重视的一个外源性因素。使用和未使用多巴胺能药物的 PD 病人精神病性症状的发生率分别为 10% ~ 40% 和 5% ~ 10%。几乎所有抗帕金森病药物的使用和加量均可引起幻觉，不同的多巴胺能药物诱发精神症状的风险不同，多巴受体激动剂比左旋多巴更易引起精神症状。

（三）社会心理因素

有研究提示，PDD 的发生与性别、疾病所致心理变化、文化水平等因素有关。

1. 疾病所致心理变化 PD 导致的运动功能和社会适应能力下降是一种应激事件，因运动功能的下降或丧失，对失业、疾病及其预后的担忧和恐惧，导致病人产生心理上的沮丧和绝望感。尤其疾病进展较快的病人不易在短期内适应，因此具有更高的抑郁发生风险。

2. 文化水平 研究发现，文化程度越高的病人，对精神层面和生活质量的要求相对较高，其思想负担也更重，较易产生抑郁情绪。

3. 经济水平 PD 病人的生活质量明显下降，加重了家庭和社会的负担。经济困难的病人本身可能存在或容易产生悲观保守、自我封闭和孤独等情感，在疾病发生后更易出现焦虑、紧张、情绪不稳、甚至产生愤怒和怨恨，从而导致抑郁发生。

4. 性别 女性本身存在潜在的抑郁危险因素，对不良刺激耐受性较男性更差，且多易伴有神经内分泌失调，更易受心理、社会环境等应激因素的影响，认知更倾向于负性归因和自我负性评价。故女性 PD 病人更易发生抑郁。

第二节 特殊年龄阶段的抑郁症

抑郁症是最常见的精神障碍之一。国外研究发现，人一生中发生抑郁症的可能性为男性 5% ~ 12%，女性 10% ~ 25%，平均发病年龄为 20 ~ 30 岁，女性多于男性（约 2：1），且女性有阳性家族史者是男性的 2 倍。可见抑郁症的发生风险与性别、年龄等有关。这部分人群除具有抑郁症的一般临床特征外，还具有其特征性症状及病理生理改变。在临床治疗中应给予更多关注，以达到个性化最优治疗。

一、青少年抑郁症

（一）概述

既往认为儿童青少年抑郁症较少见，但发病率近年有升高趋势。人们逐渐认识到青少年抑郁症是一个独立的疾病实体，有其自身特征、病程和对药物的治疗反应。患病率随年龄增长而增加，Lewinsohn 等报道为 3%~8%，到青少年期结束时的终生患病率约为 20%。高于 WHO 报告的 10.4% 的成年人抑郁症的患病率。青少年时期发病的抑郁是成年再发的强风险因素，纵向研究发现，1~2 年随访抑郁症复发的风险为 40%~70%。青少年时期抑郁症的患病率也存在性别差异，女性高于男性（3:1），机制仍不明确。Angold 等报道女孩抑郁症状的增多最早在 12 岁出现，从诊断水平上可观察到的增多在 13 岁及以上。Kessler 发现，一旦诊断成立，在病程、严重程度、复发及痊愈率上则无性别差异。Cytryn 与 Mcknew 于 1971 年最先报道伴有慢性躯体疾病青少年的抑郁症状，如伤心、退缩、功能损害、社会隔离、无助和无望感等。且症状常被躯体化主诉、学校问题和行为障碍等所掩盖。

（二）青少年抑郁症的生物学机制

青少年抑郁的病因包括遗传、基因与环境、神经生物学、社会心理等多重因素，是一个复杂的精神卫生问题。

1. 遗传因素 早发（发病年龄 < 30 岁或更低）和反复发作的抑郁症病人，呈现明显的家族聚集性，双生子研究显示抑郁症病人同胞的患病率高达 40%~50%。基因 - 环境相互作用定义为不同的环境因素对不同基因型的影响在表型发展中的塑型作用。多个基因连锁和环境的交互作用能促进抑郁症的发生和发展。研究显示，青少年发病的抑郁比儿童发病的抑郁有更多的遗传成分。

2. 神经生物学及神经影像 5-HT 能系统在儿童期就已接近成人水平，NE 能系统的成熟则延续整个青春期，DA 能系统直到成年早期才发展成熟。研究发现，心境障碍儿童和青少年全血 5-HT 水平较正常对照及品行障碍儿童、精神分裂症及分裂情感障碍儿童更低，脑脊液 5-HT 代谢产物水平低和（或）芬氟拉明刺激下催乳素的空白反应与自杀行为相关。抑郁的一些核心症状如食欲和睡眠模式的改变与下丘脑功能有关。Dahl 等发现，罹患抑郁的青少年在睡眠起始阶段的皮质醇水平显著升高且与抑郁的严重程度相关。Goodyer 等报道夜间高皮质醇水平和晨间低脱氢表雄酮水平与 8~16 岁的重度抑郁病人相关。青少年抑郁症病人具有高比率的地塞米松脱抑制。青少年抑郁症病人的快动眼睡眠潜伏期变短，快动眼睡眠密度变化以及更低的睡眠效能。青少年抑郁症病人的脑影像结构研究发现前额叶皮层左侧下膝部和杏仁核体积减小更为明显，而第三、第四脑室扩大。垂体/海马以及杏仁核/海马比例增大与焦虑严重程度有关。目前有关皮质激素、甲状腺素与雌激素水平的变化、炎症标记物及胆固醇等与抑郁症的相关研究报道较多，但结论不一致。

3. 社会心理因素　心理和社会因素可能是抑郁症发生的诱因，也可能是疾病加重的因素。一般认为与心理创伤性生活事件、性别、心理行为发展史等有关。

（1）创伤性生活事件：童年生活创伤，如躯体性虐待或性侵犯、情感忽视或虐待，重大生活转折导致心理创伤，儿童的心理"丧失"，如亲人亡故、丧失情感和社会支持、与父母分离及家庭欢乐丧失等都对病人的人格形成、行为应对方式具有重大意义，对发病产生重要影响。

（2）性别：抑郁症的发生存在性别差异。女孩早于男孩步入青春期，同时伴随生物和社会心理的变化。这些变化可能导致青少年女孩急迫地拥有更多对自身和自我表现的自我意识，并体验到更多的对负性评价和对拒绝高度敏感的痛苦。研究显示，无论男性还是女性，对自己身体不满意的人更易患抑郁症。与男性相比，女性更容易对自己的身体不满意、对自己的体象易产生负性评价，导致女性容易出现无助感和抑郁。一些青少年更倾向于罹患抑郁的痛苦体验，抑郁症破坏病人情感、思维和行为功能。两者相互作用和影响。

（3）心理行为发展史：儿童青少年正处于心理发育成长的关键时期。成人感和自我意识明显增强，心理敏感且脆弱。多数行为应对方式不成熟，当面对负性生活事件时更易产生焦虑抑郁情绪。

二、更年期伴发抑郁症

一般把女性 45~55 岁这个年龄段称为更年期（climacteric），是指妇女自生殖年龄过渡到无生殖能力的生命阶段，与围绝经期概念相同，即妇女到了一定年龄后自然发生的生殖周期停止的一段特殊时期。WHO 把妇女围绝经期定义为由于卵巢功能衰退，从绝经前出现与绝经期相关的内分泌学和临床症状开始至完全绝经后 1 年的这段时间，从 2~3 年到 10 年不等。

（一）概述

Kraepelin 于 20 世纪曾提出更年期抑郁，后来发现这一状态是发生于更年期的抑郁症。流行病学调查显示，更年期抑郁症的发病率在 10%～46% 之间。近年多数研究显示，部分女性进入围绝经期时更易出现抑郁症。Freeman 等在一项方法学非常严密的大型研究发现，向绝经期过渡的女性新发抑郁症是绝经期前女性的 2.5 倍。但也有研究未发现绝经期有较高的患病率。高危阶段是在青春期、青年期、妊娠、产后、围绝经期，即卵巢激素波动较大时。多表现为抑郁、焦虑和躯体不适等症状。总之，围绝经期妇女抑郁症状的发病率高、自杀率高、就诊率极低，是一特定的心理危机人群。

（二）更年期抑郁症的生物学机制

更年期伴发抑郁的具体病因尚不明确。多认为与内分泌变化、遗传易感性、抑郁症病史等有关。

1. 内分泌变化 目前已证实抑郁症的生物学基础主要是神经突触间隙 5-HT 和 NE 等神经递质的减少，同时与 HPA/HPT 轴内分泌失调有关。中枢神经系统中雌激素可以升高 5-HT、NE 的水平和活性。绝经后雌激素水平显著下降，体内 5-HT、DA 和 NE 的表达明显降低。谭必然发现，更年期抑郁病人的应激激素水平较未伴抑郁的更年期妇女及健康育龄妇女明显升高，同时表现出免疫抑制，且随抑郁程度加重而波动。上述因素均可能是导致更年期抑郁发病的重要原因。

2. 遗传易感性 经前期综合征是围绝经期妇女发生抑郁症的危险因素，围绝经期症状越重，抑郁症的发生率越高。研究发现，应用雌激素替代治疗后，围绝经期妇女的心境和行为症状改善，说明卵巢类固醇激素发挥一定作用。绝经作为一个生理事件，伴有激素和其他生物学因素的改变。它能引发或加重某些女性的精神障碍，尤其是有易感素质的女性。

3. 抑郁症病史 研究发现抑郁症病史可能与卵巢功能减退较早有关，大脑因为现患或反复发作的抑郁发生改变，卵巢功能减退可能就是对这种大脑变化的反应。抑郁相关的卵巢功能减退可造成生殖能力下降及相关的血管收缩症状、心血管疾病、性功能障碍、认知功能下降等。因此，治疗女性抑郁症状就更有意义。

（三）更年期抑郁症的社会心理因素

更年期抑郁症的发生涉及多种社会心理改变。

1. 不良生活事件 具有既往抑郁症病史、负性生活事件、现患慢性疾病、缺少社会支持的更年期女性患抑郁症的风险增加。性格内向和过度外向的人更易发生围绝经期抑郁。女性与男性不同的心理社会应激和顺应性行为模式，也是原因之一。

2. 家庭关系 重要关系人的离开，如丧偶或子女亡故、离异或独居、照料家庭的责任增加；退休或子女成家后无事可做、缺少交流；丈夫对绝经伴侣态度的变化、躯体疾病的增加都会对妇女的心理和情绪产生影响。

3. 经济状况 下岗、失业，社会经济地位低下，正处于不利的社会环境等使更年期妇女更易产生焦虑和抑郁情绪。

4. 教育程度 受教育程度低，大脑储备功能减少，心理卫生水平低，面对应激性生活事件时的不良应对模式，例如女性对待负性因素易产生不适当态度和负性归因方式，长期对负性结果和无助的预料最终导致无望，可能是导致抑郁发生的重要触发条件。

三、老年期抑郁症

WHO 规定一个国家或地区人口中 ≥ 60 岁的人口达到总人口的 10% 或 ≥ 65 岁的人口达到总人口的 7%，这个国家或地区即进入老龄化社会。目前，我国 60 岁以上人口达 1.78 亿，占总人口的 13.26%，其中 65 岁以上老年人为 1.19 亿，占总人口的 8.87%，我国早已步入老龄化社会，是世界上唯一一个老年人口过亿的国家。

抑郁症是老年期最常见的精神障碍。广义的老年期抑郁症是指发生于老年期（ ≥ 60 岁）的抑郁症，包括原发性（青年或成年发病，老年期复发）和见于老年期的各种继发性抑郁。狭义的老年期抑郁症特指 ≥ 60 岁首次发病的抑郁症。

（一）概述

一般认为老年期抑郁症发病率为 10% ~ 30%，国内外报道差异很大。老年人的自杀和自杀企图有 50% ~ 70% 继发于抑郁症。聂晓璐等一项涉及我国 18 个省份关于老年期抑郁情绪检出率的 meta 分析显示：西部地区高于中、东部地区；农村高于城市；女性高于男性；老年期抑郁情绪检出率不随年龄增长而升高；文盲高于受教育者；独身高于再婚人群，不同量表结果有所不同。凌云熹等认为老年男女抑郁症病人的临床特征存在差异：男性病人的体重减轻、行为迟滞、激越和疑病症状均高于女性，女性病人的自杀意念、自杀行为和早醒均高于男性；男性病人呼吸系统症状和躯体性焦虑高于女性病人；而女性病人的消化系统症状高于男性病人。国内外较为一致的是老年期抑郁症病人性别之比，女性高于男性，约为 2：1。

（二）老年期抑郁症的生物学机制

1. 遗传学因素　国内外研究发现遗传因素在老年期抑郁症发病中的作用可能随年龄增大而减少。晚发型较早发型抑郁症少见，"血管性抑郁症"较"非血管性抑郁症"少见。

2. 神经解剖结构、生化代谢因素　老年人脑内 5-HT、NE、DA 等有增龄性改变，在某些脑区，尤其是扣带回 5-HT 含量明显下降。脑脊液中 5-HT 浓度与抑郁程度呈负相关，NE 和 DA 的含量降低也可能与老年期的情感障碍有关。Alexopoulos 等提出的"血管性抑郁"假说认为，脑血管疾病是抑郁综合征的素质因素、促发因素和维持因素。血管性疾病可能是通过损害某个特定的脑回路，少数可能是通过直接的炎症反应而导致抑郁的发生。另外，有脑皮质变薄、脑白质稀疏、脑室扩大和脑萎缩等退行性改变的老年人的抑郁症发生率较无改变者明显升高。

（三）老年期抑郁症的社会心理因素

既往研究较多关注情感障碍的生物学变化，近年社会心理因素在情感障碍发生、发展、预防和治疗的作用已引起广泛重视。

1. 人格特征　正常老化过程常伴人格特征改变。老年抑郁障碍病人与正常老人相比有突出的回避、依赖人格特征。较多研究发现，气质类型属于抑郁质的老年人易患抑郁症。伴发躯体疾病的老年人的这些特征更为突出。

2. 家庭、环境因素　调查发现，情感障碍发病前生活事件发生率远高于一般人群。国外一项调查显示，50 岁以上退休的个体比 50 岁以上仍然工作的个体有更差的健康状况和控制感，更高的抑郁情绪、无助感和无望感。研究显示，既往六个月内有重大生活事件者，抑郁发病风险增加六倍，自杀危险增高七倍。面对生活中的负性事件，如躯体疾病、活动受限、丧偶、被子女遗弃、生活环境恶化、社交隔绝等，老年人正常老化过程中的获得与丧失的平衡被打破。这种"丧失"作为一种心理因素起扳机作用，是老年期抑郁症发生、发展的重要诱因。

3. 多种药物和疾病都可引起抑郁情绪　止痛剂、镇静剂、类固醇激素、利血平和左旋多巴等可引起抑郁症状，而心、肝、肾疾病、贫血、甲状腺功能减退、维生素缺乏和肿瘤等均可并发抑郁症状。所以药源性抑郁、继发于各种躯体疾病的抑郁及躯体共病等不容忽视。

第三节 糖尿病伴发抑郁症

糖尿病是一组由遗传、环境、心理和社会因素之间相互作用而引起的以血糖升高为主的临床综合征。糖尿病是常见病、多发病，也是最常见的内分泌疾病。糖尿病是与心理因素密切相关的典型的身心疾病。其发生不仅与生物学因素有关，也与心理社会因素有关。目前，糖尿病与精神症状之间的关系，无论在发病原因、发病机制、精神症状的产生、预防和治疗等方面已日益受到重视。

一、概述

糖尿病病人伴发精神障碍最常见的是抑郁和焦虑状态，两者可共存或交替出现，慢性病程的糖尿病病人可见轻度认知功能障碍或轻度痴呆。糖尿病病人抑郁症的患病率为 9%~27%，社区一般人群为 4%。Anderson 等报道超过 40% 的糖尿病病人存在明确和持续的抑郁症状。糖尿病病人发生抑郁症的概率是非糖尿病病人的 2 倍，并与性别、糖尿病的类型、病例来源和抑郁症的评估方法无关。抑郁症状不仅是 2 型糖尿病的风险因素，也与过早出现的糖尿病并发症相关。糖尿病病人共病抑郁症者的病死率增加 1.5 倍。

二、糖尿病伴发抑郁症的生物学因素

糖尿病伴发精神障碍的确切机制尚不明确。目前认为与糖尿病累及多脏器系统代谢紊乱等一系列因素有关。不管是糖尿病伴发抑郁症，还是糖尿病和抑郁症共病，都可以归纳为糖尿病抑郁综合征。

（一）炎症

炎症可能是介导抑郁症和糖尿病共病的关键生物学通路。有假说认为抑郁症和糖尿病有相同的病因，包括 HPA 轴活性增强、组织缺氧、遗传异常和自身免疫过程异常。全身微血管病变是糖尿病最广泛、最突出的病理学改变，这可能与精神症状的发生有关。

（二）病程和疾病程度

病程长、病情控制不良病人最常见的自主神经功能紊乱与糖尿病引起的维生素缺乏、长期持续的代谢障碍有关。抑郁症和糖尿病之间具有双向性，即互为因素影响。尤其是血糖控制不良时，病理性情绪又影响血糖的水平，加重糖尿病症状。研究发现，2 型糖尿病病人的抑郁症常先于糖尿病症状出

现，同时增加了 2 型糖尿病的发病风险。

（三）神经结构变化

临床常见糖尿病共病抑郁。糖尿病共病抑郁与抑郁症两者中枢神经系统细胞结构和功能相似，其形态学和功能发生改变，如海马体积缩小，神经元和神经胶质细胞数量减少。

（四）糖尿病伴发抑郁症的社会心理因素

糖尿病共病抑郁症的影响因素较多，与一系列社会心理因素有关。

1. 性别与年龄　不同性别的激素分泌水平不同。研究显示，糖尿病伴发抑郁症的女性病人较糖尿病非抑郁症病人血清雌激素水平均值存在统计学意义的降低；糖尿病伴发抑郁的男性病人较糖尿病非抑郁症病人血清雄激素水平均值低。章伟明等报道，女性病人抑郁程度高于男性病人，女性病人中，65 岁以下糖尿病抑郁症病人抑郁程度较重，说明中年女性病人的心理问题较年轻及老年女性更严重。

2. 文化水平　文化程度与抑郁症发生的相关性已有证实。王从菊等报道，初中和高中文化程度的人群糖尿病抑郁症的患病率低于小学以下和大专以上的人群。但有研究发现文化程度高者易伴发抑郁症。目前，有关文化程度与糖尿病伴发抑郁症关系的结论不一致。

3. 环境与支持系统　这方面包括家庭、社会与经济压力等。邹树芳等报道 54.3% 的糖尿病病人的焦虑、抑郁情绪与环境有关，糖尿病作为一种慢性、需要生治疗且易并发多种并发症的疾病，无疑会给家庭和社会带来不利影响。经济压力是病人的重要心理压力之一，使病人长期处于应激状态，从而影响病人的心理和生活，故易产生抑郁情绪。

第四节　其他躯体疾病伴发抑郁症

躯体疾病所致抑郁症是指在各种躯体疾病基础上发生的抑郁症。抑郁症状与躯体疾病明显相关，突出表现为显著而持久的情绪低落和对所有或几乎所有活动的兴趣和乐趣显著下降。研究发现，尽管一些特殊疾病抑郁症的患病率有所不同，但在躯体疾病住院病人中，抑郁症的患病率约为 22%～33%，其中 11%～26% 的病人在住院初期呈现抑郁。躯体疾病严重、疼痛或卧床不起时抑郁症状尤为显著。与其他特殊疾病相关的抑郁症的患病率在既往研究中差异很大，主要是不同地域与文化相关的一些问题所致，包括对躯体疾病中抑郁症症状的认识不一致、缺乏在躯体疾病人群中有效的评估工具、被评估人群的社会人口学特征的异质性，以及缺乏适宜的对照人群。抑郁常与很多躯体疾病共病，越来越多的证据表明生物学机制造成的心境障碍与躯体疾病相互影响。心境障碍同时还会影响躯体疾病的病程。常规的抗抑郁治疗对合并躯体疾病的抑郁病人有效，但与没有合并内科疾病的抑郁病人相比，这些病人抑郁症状的治愈率和缓解率较低，复燃率也会升高。因此，共患躯体疾病是难治性抑郁症的一个标志。

一、概述

患躯体疾病者是共患抑郁症的高发人群，但大多数躯体疾病伴发的抑郁症常常被忽视。某些躯体疾病和针对某些躯体疾病的治疗均会增加抑郁症的风险。近年发现，脑与免疫系统之间的相互作用是精神与躯体疾病的重要机制。和其他许多疾病一样，生物学和社会心理因素会影响抑郁症的发生发展。本节就目前关于躯体疾病伴发抑郁症的观点加以概括，同时对几种常见疾病与抑郁症的关系简要论述。

二、躯体疾病伴发抑郁症的生物学机制

（一）神经化学通路和心境调节中枢结构受损

研究发现，连接基底节和前额叶皮质的神经网络在结构和功能上的紊乱会影响情绪、认知过程和运动功能。也是一些神经系统疾病，如帕金森病、亨廷顿病、多发性硬化以及脑卒中的发病机制之一，血管性因素可能是导致抑郁症的主要病因。脑瘤与其他损伤直接导致这些神经通路损伤，实验证实HPA轴和皮质激素的慢性激活与抑郁症的发生有关。躯体疾病所产生的促炎性细胞因子对大脑的神经通路也有影响。内源性促炎因子的产生，对抑郁症状的发展有促进作用。

（二）神经递质、内分泌功能紊乱

研究显示，神经递质功能紊乱可以解释某些躯体疾病中抑郁症的高发病率。经历应激的病人，常可以观察到促肾上腺皮质激素和皮质醇水平升高及激发的HPA轴功能紊乱，这些可能与抑郁症有关。而内分泌紊乱对脑结构（如海马）和免疫功能产生负面影响。一些内分泌疾病，如甲状腺功能减退和库欣综合征可引起抑郁症的发生且常伴有精神病性症状。国内曾报道甲状腺功能减退所致精神障碍误诊时间长达十年之久。

（三）遗传因素

目前研究发现基因与抑郁症易感性之间有一定关联。Caspi 和 Kim 等发现，抑郁症的发生风险被应激事件放大，包括放大了发生躯体疾病的风险。Wurtman 报道调节人体脑内 5- 羟色胺合成的基因突变也会导致个体情绪紊乱。其他关于遗传与抑郁症的关系如有关章节所述。

（四）躯体疾病与药物因素

躯体疾病尤其是慢性躯体疾病（持续 2 年以上）、严重躯体疾病或疼痛性疾病，如心血管疾病（冠心病、心肌梗死等）、癌症、神经系统疾病（帕金森病、多发性硬化、脑卒中、癫痫等）、内分泌疾病（甲状旁腺功能减退、阿狄森病、高密乳素血症等）病人发生抑郁的风险增高。这时病人会丧失对机体正常功能所必需的保护性机制——"不可损害"感，使病人感到脆弱和无助，感到自己与社会和外部世界的脱离，导致其产生无助感。病人将躯体疾病看作失去控制或可能失去现在和未来，会出现否定、抗争、愤怒、犹豫和最后的接受。躯体的感受是自我心理感受的先导，部分个体之所以出现抑郁症，除了遗传易感性，个体对其躯体的感受程度是病人对躯体疾病的情感反应的关键决定因素。

用于治疗某些躯体疾病的外源性细胞因子所致的抑郁样障碍称病样行为。治疗丙型肝炎、黑色素瘤和多发性硬化症的干扰素 -α 是诱发易感人群患抑郁症的典型例子。这些细胞因子通过增强促肾上腺素释放因子通路的反应，改变了 5- 羟色胺的代谢。抑郁症还可见于使用抗高血压药（血管紧张素酶抑制剂、可乐定、钙离子通道拮抗剂）、化疗药（甲氨蝶呤、长春碱、丙卡巴肼、天冬酰胺酶）和一些抗生素（两性霉素 B、环丝氨酸等）的病人。另外，洋地黄、他汀类、西咪替丁和某些抗惊厥药物也可能引起抑郁症状。

三、躯体疾病伴发抑郁症的社会心理因素

躯体疾病共患抑郁症时两者相互作用和互相加重，导致躯体疾病病人的自杀率、病死率增加。Kartha 报道，在不同的随访期评估内科病房的抑郁症病人中，相比未患抑郁症者，其预后均显著差。另有研究发现，合并抑郁症的躯体疾病病人更可能复发和再住院，更易患合并症，预后更差。躯体疾病伴发抑郁症的机制，一般认为与下列因素有关。

（一）人格因素

具有"抑郁人格"特征的个体多愁善感、对自身健康或境遇过分关注，当遇到不良应激因素，如工作压力过重、家庭婚姻矛盾、尤其是罹患慢性或严重躯体疾病时易出现担心、无助、悲观情绪，以致出现抑郁。人格因素对病人是否发生抑郁症和是否其躯体疾病可导致不良结局都有预测作用。

（二）社会支持

躯体疾病病人常面临社会功能、日常生活能力、健康的丧失和沉重的经济压力。缺少社会支持会导致抑郁症的发生，而足够的社会支持可以减轻个体对应激的反应，减少其发展为抑郁症的可能。社会支持的需要，很大程度上受到人格因素的影响。病人从其周围人、医护人员中获得的社会支持感非常重要，因为相当多病人的抑郁症是可以治愈的。已经存在躯体疾病的病人中，应激事件、人格特征和缺少社会支持相互影响。

（三）社会阶层

一般低社会阶层者抵御风险能力相对较低，当遇到应激因素，如患病、经历恶劣环境或灾难时易患抑郁症。但也有报道认为抑郁症与社会状况无关。

（四）文化因素

任何情况下都不应忽视文化对于个体的影响。特别是在个体躯体患病时，不同文化导致认知图式不同，也决定了对待疾病的不同态度和情绪反应。

总之，各种因素都可能通过生物学机制使躯体疾病病人发生抑郁症，这些不同的机制相互作用，相互影响。有效的抗抑郁治疗可以恢复细胞因子与HPA轴紊乱的相互作用，逆转因慢性应激和抑郁造成的海马神经元改变。同时，抑郁症合并糖尿病、高血压等慢性病及常见病的人群日益增加，积极的抗抑郁治疗能够改善很多躯体疾病病人的预后。尽管躯体疾病病人抑郁症状的出现与躯体疾病的严重程度成正比，但躯体疾病并非产生抑郁症的唯一因素，更可能是躯体疾病通过生物学和社会心理等多种机制导致抑郁症的发生。

（付华斌）

参考文献

[1] World Health Organization.Depression.[2013-02-10].http://www.who. int/ mediacentre/factsheets/fs369/en/.

[2] 冯正直，甘丽英，孙辉，等. 中国军人抑郁流行病学特征的研究. 第三 军医大学学报，2013，35(20)：2138-2142.

[3] 产后抑郁防治指南撰写专家组. 产后抑郁障碍防治指南的专家共识（基 于产科和社区医生）. 中国妇产科临床杂志，2014，15(6)：572-576.

[4] 苑杰，严辞，刘昊，等. 抑郁症生物标志物研究进展. 国际精神病学杂 志，2015，42(2)：103-107.

[5] 包祖晓，彭草云，田青，等. 古代中医认识抑郁症的历史沿革. 中医药 学报，2010，38(3)：13-16.

[6] Gupta D，Radhakrishnan M，Bhatt S，et al. Role of Hypothalamic- pituitary-adrenal-axis in Affective Disorders: Anti-depressant and Anxiolytic Activity of Partial 5-HT1A Agonist in Adrenalectomised Rats.Indian J Psychol Med, 2013, 35(3):290-298.

[7] Von Wolff A，Holzel LP，Westphal A，et al.Selective serotonin reuptake inhibitors and tricyclic antidepressants in the acute treatment of chronic depression and dysthymia: a systematic review and meta-analysis.J Affect Disord, 2013, 144(1-2):7-15.

[8] Asnis GM，Henderson MA. EMSAM (deprenyl patch)：how a promising antidepressant was underutilized.Neuropsychiatr Dis Treat, 2014, 10:1911- 1923.

[9] Bewernick BH, Hurlemann R, Matusch A, et al. Nucleus accumbens deep brain stimulation decreases ratings of depression and anxiety in treatment- resistant depression. Bio Psychiat, 2010, 67(2):110-116.

[10] 杨舒然，程宇琪，许秀峰. 重性抑郁障碍的脑结构影像学研究进展. 国 际精神病学杂志，2014，4(13)：155-157.

[11] 倪兆敏，胡利荣. 抑郁症患者脑代谢功能改变的磁共振波谱分析. 中国

现代医生，2013，51(15)：112-113.

[12] 姚海江，莫雨平，宋洪涛，等. 外源性褪黑素对慢性应激抑郁模型大鼠行为学及血清相关激素含量的影响. 安徽医药，2014，6：1038-1042.

[13] Frisardi V,Panza F,Farooqui AA. Late-life depression and Alzheimer's disease: the glutamatergic system inside of this mirror relationship. Brain Res Rev.2011，67(1-2):344-355.

[14] Barbon A,Caracciolo L,Orlandi C,et al.Chronic antidepressant treatments induce a time-dependent up-regulation of AMPA receptor subunit protein levels.Neurochem Int, 2011, 56(6):896-905.

[15] 陈淑玲，倪明慧，徐乐平. 褪黑素水平对抑郁症患者下丘脑 - 垂体 - 肾上腺轴功能的影响. 中国健康心理学杂志，2014，22(9)：1293-1295.

[16] FukaiS，AkishitaM.Hormone replacement therapy–growth hormone, melatonin, DHEA and sexhormones .NipponRinsho, 2009, 67:1396-1401.

[17] Harada T，Taniguchi F，Izawa M，et al. Apoptosis and endometriosis. Front Biosci, 2007, 12:3140-3151.

[18] 陈奕晨，徐红波，胡子成，等. 首发未用药抑郁症患者血浆氨基酸检测分析及其临床意义. 第三军医大学学报，2012，34(14)：1442-1445.

[19] 汪向东 . 心理卫生评定量表手册（增订版）.北京：中国心理卫生杂志社，1999.

[20] 杨世昌，杜爱玲. 家庭教养与儿童青少年心理. 北京：人民卫生出版社，2011.

[21] 杨世昌，姚桂英，杜爱玲，等. 儿童期精神虐待对大学生人格及抑郁情绪的影响. 中华行为与脑科学杂志，2010，19(9)：835-837.

[22] Alloy LB, Abramson LY, Urošević S,et al. The psychosocial context of bipolar disorder: Environmental, cognitive,and developmental risk factors. Clinical Psychology Review, 2005,25(8),1043−1075.

[23] 程淑英，刘伟，苑杰.青少年抑郁症的首诊状况调查与临床特征分析 . 中国健康心理学杂志 ,2011，19（11）：1314-1316.

[24] 孙宏伟，吉峰. 医学心理学. 济南：山东人民出版社，2010.

[25] 布彻，米内克，胡利. 异常心理学. 13 版. 上海：上海人民出版社，2014.

[26] （美）海因茨·科胡特. 精神分析治愈之道 .訾非，曲清和，张帆，

译. 重庆：重庆大学出版社，2011.

[27] 李海红. 精神分析理论视角下抑郁症的研究. 现代企业教育，2011，8：120-121.

[28] 刘晓静. 抑郁障碍患者自杀行为研究进展. 精神医学杂志，2013，26，318-321.

[29] 宋倩，苏朝霞，王学义. 抑郁症的行为激活治疗（综述）. 中国心理卫生杂志，2013，27：655-658.

[30] 隋忠庆，徐作国，王旸. 抑郁障碍与躯体疾病关系研究进展. 精神医学杂志，2012，25：153-158.

[31] Li Fang Zhang. Are thinking styles and personality types related? Educational Psychology, 2000, 20(3):271-284.

[32] 饶冬萍，唐牟尼，黄杏笑，等. 抑郁症患者负性自动思维与执行功能及抗抑郁疗效的关系. 精神医学杂志，2013，26(5)：354-356.

[33] 徐汉明. 抑郁症治疗与研究. 北京：人民卫生出版社，2012.

[34] 杜玉凤. 医学心理学. 南京：江苏科学技术出版社，2013.

[35] Kamel G, Nathalie B, Yael S, et al.Relationship between self-esteem and depressive mood in results from a six-year longitudinal study.Personality and Individual Differences, 2015, 82:169-174.

[36] 张天燕，刘荣祯，安波. 应对方式对癌症患者抑郁情绪和生活质量的影响. 中国康复理论与实践，2014，20(5)：477-480.

[37] Marchesi C, Brusamonti E, Maggin C. Are alexithymia, depression and anxiety distinct constructsin affective disorder. J Psychosomatic Res, 2000, 49:43-49.

[38] 于欣，司天梅. 世界精神病学协会（WPA）抑郁障碍教育项目 第1卷 抑郁障碍概述. 北京：人民卫生出版社，2011.

[39] PaolucciS, GandolfoC, ProvincialiL, et al. Theitalianmulticenter obseration study onpost-strokedepression（DESTRO）.J Neuro,2006,253(5): 556-562.

[40] 冯文. 慢性病常伴发抑郁和焦虑障碍. 健康报，2015-6-15（8）.

[41] 付华斌，罗克勇，路巍，等. 脑卒中后抑郁相关因素及诊治研究进展. 华北国防医药杂志，2010，22(11)：68-70.

[42] 盖海军，王秀艳，袁念，等. 成熟海马神经再生在抑郁症及应激发病机制中的作用. 国际精神病杂志，2014，41(4)：225-228.

[43] 刘晶晶，王震宇，王娜帕. 帕金森病伴发抑郁的研究现状. 中医临床研究，2014，6(5)：144-146.

[44] 于恩彦. 实用老年精神医学. 杭州：浙江大学出版社，2013.

[45] Freeman MP，Hirschberg AM，Wang B，et al.Duloxetine for major depressive disorder and daytime and nighttime hot flashes associated with the menopausal transition. J Maturitas, 2013, 75(2)：170-174.

[46] 李凌江，马辛. 中国抑郁障碍防治指南. 2 版. 北京：中华医学电子音像出版社，2015.

[47] 方贻儒. 抑郁障碍. 北京：人民卫生出版社，2012.

[48] 吕梦涵.抑郁症患者五态人格与明尼苏达多相人格特点及相关性研究.北京：中国中医科学院，2010

[49] （美）怀特.学习认知行为治疗图解指南.武春艳，张新凯，译.北京：人民卫生出版社，2010.

[50] 陈远岭，徐俊冕，严善明，等.功能失调性状况评定量表信度和效度初步研究.中国心理卫生杂志，1998，12(5)：265-267.

[51] 孔媛媛，张杰，贾树华，等.Beck 绝望量表中文版在青少年中使用的信度和效度.中国心理卫生杂志，2007,21(10):686-689.